泌尿器疾患診療ナビ

松木泌尿器科医院 院長
香川大学医学部 臨床准教授　松木孝和　著

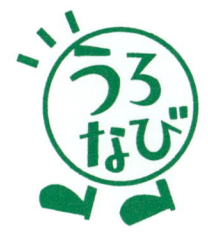

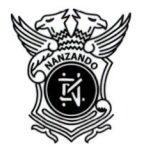

南山堂

はじめに

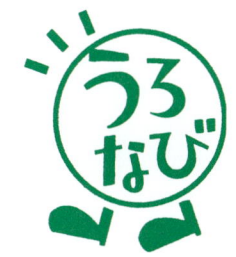

　わが国では，泌尿器科領域のほぼすべてといってよい範囲でガイドラインが出版されている．どのガイドラインもしっかり吟味されており，現時点での臨床医の指針として有用なものとなっている．また，その疾患特性からプライマリケア向けの内容になっているものも多いのは実地医家にとって大変ありがたい．

　ただ，ガイドラインはあくまでガイドラインで，個々の患者に対する最終的な詰めはやはり担当の医師と患者の間でなされているところである．"個々のケースに応じて"ということで，各ガイドラインをひもといても現場での臨機応変で適切な対応が求められている．

　実際の現場では治療に難色を示す患者も多いし，独居高齢者や仕事でなかなか定期的な受診に来ることもできないなど，思うように治療を施せない人も多い．また，診療行為一つとっても直腸診などの基本的な診察作法でさえも患者に施行するにはハードルは高いし，昨今では窓口で払う自己負担金の金額も気になる．

　本書を執筆するにあたって気をつけたことは，"個々のケースに応じて"というガイドラインの外側をどのようにお示しできるか，ということで，そのために自分の日常診療の中から，できるだけ今ある成書と違うことを引っ張り出せないか，ということだった．臨床の指標となる成書はすでにたくさんあるので，それらと同じ内容になってしまってはもったいないと考えた．書き進めていくと，かなり乱暴な表現になって訂正したり，このような表現で誤解はないのか，などと自問することも少なからずあったが，なんとか納得できる本になった．

　一般診療所での診療を念頭においているが，筆者の診療所と同じく，尿沈渣検査，腹部超音波検査および単純Ｘ線検査だけは行えるように設定している．

　また，基本的にはプライマリケアの先生方を対象に執筆したつもりだが，泌尿器科専門医の先生のお役にたつような部分もあるかと想像している．筆者自身も開業当初にかなり悩んだ問題がたくさんあり，そんなときに頼りになる本があればと願っていた．

　本書が，実地医家の先生方のお役に立ってほしいと切に願ってやまない．

2013年5月

松木孝和

目次

Chapter 1 ナビゲーション開始 ……………………… 1

- ❶ 遠いようで近いテーマ　2
- ❷ 総合病院とは異なる"街場での"泌尿器科学　2
- ❸ 本書の目的　3
- ❹ "街場の泌尿器科"の魅力　3

Chapter 2 病歴・主要症候から考える ……………… 5

2-A 泌尿器科の問診と診察 ……………………… 6

- ❶ 問診で検査の段取りを決める　6
- ❷ 問診から得られる情報　6

2-B 尿の性状 ……………………………………… 9

- ❶ 尿の性状と検査　9
- ❷ 中間尿でないほうがよい疾患もある　10

2-C 乏尿 oliguria と多尿 polyuria …………… 12

- ❶ 排尿日誌で1日尿量を確認　12
- ❷ 実際に乏尿の場合は？　12
- ❸ 多尿は多飲が原因のことが多い　13

コラム　夜間多尿の問題　14

2-D 頻尿 pollakiuria ………………………… 15

- ❶ 本人の排尿習慣の変化からみる　15
- ❷ 頻尿の原因　15
- ❸ 排尿日誌が役立つ　17
- ❹ 前立腺疾患　17
- ❺ 過活動膀胱　17
- ❻ 夜間頻尿　18

コラム　男性の頻尿患者　20
コラム　夜間排尿で寿命が短く？　20

　　　　コラム　　排尿障害治療の心がけ？　　21

2-E　排尿困難 dysuria と尿閉 urinary retention ... 22

❶ 排尿困難　22
❷ 尿　閉　24

　　　コラム　　dysuria の意味は？　　24

2-F　尿失禁 urinary incontinence ... 25

2-G　排尿時痛 ... 27

❶ 女性の場合　27
❷ 男性の場合　29

2-H　血尿 hematuria（肉眼的血尿） ... 30

❶ 血尿をきたす疾患　30
❷ 原因がはっきりしない場合　32

　　　コラム　　肉眼的血尿　　33

2-I　血精液症 hematospermia ... 34

❶ 慢性前立腺炎がほとんど　34
❷ 超音波検査で形態を確認する　35

2-J　陰嚢内容腫大・陰嚢内容痛 ... 36

2-K　性器・性交に関する諸症状 ... 38

❶ 勃起障害　38
❷ 加齢男性性腺機能低下症候群　39
❸ 包茎　39

　　　コラム　　勃起障害（ED）と虚血性心疾患，血管の関係　　40

2-L　会陰部痛 ... 41

　　　コラム　　よくわからない痛みは慢性前立腺か？　　41

Chapter 3 検査データ異常から考える……… 43

3-A 血尿 hematuria（顕微鏡的血尿）……… 44
① 顕微鏡的血尿では悪性腫瘍を除外する　45
② 腎炎の存在をみる　47

3-B 膿尿・細菌尿……… 48
① 膿尿の定義　48
② 無症候性尿路感染症　49
③ 膿尿を伴わない細菌尿とは　49
④ 採尿のタイミング　49

3-C 超音波検査の諸所見……… 51
① 血尿の原因診断や悪性腫瘍と超音波検査
　（血尿原因の超音波所見）　52
② 排尿障害と超音波検査　55
③ 陰嚢内容疾患と超音波検査　55

3-D 悪性腫瘍に関する諸検査……… 61
① PSA　61
② 尿細胞診　62

コラム　PSAは測定してはいけないのか？　63

Chapter 4 プライマリケア医が診る泌尿器疾患と外来マネジメントのポイント……… 65

4-A 尿路・男性性器感染症 genitourinary infections……… 66
① 単純性か？ 複雑性か？　66
② 発熱があるか？　66
③ カテーテル留置尿路感染症　69

コラム　注射が必要？ 膀胱炎？　70

4-B 性感染症
sexual transmitted diseases（STD）⋯⋯⋯⋯71

- ❶ 尿道炎　71
- ❷ 性器ヘルペス　74
- ❸ 尖圭コンジローマ　75
- ❹ 梅　毒　76
- ❺ 性器カンジダ症　77
- ❻ HIV 感染症　78
- ❼ ケジラミ症：毛虱　79

コラム　STD　80

4-C 尿路結石症 urinary stone ⋯⋯⋯⋯⋯⋯⋯81

- ❶ 腎臓結石のマネジメント　82
- ❷ 尿管結石　83
- ❸ 再発抑制のポイント　84
- ❹ 膀胱結石　84

コラム　水分補給で結石を急速排石？　84

4-D 慢性前立腺炎 chronic prostatitis
（非感染性のものも含めて）⋯⋯⋯⋯⋯⋯86

- ❶ 大変多彩な症状を呈する　86
- ❷ 疫学的特徴　87
- ❸ 分　類　88
- ❹ 原　因　88
- ❺ 診　断　88
- ❻ 治　療　89

4-E 前立腺肥大症
benign prostatic hyperplasia ⋯⋯⋯⋯⋯⋯91

- ❶ 前立腺の大きさと症状は一致しない　91
- ❷ PSA 値測定で前立腺癌を除外する　91
- ❸ 前立腺肥大症診断の手順　93
- ❹ 治　療　94

コラム　前立腺肥大症を疑ってα遮断薬を処方したのに効果がない場合　98
コラム　前立腺肥大症　99
コラム　通過障害で頻尿のなぜ？　99

4-F 前立腺癌 prostate carcinoma ……………… 100

① 診　断　101

コラム　PIN とは　102
コラム　Gleason grade とは　102

4-G その他の尿路・男性性器悪性腫瘍 …… 103

① 腎細胞癌の診断について　103
② 上部尿路癌の診断　105
③ 膀胱癌の診断　106
④ 精巣癌の診断　108
⑤ 陰茎癌の診断　110

コラム　血尿が消えた肉眼的血尿　111

4-H 過活動膀胱 overactive bladder・神経因性膀胱 neurogenic bladder ……… 112

① 過活動膀胱　112
② 神経因性膀胱　114

コラム　パーキンソン病と抗コリン薬　116
コラム　認知症と抗コリン薬　116
コラム　神経因性膀胱　116

4-I 尿失禁 urinary incontinence ……………… 117

① 診断：治療　117
② 切迫性尿失禁　118
③ 腹圧性尿失禁　120
④ 混合性尿失禁　123
⑤ 溢流性尿失禁　123

コラム　CISC 時の消毒が面倒である　125

⑥ 機能性尿失禁　126
⑦ 排尿後尿滴下　127

4-J 勃起障害 erectile dysfunction（ED）……… 128

① 定　義　128
② 診　断　129
③ 治　療　132

コラム　ED 治療薬の内服説明方法　132

4-K　LOH症候群（男性更年期障害）・・・・・・・・・・・・・133

- ❶ 定　義　133
- ❷ 診　断　133
- ❸ 治　療　135

　　コラム　やはり自費か？ LOH症候群の医療　135

4-L　小児泌尿器科・・・・・・・・・・・・・・・・・・・・・・・・136

- ❶ 夜尿症　137
- ❷ 尿失禁　138
- ❸ 小児昼間遺尿（頻尿）症　138
- ❹ 包　茎　138
- ❺ 亀頭包皮炎　139
- ❻ 腎盂尿管移行部（PUJ）狭窄症　139
- ❼ 膀胱尿管逆流症　140
- ❽ 尿道下裂　140
- ❾ 脊髄稽留症候群　141
- ❿ 二分脊椎　142
- ⓫ 陰嚢内容痛　142
- ⓬ 陰嚢内容腫大　142
- ⓭ 停留精巣　142
- ⓮ 移動性精巣　143

4-M　泌尿器科心身症・・・・・・・・・・・・・・・・・・・・・・・144

- ❶ 排尿障害　144
- ❷ 勃起障害 erectile dysfunction（ED）　144

4-N　そのほかの泌尿器科疾患・・・・・・・・・・・・・・・・・145

- ❶ 腎動脈瘤　145
- ❷ 腎臓動静脈瘻　145
- ❸ 形成性陰茎硬化症（ペイロニー病）　145
- ❹ 亀頭包皮炎　146
- ❺ Lichen sclerosis　147
- ❻ 固定薬疹　147

Chapter 5 エマージェンシーへの対応 ・・・・・・・・・・ 149

5-A 尿　閉 urinary retention ・・・・・・・・・・・・ 150
- ❶ 原　因　150
- ❷ 尿閉の診断所見と対応　151
- ❸ 尿閉解除後の処置　152

5-B 血　尿 hematuria ・・・・・・・・・・・・ 153
- ❶ 緊急性を見分ける　153
- ❷ 対　応　153

5-C 急性陰嚢内容痛
　　（急性陰嚢症，精索捻転症視診）・・・・・・・・ 155

5-D 仙痛発作，尿路結石症 urolithiasis ・・・・・・ 159
- ❶ 診　断　159
- ❷ 対　応　159

5-E 尿路・男性性器感染症の
　　エマージェンシー ・・・・・・・・・・・・・・ 161
- ❶ ウロゼプシス（尿性敗血症 urosepsis）　161
- ❷ 膿腎症　161
- ❸ フルニエ壊疽　161

5-F 嵌頓包茎 paraphimosis ・・・・・・・・・・・・ 164

5-G 陰茎持続勃起症 priapism ・・・・・・・・・・ 165

5-H 腸腰筋膿瘍 ・・・・・・・・・・・・・・・・・・ 166

5-I 尿路・男性性器外傷 ・・・・・・・・・・・・・ 167
- ❶ 腎外傷　167
- ❷ 膀胱破裂　167
- ❸ 尿道損傷　169
- ❹ 尿道断裂　169

- ❺ 陰茎折症（陰茎折症視診）　170
- ❻ 陰茎切断　170
- ❼ 精巣外傷　171

Chapter 6　非専門医でもできる処置・検査のコツ……173

6-A　導尿，尿道カテーテル挿入……174

6-B　超音波検査による前立腺・膀胱の見方，残尿量の評価方法など……175
- ❶ 膀胱の観察は蓄尿時に行う　175
- ❷ 前立腺の大きさの確認　175
- ❸ 残尿量の確認　175

6-C　尿路カテーテル管理のコツ……176
- ❶ 留置カテーテル　176
- ❷ カテーテル留置尿路感染症（CA-UTI）　177
- ❸ カテーテルトラブル　177

Chapter 7　その他の泌尿器科診療作法……179

7-A　泌尿器科の標準診察方法……180
- ❶ 腹部（背部）理学的所見　180
- ❷ 外性器理学的所見　180
- ❸ 鼠径部，陰茎周囲　183
- ❹ 直腸診　183

7-B　泌尿器科領域悪性腫瘍の終末期ケア……186
- ❶ 血尿　186
- ❷ 排尿障害　187
- ❸ 腎後性腎不全　187
- ❹ 悪性腫瘍に伴う尿路感染症　188
- ❺ 転移による疼痛　188

7-C 介護施設（在宅介護）における泌尿器科的問題と対応 ……… 189

- ❶ 排尿障害　189
- ❷ 尿路感染症　191

7-D 脊髄損傷患者の排尿ケア ……………… 192

- ❶ 脊髄損傷患者の排尿障害　192
- ❷ 排尿ケアの実際　192

7-E 泌尿器科と漢方薬診療 ………………… 193

- ❶ 尿路症状　193
- ❷ 男性更年期障害　194
- ❸ その他　194

Chapter 8 コンサルテーションの秘訣 ……… 195

略語一覧 ……………… 199

索　引 ……………… 203

イラスト：たむらかずみ

Chapter 1

ナビゲーション開始

街場の泌尿器科診療へようこそ

1 ナビゲーション開始
先生の外来が泌尿器科診療のヒノキ舞台へ変貌する

❶ 遠いようで近いテーマ

　プライマリケア診療に携わっている先生方と直接話をしてみると，地域の最前線ではほとんどの医師が"泌尿器科的な問題"にかかわらざるをえないとおっしゃる．考えてみれば，老若男女，シモの問題は誰しもひそかに悩んだりしたことがあるので不思議な話ではない．

　子どもだってシモの悩みからは逃げられない．小さい頃に大人から「ミミズにおしっこをかけるとおちんちんが腫れるぞ！」と脅かされた男の子は私だけではないだろうし，「おしっこを我慢すると膀胱炎になるわよ！」と脅された女の子は大人になっても無意識にその呪縛から逃れることができない．

　泌尿器科的common diseaseたる，こういった一連の疾患についてはほとんど系統だった教育がされていないのが実情で，市中で最もコモンで身近なナイセリアは，やはり，淋菌（*Neisseria gonorrhoeae*）なのだが，学生・臨床医を問わず医学教育の現場ではナイセリアといえば髄膜炎菌（*Neisseria meningitis*）のことをさす．残念ながら（？）淋菌感染症が医師国家試験問題として出題される可能性は低いに違いない．

　しかし，「なーんだ，淋菌！」と考えてはならない．世間では信じられないほどの数の患者がおり，実際にかかってみるとかなりきつい病気である．さらに，わが国で分離される淋菌は耐性化が進み，ほとんどの抗菌薬では手が出ない（治らない）．これまでもそうであったように，淋菌の抗菌スペクトラムは今後も変わってくる可能性があり，淋菌感染症対策は新たな局面を迎える可能性があるが，旧約聖書にも出てくる淋菌感染症は人類の繁栄が続く限りなくなることはないだろう．

❷ 総合病院とは異なる"街場での"泌尿器科学

　筆者も大学病院で働いていたときには多分にもれず，悪性腫瘍に対する治療が臨床の仕事の大半を占めており，いわゆる排尿障害の診療がこれに続いていた．そして，「市中に出ると排尿障害患者の診療が多くなるだろうな」と考えていたのだが，実際のプライマリケア的泌尿器科診療は想像よりはるかに複雑だった．今思えば当たり前のことだが，プライマリケアでの診療は感染症患者が驚くほど多く，患者の大半がこれに属する．実は，開業医にしばしば相談に訪れるような尿路感染症や性感染症の患者は，わざわざ総合病院の扉を叩くことは少ない．続いて多いのは，排尿障害患者．これも"認知症で尿失禁がある独居おばあちゃん"や，"○○総合病院で治療したがよくならないので一時治療をあきらめた，夜中に5回もおしっこに目が覚めるおじいちゃん"などが次々相談に来院するわけで，まったく一筋縄にはいかない．

　肉眼的血尿患者も性別・年齢を問わず相談に来るが，街場の泌尿器科では腫瘍による出血の頻度は低くなり，ほとんどが感染症による血尿である．忘れかけた頃に受診する膀胱癌の患者を見逃さないように注意を払い続けることはストレスのかかる仕事だが，かといって肉眼的血尿患者

のすべてに膀胱鏡検査を行う必要はない．

❸ 本書の目的

　つまり，プライマリケアでの泌尿器科診療では，総合病院と異なった疾患分布や患者の社会的背景も考慮しながら診療にあたる必要があるということである．そのためには，4番バッター的な診療よりも，きわどい変化球も打ち返しながら次につなげていくような1番バッター的な診療が要求されるが，そのような診療のコツは案外誰も教えてくれない．

　実はこのことは私自身の身にも降りかかったことで，開業当初はその多彩な症状や問題に想像以上に戸惑ったものである．総合病院での"泌尿器外科"的な診療に携わっている泌尿器科専門医はプライマリケア現場での"泌尿器内科"的な診療を得意としているわけではない．その意味で，本書の対象は一般プライマリケアの先生を主な対象としているが，（はなはだ僭越ではあるのは承知だが）新たに地域に飛び出していく泌尿器科専門医の先生にも参考にしていただけることがあるかと期待している．以上の前提で，本書ではプライマリケアでの診療を想定して，できるだけ実践の診療に役立つように配慮しながら記載することを心がけてみた．

❹ "街場の泌尿器科"の魅力

　さて私自身は，そういうなかでの診療が続くうちに，大学とは違った多彩な疾患にかかわることの魅力に気づいた．

　高齢者の一筋縄ではいかない頻尿や尿失禁も，患者の背景などを考慮することにより100点とはいえないまでも何とか合格点をもらえるくらいには頑張れる．尿路感染症も，できるだけ最短距離で的確に診断を行うように心がけて，最小限の対応で治療していく．血尿の原因も"悪性腫瘍を念頭において"ではなくて，"時に混ざってくる悪性腫瘍"を見逃さないように，これまた最小限の検査などで判断していく．

　これらはプライマリで診療を行っている臨床家の本懐ともいうべきもので，もし先生方が日々の診療に何となく渇きを感じているのであれば，少し視点をずらすことで，そこが泌尿器科診療の"ひのき舞台"に変わる可能性がある．私のように．

　そのためには，多くの場合に大がかりなX線検査や専門的な知識は必要ないことが多いことにも気づいた．泌尿器科専門のトレーニングを積んだ医師はもちろん，泌尿器科的トレーニングを受けていなくても通常の診療技術さえあれば比較的容易に対応可能である．

　本書では，私が実際の日々の診療のなかで行っている内容を中心に披露できれば幸いである．これまた僭越ではあるが，本書に，私の開業以来の試行錯誤を何とか表現できれば，それぞれの先生が松木泌尿器科医院での10年間の診療を経験したのに近いことになるのではないか…．何とか私の診療所の外来を疑似・追体験していただけないか…．

　もし，本書を手にとってくださった先生にそういうふうに感じていただくことができたならば心からうれしく思う．

Chapter 2

病歴・主要症候から考える

　プライマリケアにおける泌尿器科診療のキ̇モ̇は，この Chapter 2 である.
　ほとんどの疾患は，身体所見や検査を行う前に正診されると考えてもよい.

2-A 泌尿器科の問診と診察

- プライマリケアを受診する泌尿器科疾患の患者において，問診でほとんどの疾患を絞り込むことができることを心得る．
- 症状に対する治療歴や既往歴，生活背景や職業なども大切である．

　プライマリケアにおける泌尿器科疾患のほとんどは，問診でかなり絞り込むことができる．
　どの診療科でもいえることだが，泌尿器科診療においても身体所見をとる段階までにおおよその診断がついていなければ効果的な情報収集は困難となる．
　直腸診は患者にとって，羞恥心などからもハードルの高い診察であり，最初からいきなり行うと患者が戸惑うことは察せられる．下半身の問題をあえてプライマリの医師に相談する理由は，あるいは泌尿器科に行って恥ずかしい診察をされるのが嫌だからなのかもしれない．

❶ 問診で検査の段取りを決める

　外来の流れを考えたときには（特に初診の場合），尿沈渣の要否など効率よく進めていかなければならないことなどから，患者からの聞き取りによる問診の重要性は高い．
　実際に当院では，初診の患者は予診票を見た看護師がある程度疾患を予測して検査などを段取りしながら診察を待つ．ここで看護師が予測した疾患と患者の最終診断は多くの場合，合致するということを経験するが，これは問診の重要性を端的に示している．
　同じ肉眼的血尿の患者でも，
「膀胱癌が疑わしいので腹部超音波検査を優先して検尿なし，膀胱鏡も用意しておこう」
「膀胱炎らしいので，この患者は検尿！」
「尿路結石っぽいのでレントゲン検査の準備をしておこう」
となるわけである．
　当院の看護師は特別に泌尿器科のトレーニングを受けていたわけではないが，しばらく一緒に診療をしていると自然とできてくるようになる．

❷ 問診から得られる情報

　各論は後述となるが，代表的な症候の基本的な問診のコツを表2-A-1に列挙する．表にあげたような内容を中心に問診を行えば，前述のように診断にぐっと近づくことができる．
　次に，ほかの医療機関で処方されている各種の内服薬が排尿症状に影響している可能性があるので，必ず確認する（表2-A-2）．また，頻尿などの場合には，すでに他院で治療をしていたが改善せずあきらめてしまっている場合も多いので，治療歴も必ず確認する．

表 2-A-1　基本的な問診事項

頻尿	年齢と性別で絞り込む 急に起こったか？　数カ月で起こったか？　あるいは数年来か？ 尿線の狭小化など排尿困難はあるのか？ 夜間頻尿はあるのか？ 排尿時痛はあるのか？
尿失禁	急に起こったのか，長い経過があるのか？ 尿失禁の際に尿意があるのか？ 尿漏れのタイミングは？　トイレに行くのに間に合わずに途中で漏れてしまうのか？ 排尿時痛を伴うのか？ 尿線の狭小化など排尿困難はあるのか？
陰嚢内容腫大	年齢も重要 いつから起こったか？　急に起こったか？ 疼痛はあるか？ 発熱はあるか？
その他	年齢と性別も重要 全血尿か初期血尿？　あるいは終末時血尿？ 随伴症状：排尿時痛はあるのか？　背部痛は？　など いつから自覚したのか？ どのようなときに血尿が出たか？（運動の後？　性交渉の後？　上気道炎の後？　など）

表 2-A-2　排尿障害をきたす薬

作用部位	作用機序	薬剤の種類	商品名
中枢	排尿反射の抑制	麻薬など	モルヒネ，コデインリン酸，レペタンなど
		抗精神病薬	セレネース，コントミン，ヒルナミン
		中枢性骨格筋弛緩薬	リオレサール，ミオナール
		抗ヒスタミン薬	セファドール，ベナ，ハイスタミンなど
		総合感冒薬	PL 配合顆粒など
末梢神経	末梢神経障害	抗癌剤	オンコビン
膀胱	抗コリン作用	抗精神病薬	セレネース，コントミン，ヒルナミンなど
		抗不安薬	デパスなど
		抗うつ薬	トフラニール，トリプタノール，アナフラニールなど
		抗てんかん薬	テグレトール，リボトリール
		抗不整脈薬（class I）	リスモダン，シベノール，ピメノール
		パーキンソン病治療薬	アキネトン，アーテン
		抗ヒスタミン薬	セファドール，ベナ，ハイスタミン
		鎮痙薬	ブスコパンなど
		消化性潰瘍薬	ガストロゼピン，コランチルなど
		過活動膀胱治療薬	ポラキスなど
		総合感冒薬	PL 配合顆粒など

表 2-A-2 排尿障害をきたす薬（つづき）

作用部位	作用機序	薬剤の種類	商品名
膀胱	平滑筋直接弛緩	抗不安薬	デパスなど
		中枢性骨格筋弛緩薬	リオレサール，ミオナール
		抗うつ薬	トフラニール，トリプタノール，アナフラニール
		抗てんかん薬	テグレトール，リボトリール
		抗ヒスタミン薬	セファドール，ベナ，ハイスタミン
		総合感冒薬	PL配合顆粒など
		消化性潰瘍薬	タガメット
	βアドレナリン受容体	気管支拡張薬	テオドール，ネオフィリン
		抗肥満薬	サノレックス
尿道	αアドレナリン受容体	抗うつ薬	トフラニール，トリプタノール，アナフラニール
		抗てんかん薬	テグレトール
		パーキンソン病治療薬	レボドパ，ドプス，ペルマックス，エフピー
		気管支拡張薬	エフェドリン，メチエフ
		低血圧治療薬	メトリジン，リズミック
		抗ヒスタミン薬	セファドール，ベナ，ハイスタミン
		抗肥満薬	サノレックス
		総合感冒薬	PL配合顆粒など

（舘野冬樹，他：尿失禁・排尿困難をきたす薬剤．臨泌 66：555-559，2012 より改変）

表 2-A-3 問診から得られるその他の情報

家族構成，介護者の有無	機能性尿失禁の際に治療計画の一助となる
就寝時間	夜間頻尿の原因
起床時間	夜間頻尿の原因
水分摂取量・摂取タイミング	夜間頻尿の原因，頻尿の原因
食事時間	夜間頻尿の原因，頻尿の原因
トイレまでの距離	機能性尿失禁の原因検索

　さらに，患者の日常や家族構成なども，症状の原因検索や治療効果を上げるためには，問診から得られる大切な情報となる（表 2-A-3）．

2-B 尿の性状

○ 混濁尿をみたときには，膿尿と血尿および塩類尿の可能性を考慮する．

尿の性状と検査

　尿が混濁しているというときには，膿尿，血尿，血膿尿，および塩類尿の可能性がある．これらを鑑別するには，基本的には尿沈渣による確認が必要となる．

　血尿とは尿中に赤血球がみられる状態で，尿沈渣所見で強視野中に5個以上の赤血球がみられる場合を血尿と定義する．膿尿も尿中に白血球がみられる状態で，尿沈渣所見で強視野中に5個以上の白血球がみられる場合を膿尿と定義する（表2-B-1）．

　膀胱内は無菌とされ，尿中に細菌がみられる場合には細菌尿とされる．採取時にコンタミネー

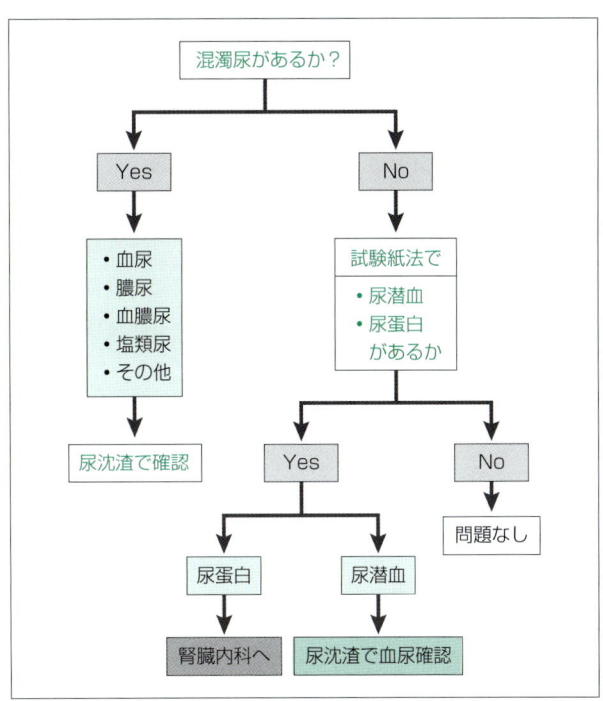

図2-B-1　尿の性状診断のフローチャート
色があったという訴えの際には，薬やサプリメントの経口歴を確認する．

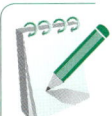 **MEMO**

よく健康診断で指摘される「細菌尿」には病的定義はない．

ションなども多いので，判断には注意が必要となる．
　尿混濁がみられる際には塩類尿である場合も多い．この場合には，尿沈渣で血尿や膿尿の所見を認めず，塩類の結晶成分が観察される．

❷ 中間尿でないほうがよい疾患もある

　尿検査の採尿に関しては新鮮尿（随時尿），カテーテル尿，早朝尿などがあり，原則としては中間尿で採取したものを用いる．採取した尿は，試験紙で可能な判定を行うと同時に尿沈渣を行い尿成分の確認を行う．後述のように，炎症の部位や疾患によっては中間尿にこだわらないほうがよいこともある．
　また，時にピンクや黄色などの色がついたと言って相談を受けることがある．ほとんどの場合は一過性で，証明することが難しいが，病的な着色である可能性はほとんどなく，薬剤や着色料などの尿中排泄によるものである．

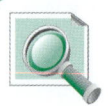

Clinical Pearl

血尿を止血剤などでむやみに止めない．泌尿器科紹介の場合には出血したままのほうが原因究明しやすい．

表 2-B-1　尿沈渣の記載方法

白血球・赤血球	強視野 (HPF) での観察	1 個未満 /HPF	1 個未満
		1〜4 個 /HPF	1〜4 個
		5〜9 個 /HPF	5〜9 個
		10〜19 個 /HPF	10〜19 個
		20〜29 個 /HPF	20〜29
		30〜49 個 /HPF	30〜49
		50〜99 個 /HPF	50〜99 個
		100 個以上 /HPF	100 個以上
結　晶	強視野 (HPF) での観察？	−	認めない
		1+	1〜4 個
		2+	5〜9 個
		3+	10 個〜
円　柱	全視野 (WF)，弱視野 (LPF) および強視野 (HPF) での観察	−	認めない
		1+	1 個〜 (WF)
		2+	1 個〜 (LPF)
		3+	10 個〜 (LPF)
		4+	6 個〜 (HPF)

HPF：high power field，WF：wide field，LPF：low power field

MEMO

カテーテル挿入中の膿尿によりバッグが紫色になることがあるが，これは尿路感染を原因とするもので臨床的な意義は低い（6章C P.177「カテーテル留置尿路感染症」の項で紹介）．

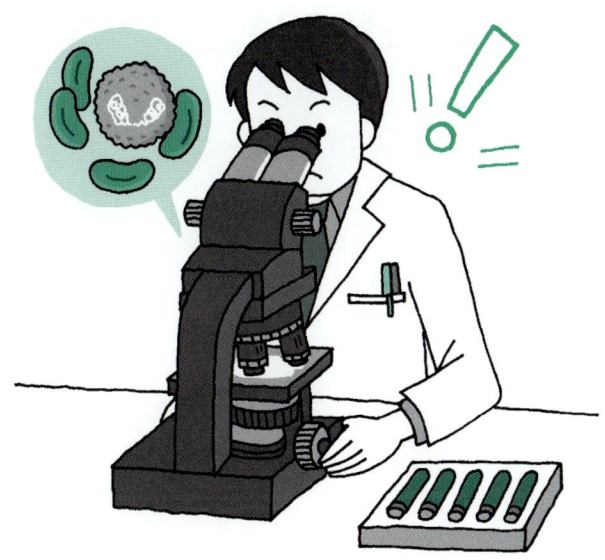

2-C 乏尿 oliguria と多尿 polyuria

- 実際に尿量が減っているかどうかを問診で聞き出す．
- 乏尿をみたときには体重の変化も大切である．
- 乏尿，尿閉，あるいは刺激症状のみか？心因性か？などを念頭に問診する．

❶ 排尿日誌で1日尿量を確認

　尿量自体は減っていないのに尿が出ないと心配して受診する患者や家族は意外と多い．その場合，排尿日誌（図 2-C-2）で確認すれば1日尿量がはっきりするので，患者自身も認知できて問題の解決には早い．

❷ 実際に乏尿の場合は？

　その他，尿量が少ないという患者のなかに，よく聞いてみるとそのニュアンスが「1回排尿量

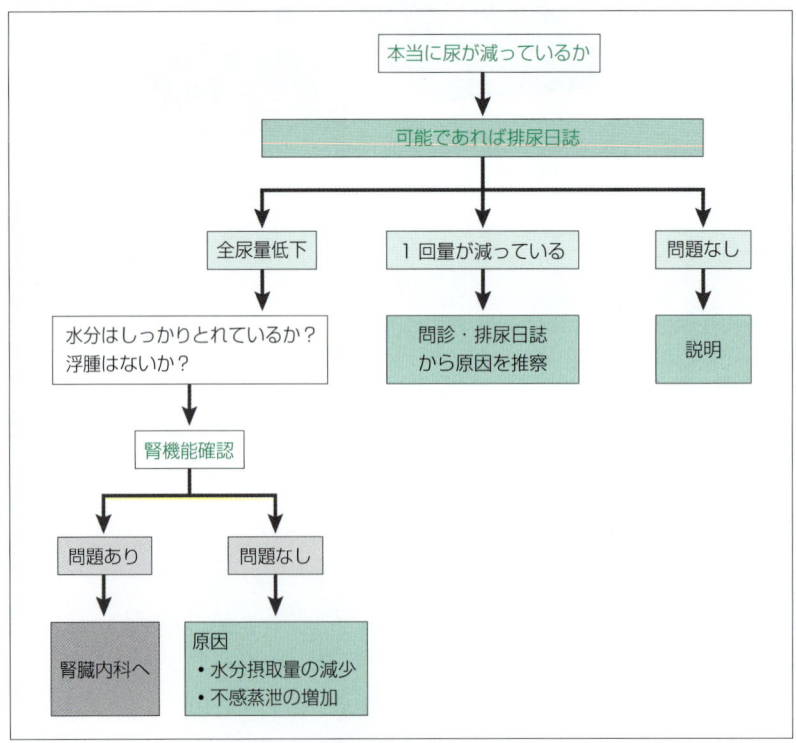

図 2-C-1　乏尿診断のフローチャート

が少ない」という訴えの場合があることも多い．こういった場合には，しばしば膀胱過刺激による1回尿量の低下が理由のことがあるが，これに関しても排尿日誌で1回尿量を認知すれば解決することが多い．

　このように尿量が減ったと心配して相談に来る患者には，水分不足を説明してもなかなか理解してもらえない場合も多い．そんなときは，「飲んだ分が体から出ていなければ体にたまって体重が増えるはずです．特に体重が増えていなければ水分出納は釣り合っていて，飲んだ水分はどこからか（不感蒸泄などで）排出されている」というように説明している．

　もちろん，実際に尿量が減って乏尿になっているような状態では，飲水量などの確認と全身の診察，採血で腎機能などを確認してその原因を探る必要がある．夏場には不感蒸泄が増えるために十分な水分量を摂取したつもりでも脱水気味となることがあり，特に高齢者では注意が必要だが，これも排尿日誌を作成することにより状況の把握ができる．

❸ 多尿は多飲が原因のことが多い

　多尿に関して，教科書的には尿崩症 diabetes insipidus（DI）などが思い浮かぶところだが，実際には多飲に伴う尿量増加のことが多い．多飲の原因として，糖尿病による口渇感のほかに，健康のためにと意識的に水分を多量摂取しているケースがある．これも排尿日誌により確認することができる項目であるが，水分摂取は適量でよいことを説明して対応することになる．

日付　年　月　日				起床時刻　：
名前				就寝時刻　：

朝起きてから寝るまで

時　間	排尿量（mL）	がまんできない尿意（○印）	尿漏れ（○印）	飲み物の量（mL）

夜寝てから朝起きるまで

時　間	排尿量（mL）	がまんできない尿意（○印）	尿漏れ（○印）	飲み物の量（mL）

図2-C-2　排尿日誌

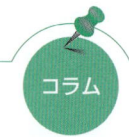

夜間多尿の問題

　夜間頻尿にも影響しているが，夜間に血液ドロドロになるのを防ぐ目的と称して，過剰に水分を摂取している人は結構多い．もともとマスコミが怪しい健康番組で盛んにあおったことが原因の一つだが，今ではやらせ問題もあり，この種の番組は激減している．このため今は，誰から水分補給を勧められているかを尋ねた場合，主治医の先生からという答えがかなり多い．一晩で1Lぐらいの水分摂取を行っている患者はたくさんいるが，結局飲んだ分はすぐに尿になって出ているので，たくさん飲んだからといっても血液がどんどんサラサラになるわけではないことは明らかである．一晩に1Lの尿がつくられれば，夜間に3〜5回ほど尿意で目が覚めることになる．

　筆者の知る範囲では，水分の過量摂取が脳梗塞や心筋梗塞の予防につながるという根拠はない．夏場に脱水となったときには水分補給が重要なのは当然であるが，患者に尋ねられた場合には"適量"と答えることにしている．適量とはどれくらいかが難しいが，少なくとも夜間に何回も尿意で目が覚めてしまうような量ではないだろう．

2-D 頻尿 pollakiuria

- 本人にとってどれくらい気になるか？ いつもより排尿回数が多いという訴えがあれば頻尿と考えてよい．
- 男性では前立腺疾患，女性では過活動膀胱を念頭に考える．
- 尿量の増加に伴うものか，そうでないか？
- 昼間に多いか，夜間頻尿か？ あるいはその両方か？
- 夜間頻尿の場合には別病態を考慮する．
- あらゆる場合に心因性の関与がある．
- 緊急性のある疾患はまれである．
- 薬効をすぐに判断してはいけない．

❶ 本人の排尿習慣の変化からみる

　教科書的には1日排尿回数の定義がなされているが，実際の現場ではこれだけに縛られてはいけない．食事量と同じで，各個人によってかなり排尿習慣には違いがある．今まで「1日に4回ほどの排尿」だった人が「1日に8回」になったときにはやはりその訴えには耳を傾けるべきである．

❷ 頻尿の原因

　頻尿の原因としては，
- 尿量の増加
- 膀胱・下部尿路への刺激増加
- 膀胱容量の低下
- 心因性

が主に考えられる（表2-D-1, 2）．

表2-D-1　頻尿の原因

尿量が多くなる疾患	糖尿病での口渇，脳梗塞予防（？）の水分摂取過多
膀胱への刺激増加	過活動膀胱，神経因性膀胱，急性感染症，間質性膀胱炎
下部尿路の通過障害などが原因となる刺激増加	前立腺肥大症，尿道狭窄，慢性前立腺炎
膀胱容量の低下	間質性膀胱炎，神経因性膀胱
心因性	原発性のほか，すべての頻尿に大なり小なりかかわる

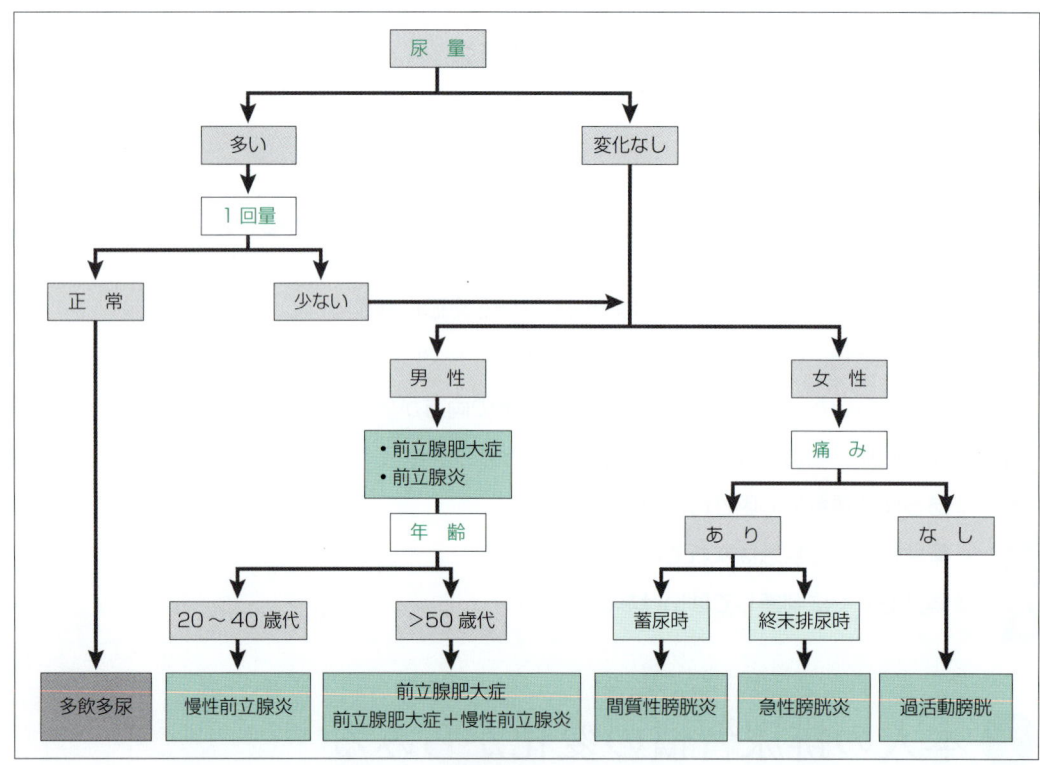

図 2-D-1　頻尿診断のフローチャート
夜間頻尿は上記を合併することもあるが，基本的に別の疾患（状態）と認識する必要がある．
心因性頻尿は各々の疾患に影響するが，特徴として症状に波があることがあげられる．

表 2-D-2　頻尿原因疾患の特徴

膀胱癌	腹部超音波 尿細胞診→特に OAB 症状は CIS に出やすい *CIS は多くはない
膀胱結石	腹部超音波検査 KUB
間質性膀胱炎	内視鏡で診断 プライマリでは症状に注意（蓄尿時痛）
子宮内膜症 子宮筋膜など	腹部超音波検査で探りながら婦人科紹介
前立腺肥大症	尿線狭小化，高齢男性，腹部超音波検査
前立腺癌	PSA 値上昇．原因にはなりにくい
膀胱炎	終末排尿時痛，尿沈渣で膿尿
前立腺炎	症状より疑う，直腸診
尿道炎	一応あげられているが，あまり鑑別は必要ない
尿閉・残尿量増加	腹部超音波検査で膀胱内への尿貯留
多尿	排尿日誌
心因性頻尿	症状出現にムラあり

OAB：overactive bladder 過活動膀胱，CIS：carcinoma *in situ* 上皮内癌，PSA：prostate specific antigen 前立腺特異抗原，
KUB：kidney, ureter, bladder 腎・尿管・膀胱単純 X 線撮影

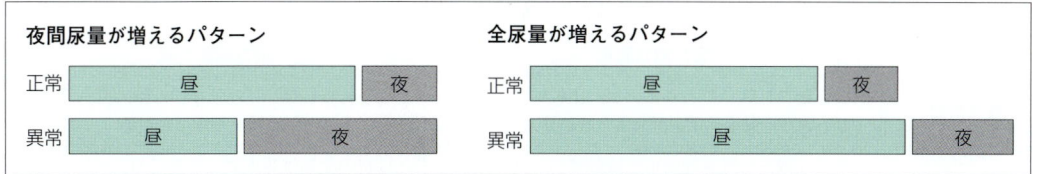

図 2-D-2　排尿日誌の正常パターンと異常パターン
1 回尿量が 200〜300mL あれば十分といえるが，1 回当たり 200mL 未満のことが多い場合は，過活動膀胱を疑う．

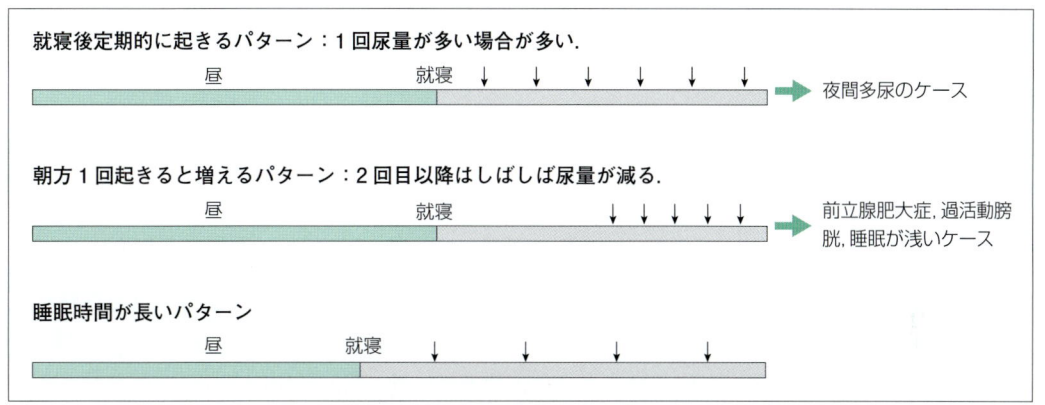

図 2-D-3　夜間頻尿のパターン

❸ 排尿日誌が役立つ

　頻尿を訴える患者にも排尿日誌が大きな参考となるので，時間が許す限り患者に協力してもらうとよい．実際にはなかなか難しいかもしれないが，投薬を優先した患者の場合でも薬効が出ないようであれば，誰でもできることなので排尿日誌にチャレンジしてもらいたい．特に，尿量の増加をみる患者（糖尿病のような基礎疾患がない患者でも）は排尿日誌でしかつかまえることができない（**図 2-D-2, 3**）．排尿日誌をつけると夜間排尿にもいろいろなパターンがあることがわかる．これは，夜間頻尿の細かな原因判断にも有用である．

❹ 前立腺疾患

　男性の場合には前立腺疾患を念頭に置いて診断を進める．20〜40 歳代の男性は慢性前立腺炎 chronic prostatitis（CP）によるものが多く，50 歳代以上になると前立腺肥大症 benign prostatic hyperplasia（BPH）によるものが増えてくる．BPH の患者には炎症が併存しているケースも多いので注意する（**表 2-D-3**）．

❺ 過活動膀胱

　女性の場合，頻尿は過活動膀胱 overactive bladder（OAB）によるものが多い．OAB の診断は，ほぼ自覚症状だけで可能とされる．頻尿患者で急な尿意の出現を訴える場合には過活動膀胱

表 2-D-3　慢性前立腺炎と前立腺肥大症の鑑別ポイント

	慢性前立腺炎	前立腺肥大症
罹患期間	はっきりしないことも多いが，比較的短い期間はっきりと発症時期を訴えるときは疑う	はっきりしないことも多い．数カ月～1年前からなど，比較的長期にわたる
症状の経過	症状が数日～数週間単位で変動する　特に疲れたときなどに出現しやすい．気候の影響を受ける	症状の変動は短期間には起こりにくい．症状衰退のサイクルは四季のサイクルなども影響する
随伴症状	排尿時痛，会陰部痛，射精時痛，血精液症や陰嚢内容痛など	尿排出障害
年齢	20歳代からみられる．30～40歳代にピーク	50歳代以降に増える

前立腺肥大症と炎症の併発に注意．
例：「1年前から頻尿気味だったが，3週間ほど前から急に頻尿が悪化してきた」「半年ほど前から排尿の勢いが低下していたが，最近排尿時に違和感を感じるようになった」
　→　いずれも前立腺肥大症に炎症の加わった状態を疑う．

と診断してよい．切迫性尿失禁 urge incontinence を伴う場合と伴わない場合があるが，切迫性尿失禁の有無は OAB の診断には関係ない．また，急な頻尿を自覚する女性患者では急性膀胱炎 acute cystitis の場合も多く，この際には特徴的な終末排尿時痛 terminal pain を伴うことが多い．一方，蓄尿時の違和感や痛みを伴う頻尿患者には間質性膀胱炎 interstitial cystitis の存在を考慮する必要もある（図 2-D-4）．

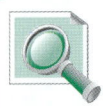

Clinical Pearl

オンセットのはっきりした頻尿は炎症か心因性を疑え．

❻ 夜間頻尿

　頻尿症状を呈する疾患で夜間頻尿 nocturia を伴うことはあるが，基本的に夜間頻尿は別の病態と考えたい．

　頻尿ということで考えた場合には，男性は前立腺肥大症などの下部尿路通過障害，女性の場合は過活動膀胱を念頭に診断を進めることになるが，夜間に排尿で目が覚めるという訴えが加わる場合にはおおざっぱにいって半数以上の患者はこれらのみが原因ではない．結果としてこれらの頻尿を起こす疾患のみへの対応では，患者の満足度は十分に上がらない．

　基本的な原因として，夜間尿量の増加，睡眠障害，の有無に注意を払うことが必要となる．これに，下部尿路通過障害 lower urinary tract obstruction や膀胱機能障害による頻尿が併発しているかどうかということである．

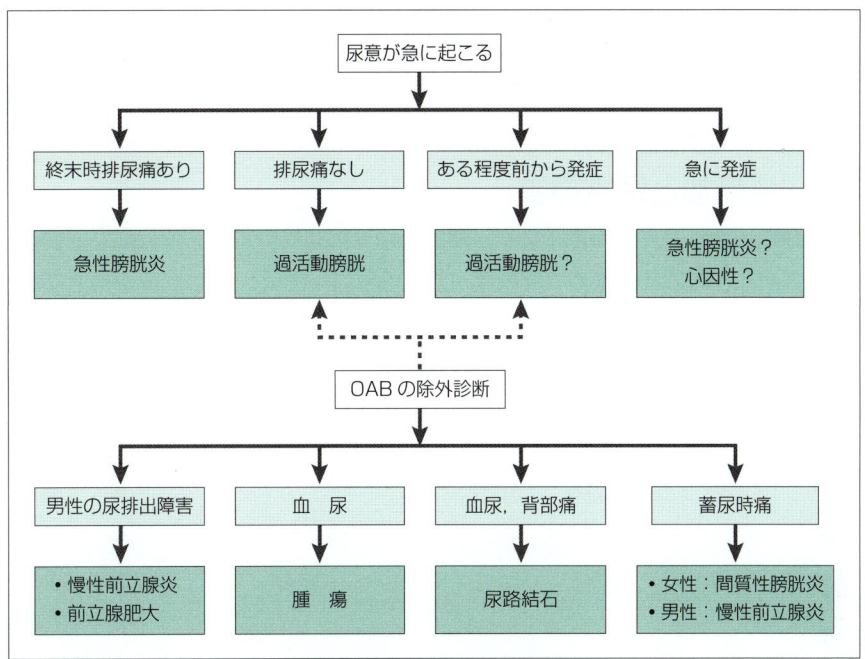

図 2-D-4　過活動膀胱診断のフローチャート
OAB：overactive bladder 過活動膀胱

表 2-D-4　夜間尿量の増加原因
- 水分の過剰摂取
- 薬剤性多尿
- 糖尿病などによる多飲・多尿
- 尿崩症

（1）夜間尿量増加の原因

　夜間尿量の増加に関して，原因として各種のものがあげられているが（**表 2-D-4**），このうちで最もよくみられるものが水分摂取の過剰である．

　水分を過剰摂取することにより腎機能保全や脳梗塞・心筋梗塞を予防することができると世間では信じられており，かなり多くの高齢者が水分を多めに摂取している事実がある．水分の適切な補給の必要性はいうに及ばないが，水分を過剰に摂取したとてその効果が右肩上がりになるわけではない．特に，脳梗塞や心筋梗塞を防ぐために水分を過剰摂取しているとすれば，それは意味のない行動であろうと考えられる．患者が摂取した水分は，血管内にとどまらずに腎臓を経て膀胱内に速やかに排泄されているので頻尿になることがそれを示している．夜間に何回も目が覚めるほど水分を摂取する必要はない．あくまで"適量"が原則である．

　薬剤性多尿も問題になる．利尿薬はいうに及ばず，腎血流や循環動態に影響を与えて尿量が変化する薬はたくさん存在する．高齢者になればこういった内服薬を使用している可能性は高いので，そういった内服薬には注意を要する．

　治療としては下部尿路通過障害や過活動膀胱の存在に応じてそれらの治療を優先してよいが，

効果が上がらない場合には排尿日誌を作成して夜間尿量の実態を把握する必要がある．尿量増加が確認できれば，夜間尿量増加の原因を推定して可能な限りこれを改善するように努めるようにする．

（2）夜間尿量増加と睡眠障害

　高齢者の場合には睡眠障害も問題となる．睡眠時には抗利尿ホルモンの分泌などにより尿量が抑制されているが，夜間に目が覚めて再入眠が妨げられていると一気に利尿がつき朝方にかけて頻尿になる例がよくある．

　また，全体的な睡眠の浅さは，少しの尿意で覚醒する可能性があり，どちらのケースもパターンは異なるが睡眠障害による夜間頻尿の例である．この場合には睡眠障害に対する対応も検討する必要がある．

男性の頻尿患者

　男性の頻尿患者が相談に来たときは，本文中にもあるが，青年から比較的早い年齢の場合には慢性前立腺による頻尿を疑って考える．年齢が高くなるにつれて前立腺肥大症の占める割合が大きくなってくる．慢性前立腺炎を疑った場合には抗菌薬やセルニルトン®（一般名セルニチンポーレンエキス）などの処方を優先する．

　はっきりしないときでも，基本的には下部尿路通過障害と考えて，α遮断薬の処方を優先する．

夜間排尿で寿命が短く？

　わが国における臨床研究から，夜間排尿回数の増加は生命的な予後にも影響を与えていることが示されて，日本泌尿器科学会や外国での報告につながっている．背景の複雑な高齢者に関する臨床研究であるのでさらなる評価も必要かもしれないが，現時点ではこのような状況は支持されている．難しく考えなくても，寒い冬に高齢者が暗いトイレへたびたび向かうことは転倒・骨折などのリスクを伴うことは十分考えられるので，夜間頻尿の問題を考慮する際には，日常生活動作 activity of daily living（ADL）改善だけを目的とするというよりも，そのほか，種々のリスク回避にもつながると考えておいてもよいだろう．

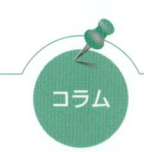

コラム　　　　　　　　　　　排尿障害治療の心がけ？

　排尿障害の治療にあたるときには，どうも100％の効果を期待するケースが多い．
　患者が「頻尿を何とかしてくれ!!」ということで受診するので当然といえば当然だが，実際に完全に頻尿を治すことができないケースも結構ある．
　実際には，治療に際して60点の効果でも内服する意味はあるのだが，治療開始の際にどのように患者に説明しておくかは実際の治療に際してかなり重要である．
　夜間排尿が5回の患者が相談に来たときは，「まずは1回でも減らせて，4回か3回くらいになればよいですね」ということで十分である．実際の臨床データでも所詮はそんなものである．
　自分から治療ゴールのハードルを上げてしまってはいけない．

2-E 排尿困難 dysuria と尿閉 urinary retention

- 尿が出にくいという訴えの場合でも，通過障害のある場合とない場合がある．
- 排尿困難の原因
  男性：前立腺疾患
  女性：刺激症状による1回排尿量の減少（結果的に排尿困難を感じる）
- 40歳代未満の男性が「尿の勢いが悪い」と訴えて受診した場合には，尿道狭窄症に注意する．
- 排尿後尿滴下かどうかは，必ず確認する（尿の切れが悪いと訴えるとき）．
- 尿排出困難症状改善薬の各種薬剤の薬効をすぐに判断してはいけない．

❶ 排尿困難

尿排出困難を訴えるのは，下部尿路通過障害がある場合か，低圧排尿で膀胱が尿を押し出す力が弱いときである（表2-E-1）．両者を併発しているケースやほかの理由を合併している場合も高齢者には多いが，まずはこれらを念頭に考えていく．

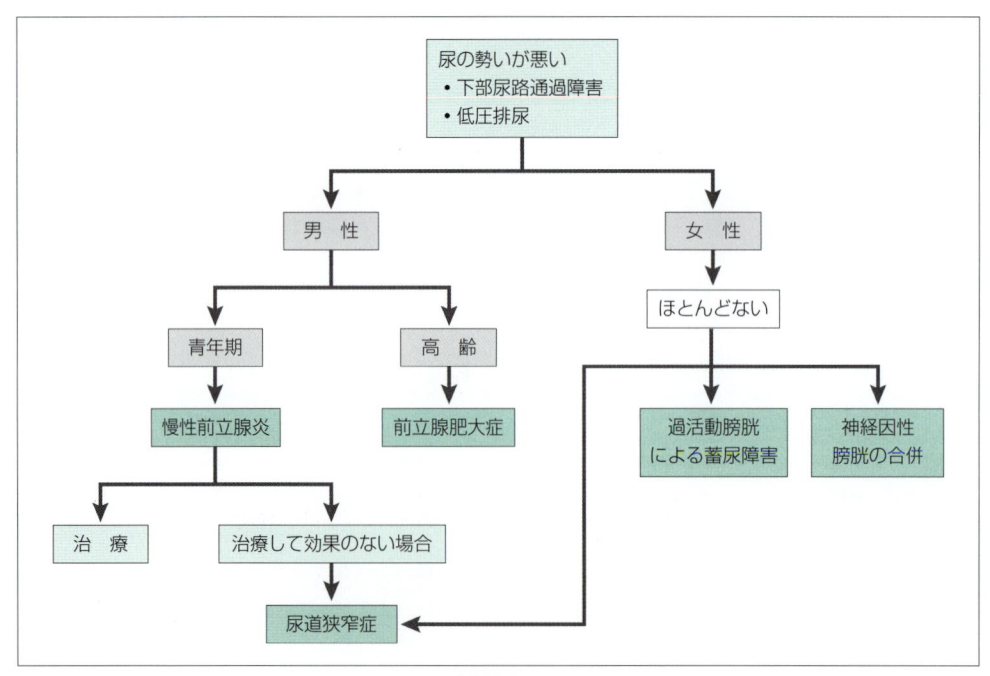

図2-E-1 排尿困難診断のフローチャート
患者の「尿の切れが悪い」という訴えは，尿の勢いがないとは限らず，しばしば排尿後尿滴下の場合がある．

（1）下部尿路通過障害

●前立腺疾患

　男性の場合には下部尿路通過障害，特に前立腺疾患の存在が重要で，青年期には慢性前立腺炎 chronic prostatitis（CP），壮年～高齢者では前立腺肥大症 benign prostatic hyperplasia（BPH）が原因となることがほとんどである．男性で通過障害が原因の排尿障害の場合，まずはα遮断薬を数か月先行投与して効果を判断，その効果を確認しながら経過を観察することになる．慢性前立腺炎が原因と考えられる場合には抗菌薬の投与なども考慮される．

●尿道狭窄症

　「排尿困難」の自覚症状発症が40歳代未満の男性の場合，このほかに尿道狭窄症 urethral stricture の存在を一応頭の隅に置いておく必要がある．尿道狭窄症の診断に関しては尿道造影が必要となるので，専門医の助けが必要かもしれない．若年層の排尿障害患者が受診したときにはCPの対応を念頭に置いて治療を進め，効果がない場合などには尿道狭窄症の存在を考慮する．

※排尿後尿滴下

　「尿の切れが悪い」と訴える患者に関して，特に男性の場合に排尿後尿滴下 post-voiding dribbling（図2-E-2）は絶対に確認しておく必要がある．尿が終わった後，下着に陰茎を仕舞った際に"じょろっと"ズボンや下着に尿が出る状態のことである．これを，多くの患者が尿の切れが悪いと表現するので，聞いているほうは尿排出困難かと錯覚する．これに関しては"尿道"機能の低下によるものなので，現在使用されている薬物では治療効果が薄い．用手的に排出するなど，状態を説明して患者に工夫してもらうことで解決する．

表2-E-1　下部尿路通過障害と排尿筋圧低下疾患

通過障害	・前立腺疾患（前立腺肥大症，慢性前立腺炎） ・尿道狭窄症 ・大きな子宮筋腫など外部からの圧迫
低圧排尿	・神経因性膀胱（低活動型）

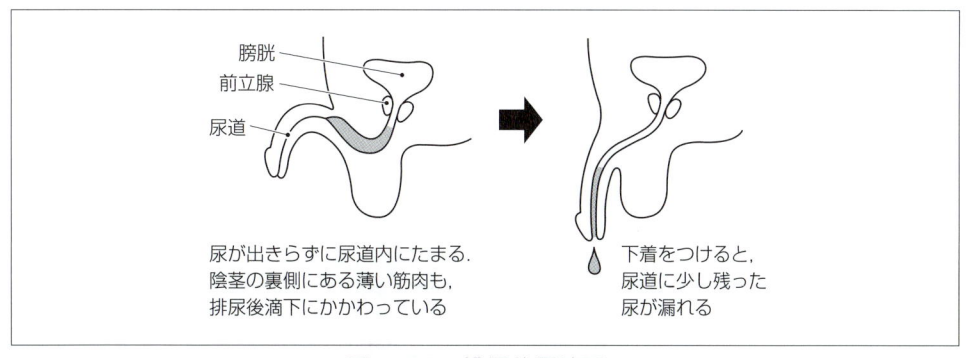

図2-E-2　排尿後尿滴下

（2）蓄尿障害が関係する場合

　そのほか，蓄尿障害があるときに，これを排尿困難と自覚する場合がある．過活動膀胱や前立腺肥大症，場合によっては炎症などによって刺激が増してくると，実際には尿がたまっていないのに尿意を感じたりするので，実際に尿意を感じてトイレに行っても排尿量は少ない．蓄尿量が減っている場合には，排尿の勢いがつかないためにちょろちょろと流れるようになってしまう．乏尿の項目と同じように排尿困難の訴えの場合にも蓄尿障害の存在には注意を払うべきで，「1回の排尿量は多いか少ないか？」と尋ねておく必要がある．1回尿量が少なくて尿の勢いが出ないときには，むしろ抗コリン薬の投与でかえって尿の勢いが増すようなこともあるので注意を払いながら治療するのも一つの方法と思われる．

❷ 尿　閉

　排尿困難が進行すると，慢性あるいは急性の尿閉をきたすこともある．慢性尿閉は腎不全の回避，急性尿閉は過腹部膨満による苦痛回避のために速やかな対応が必要となる．尿閉に関しては5章 P.150「エマージェンシーへの対応」の項で再度触れる．

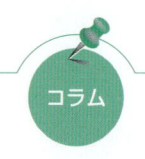

コラム　　　　　　　　　　　　　　　　　　　　　　　　**dysuria の意味は？**

　英文誌でしばしば dysuria という単語をみることがある．泌尿器科用語集によれば「排尿時痛」のことである．わが国では dysuria は排尿困難として，「尿排出困難」のニュアンスで紹介されることが多いが，使い分けに注意が必要である．

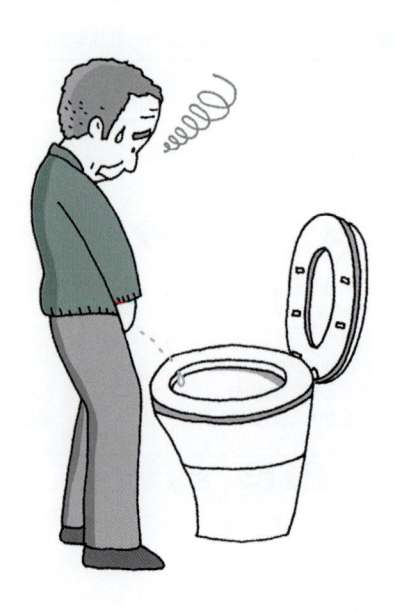

2-F 尿失禁 urinary incontinence

- 尿失禁は疾病であるので，自覚した場合には治療の対象となる．
- 切迫性尿失禁と腹圧性尿失禁を問診で判断する．
- 特に高齢者の場合，機能性尿失禁の可能性について必ず検討する．
- やはり，薬効をすぐに判断してはいけない．
- 排尿後尿滴下にも注意を払う．

以下の4種類に分けて考える．現在，いくつかの考え方もあるが，本節では治療方法を中心に表 2-F-1 に示したように紹介する．

切迫性尿失禁と腹圧性尿失禁は問診で診断可能である．

表 2-F-1 尿失禁の分類

- 切迫性尿失禁
- 腹圧性尿失禁
- 溢流性尿失禁
- 機能性尿失禁

参考：排尿後尿滴下

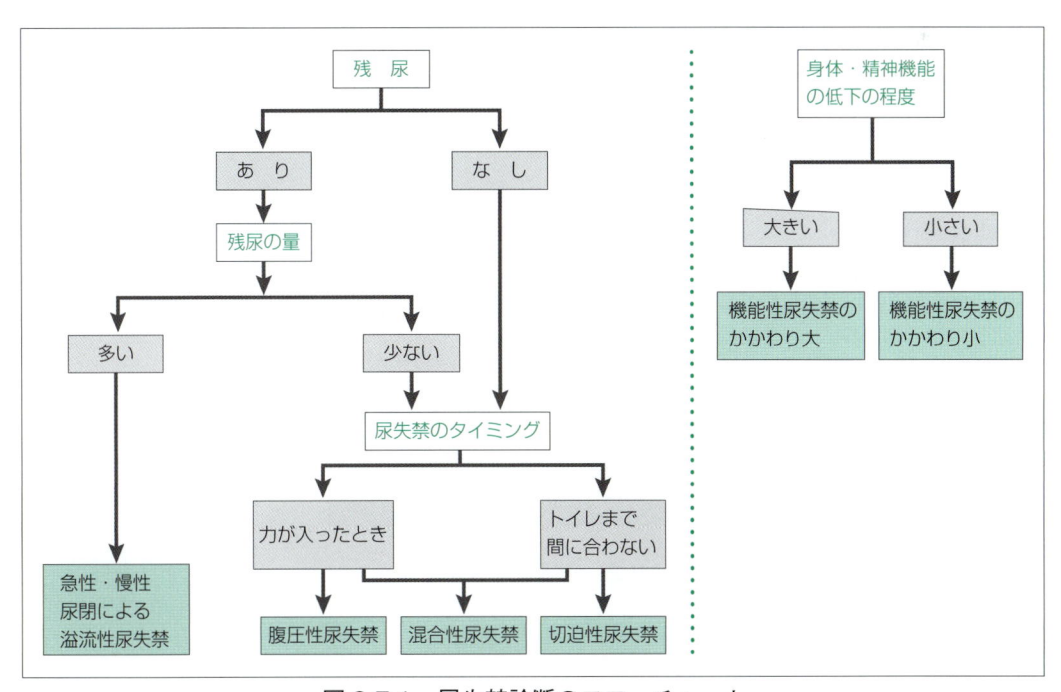

図 2-F-1 尿失禁診断のフローチャート

（1）切迫性尿失禁
　切迫性尿失禁 urge incontinence は，尿意をもよおした際に，トイレまで間に合わずに尿が出てしまう．

（2）腹圧性尿失禁
　腹圧性尿失禁 stress incontinence は，おなかに力が入ったとき（重いものを持ち上げる，走る，笑うなど）に尿漏れがある場合で，通常尿意を伴わない．切迫性尿失禁と腹圧性尿失禁両方の症状がある場合には混合性尿失禁とよばれている．

（3）溢流性尿失禁
　溢流性尿失禁 overflow incontinence は，問診のみでの鑑別は難しいが，少量の尿漏れが断続的に続いている状態で，腎不全の可能性があるので注意が必要である．腹部超音波検査が診断に有用で，膀胱内に著明な尿貯留を認め，場合によっては水腎症が確認される．

（4）機能性尿失禁
　機能性尿失禁は，膀胱以外の機能障害が原因となって尿失禁をみるものである．身体機能の低下や認知症など精神機能の低下によって尿失禁がみられ，これらは特に介護や在宅医療の現場で重要となる．
　高齢者の場合には機能性尿失禁の要因は，ある割合で合併していると考える必要があり，むやみに薬物治療に頼ってはいけない．身体機能が低下しているときには環境整備などを検討し，認知症が進んでいる場合には排尿誘導などの介護力も重要となってくる（図2-F-2）．

（5）排尿後尿滴下
　またここでも，排尿後尿滴下について注意を払う必要がある．排尿後尿滴下を「尿漏れ」と表現する患者も多い．対応方法はP.23に示した．

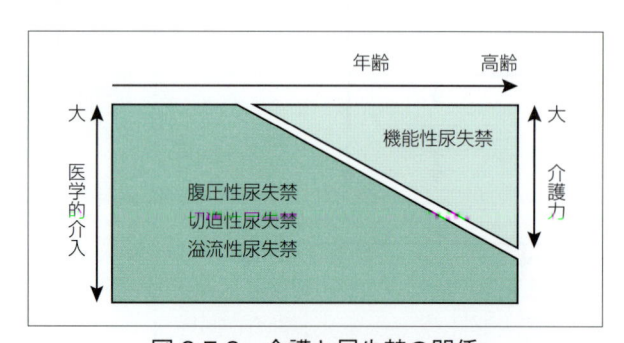

図2-F-2　介護と尿失禁の関係

2-G 排尿時痛

- 排尿時痛は膀胱，尿道，尿道口周囲あるいは前立腺の炎症が原因となることがほとんどである．
- 性別・年齢を参考に，やはり，問診である程度確認できる．
- 男性は前立腺炎か尿道炎，女性は膀胱炎を念頭に考える．
    男性：尿道口からの排膿がなければ前立腺炎，あれば尿道炎を考える．
    女性：終末排尿時痛があれば膀胱炎だが，"終末時"でなければ必ず別の疾患を考慮する．

排尿時痛は，終末排尿時痛，初期排尿時痛，および全排尿時痛（表2-G-1）に分けることができる．腫瘍や外傷，あるいは尿路結石などの可能性も考慮する必要があるかもしれないが，基本的には排尿に関与する部分（膀胱，尿道，外尿道口周囲および男性では前立腺）の炎症によるものが多い．

❶ 女性の場合

女性が排尿時痛を訴えるときには，基本的に膀胱炎 cystitis を考えながら診療にあたる．

●終末排尿時痛

終末排尿時痛は急性膀胱炎 acute cystitis でほぼ決まりである．「最後のほうになるとぎゅーっ

表2-G-1 排尿時痛の種類と原因

膀胱炎	・終末排尿時痛を伴う ・通常はグラム陰性桿菌による単純性尿路感染症
前立腺炎	・全排尿時痛 ・尿道の違和感，会陰部痛，頻尿や血精液症を伴うことがある ・通常の起因菌はグラム陰性桿菌を中心とした一般細菌が多いが，*Chlamydia* などの性感染症起因菌も原因となる
尿道炎	・初期～全排尿時痛 ・外尿道口より排膿をみる ・男性の疾患で性感染症，女性の場合はまれに尿道憩室炎がある
亀頭包皮炎・外尿道口周囲炎	・初期排尿時痛 ・男性でしばしばみられる．亀頭包皮炎は小児と成人，それぞれに発症する ・排尿後に性器にしみる感じを自覚する ・包皮の腫脹・発赤などを視診で判断する
外性器炎	・排尿後痛が続く ・女性ではしばしばみられる ・排尿後に尿がしみる感じを自覚する．視診で判断する

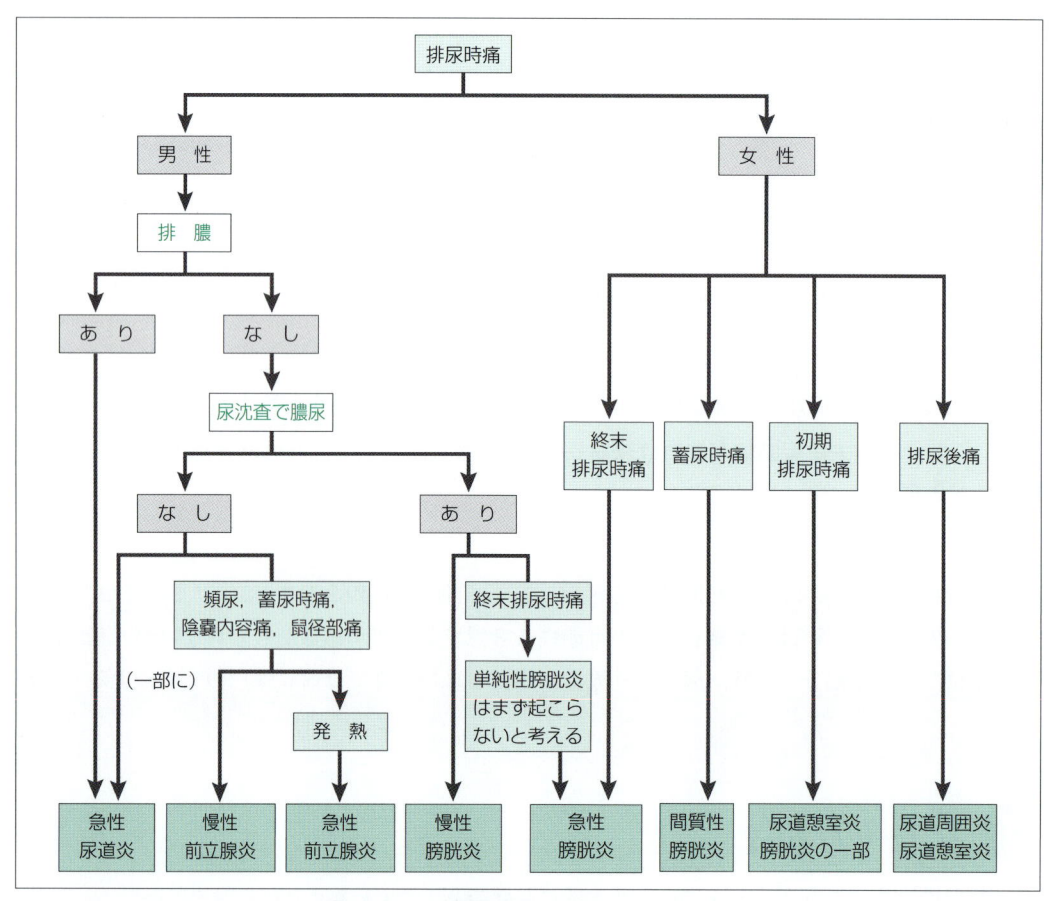

図 2-G-1　排尿時痛のフローチャート

と痛いんですよね？」という質問で YES ならば膀胱炎，NO ならば膀胱炎を念頭に置きながらほかの疾患の可能性も考慮しておくというように考えて大丈夫である．

●初期排尿時痛
　初期排尿時痛は外尿道口周囲や外性器の炎症のことが多い．
●全排尿時痛
　全排尿時痛や痛みのタイミングがはっきりとしない場合には尿道憩室炎など特殊な炎症も頭の隅に置いておく．
●排尿後痛
　外尿道口周囲か外性器の炎症のことがほとんどである．患者も"外の痛み"と自覚する場合が多い．
●蓄尿時痛
　さらに女性の場合，排尿初期に加えて蓄尿時痛を自覚しているようなことは意外に多いが，このような場合には間質性膀胱炎 interstitial cystitis（IC）も考慮しておく必要がある．尿道憩室炎や IC は難治性・再発性であることも診断の参考となる．

❷ 男性の場合

　男性の場合，排尿時痛があるときは前立腺炎 prostatitis と尿道炎 urethritis を考える（表2-G-1）．
　排尿時痛が初期か終末期かという問診も重要だが，外尿道口から排膿があるかどうかを聞いておけば診断は絞り込める．膿が出ていない場合には前立腺炎，膿が出ていれば尿道炎を念頭に置く．一部クラミジア *Chlamydia* などの場合に所見の乏しい尿道炎がある．
　ちなみに慢性前立腺炎 chronic prostatitis（CP）は初期から終末期までと多彩な排尿時痛を訴え，安静時の疼痛（会陰部や陰囊・鼠径部など）を伴ったり，射精時痛や血精液症 hematospermia の併発をみることも多い．
　男性の膀胱炎は，実際にはほとんどみられない．もし男性で，終末排尿時痛を伴うような膀胱炎をみたときには必ず基礎疾患や原因の有無を検討する必要がある．

2-H　血尿 hematuria（肉眼的血尿）

- 性別と年齢層によって原因が異なるので，特に肉眼的血尿は性別や年齢が診断の大きな参考になる．
- 無症候性か，排尿時痛などを伴っているかが重要．
- 原因のはっきりしない肉眼的血尿に関しては必ず精査の対象とする．
- そのような場合には，まずは急速進行性腎炎症候群 rapidly progressive glomerulonephritis Syndrome（RPGN），悪性腫瘍，尿路結石の除外を試みる．
- 精査の際に腹部超音波検査が有用でプライマリケアでもかなり対応可能である．尿細胞診も行ってよいが，あくまで補助的．

1 血尿をきたす疾患

　血尿をきたす疾患や状態は多岐にわたり，その原因は必ずしもはっきりしない場合も多い（表2-H-1）．顕微鏡的血尿 microhematuria と肉眼的血尿 gross hematuria で方針が大きく異なり，症状の項目としては肉眼的血尿を中心に述べる（図2-H-1）．

　泌尿器科的血尿と内科的血尿で考えるが，肉眼的血尿を呈する代表的な疾患として，①膀胱炎 cystitis，②尿路結石 urinary stone，③悪性腫瘍（尿路上皮癌 urothelial carcinoma，腎細胞癌 renal carcinoma），④腎炎 nephritis，があげられる（表2-H-2）．

表 2-H-1　血尿の原因

糸球体疾患	糸球体腎炎など
尿路感染症	膀胱炎，前立腺炎，尿道炎，腎盂腎炎
尿路結石症	腎臓結石，尿管結石，膀胱結石
尿路性器腫瘍	膀胱癌，上部尿路癌，腎細胞癌，前立腺癌，尿道癌
尿路外傷	腎外傷，膀胱損傷，尿道損傷
腎血管関連疾患	ナッツクラッカー現象，腎動静脈瘻，腎梗塞など
凝固能異常	血液悪性腫瘍，DIC，抗凝固療法，血友病など
特に女性の場合	尿道カルンクラ，外性器の炎症など
その他	多発性嚢胞腎，前立腺肥大症，放射線性膀胱炎，間質性膀胱炎など

DIC：播種性血管内凝固 disseminated intravascular coagulation

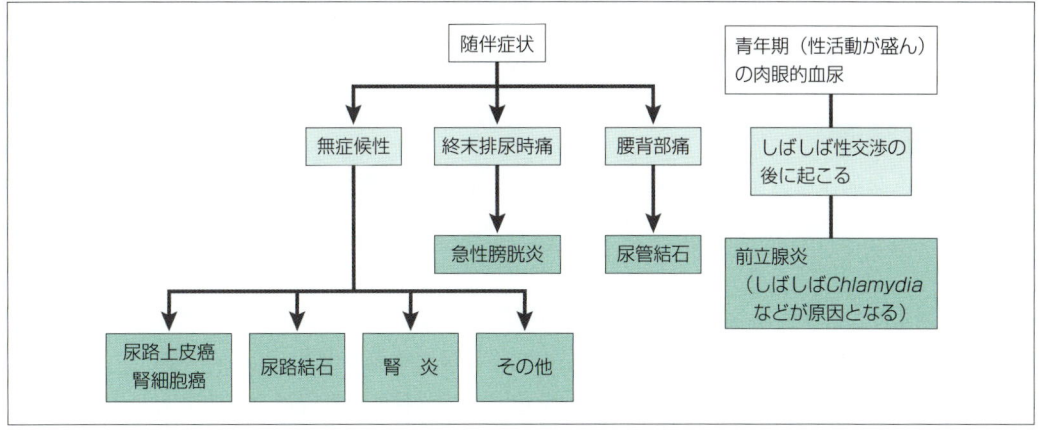

図 2-H-1　肉眼的血尿診断のフローチャート

表 2-H-2　代表的な肉眼的血尿の原因と特徴

尿路感染症	膀胱炎, 前立腺炎, 尿道炎, 腎盂腎炎	急性感染症では排尿時痛あり
		尿沈渣で膿尿が確認される
		前立腺炎の場合には排尿終末時血尿か初期血尿となる
尿路結石症	腎臓結石, 尿管結石, 膀胱結石	尿管結石は仙痛発作, 膀胱結石は頻尿などの膀胱刺激症状を伴う
		腹部超音波検査で確認する
尿路性器悪性腫瘍	腎細胞癌, 上部尿路癌, 膀胱癌, 尿道癌	無症候性血尿, 通常は全血尿
		超音波検査で検査を進める
腎　炎		浮腫など尿路外所見を確認する

(1) 尿路感染症

●膀胱炎

　膀胱炎，特に急性膀胱炎は終末排尿時痛が特徴的で，女性に多い．性活動のある男性（年齢にかかわらず）を中心に，よくわからない肉眼的血尿をみた場合には必ず前立腺炎も疑う．なかでも特徴的なものがトラコーマ・クラミジア *Chlamydia trachomatis* などの性感染症による出血で，これが意外なほど多い．

●前立腺炎

　前立腺からの出血は無症候性血尿 asymptomatic hematuria のことも多いが，しばしば排尿時痛や会陰部の違和感を伴い，終末時に血尿の色が濃くなることが特徴的となる．これら，前立腺炎からの出血はしばしば射精などの後に誘発されることも多い．

(2) 尿路結石

　尿管結石は左右いずれかの背部～下腹部痛を認め，膀胱結石 bladder stone は膀胱刺激症状を認める．

これらの尿路結石や尿路悪性腫瘍の診断には腹部超音波検査で検索を進める．

尿路結石は，腎臓・膀胱の結石陰影や水腎症 hydronephrosis の有無に注意を払う．

（3）悪性腫瘍

無症候性肉眼的血尿は尿路上皮癌 urothelial carcinoma や腎細胞癌 renal cell carcinoma の可能性がある．

● 検　査

悪性腫瘍もほとんどの場合，腹部超音波検査で診断することが可能である．無症候性の水腎症や膀胱・腎臓の腫瘤に注意を払う．一方，尿細胞診は腎細胞癌ではまったくの無力で，尿路上皮癌でもほとんど陽性と出ることはないので，単体での検診目的の検査はどうしても仕方ないときを除いて推奨できない．ただし，腫瘤を形成しない膀胱上皮内癌は例外的に尿細胞診での検出率が高い．尿細胞診を行う場合には，腹部超音波検査と尿細胞診を併せるかたちでの診断が望ましい．

前立腺癌 prostate cancer は肉眼的血尿の原因とはなりにくいので，もし肉眼的血尿患者の前立腺特異抗原 prostate specific antigen（PSA）値が高くて前立腺癌の存在を疑っても血尿を呈する他疾患の存在には注意を払う必要がある．

（4）腎　炎

腎炎は内科的疾患で，今回は取り上げないが蛋白尿と病的円柱の存在が重要である．

❷ 原因がはっきりしない場合

明らかな肉眼的血尿を訴えるにもかかわらず，はっきりと原因が指摘されない場合には専門医紹介とする．

もし，それがかなわない場合，少なくとも数か月ごとの尿検査と尿細胞診を行い，腹部超音波検査による膀胱・腎臓腫瘍の有無と水腎症の有無を確認するとよい．

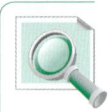

Clinical Pearl

- 原因のはっきりしない男性の肉眼的血尿は前立腺からの出血に注意．
- 要介護状態の女性などの肉眼的血尿で最も多いのは慢性膀胱炎である．
- 肉眼的血尿性の精査の原因検索に尿細胞診はあまり役に立たない．

> **コラム**
>
> # 肉眼的血尿
>
> 　過去の経験で，中年の男性が夜中に肉眼的血尿が出たと言って受診．受診時は顕微鏡的血尿が確認できなかったため「気のせいか？」ということで特に精査をせずに帰宅．後日また肉眼的血尿があり受診した際に超音波検査で大きな膀胱癌が確認された例をみたことがある．
>
> 　悪性腫瘍に伴う肉眼的血尿はしばしば間欠的なときがある．血塊を伴うような激しい肉眼的血尿を自覚しても，受診時の尿検査で尿潜血陰性の場合も多い．
>
> 　無症候性肉眼的血尿は膀胱癌を強く疑う症状だが，実はこういった間欠的肉眼的血尿も腫瘍を強く疑わせる自覚症状である．つまり，患者から肉眼的血尿という訴えがあった場合には受診時に全く血尿がなくても必ず肉眼的血尿として精査を進めていくことが，むしろ必要である．

2-I 血精液症 hematospermia

- 原因のほとんどが前立腺炎で，悪性腫瘍は原因としてはまず経験しない．

① 慢性前立腺炎がほとんど

　血精液症 hematospermia は，ほとんどの場合で慢性前立腺炎 chronic prostatitis（CP）が原因となる．

　ほぼ例外なく，患者は悪性腫瘍を心配して受診してくるので，あまり心配ないことを説明しつつ，前立腺炎の診断のために直腸診を行って局所の様子を確認，前立腺液が採取できれば自覚症状に合わせてこれも参考にしながら前立腺炎の診断を行う．前立腺炎による出血が疑われた場合や，ほかに前立腺に異常所見がない場合には，前立腺炎の治療を進めながら経過を観察することになる．この際に，淋菌感染症 gonococcus，クラミジア Chlamydia 感染症の除外が必要となる．最近ではトリコモナス Trichomonas などそれ以外の病原体によるものの関連も指摘されているが，これらの証明はしばしば困難であるので，筆者は特にこだわってはいない．

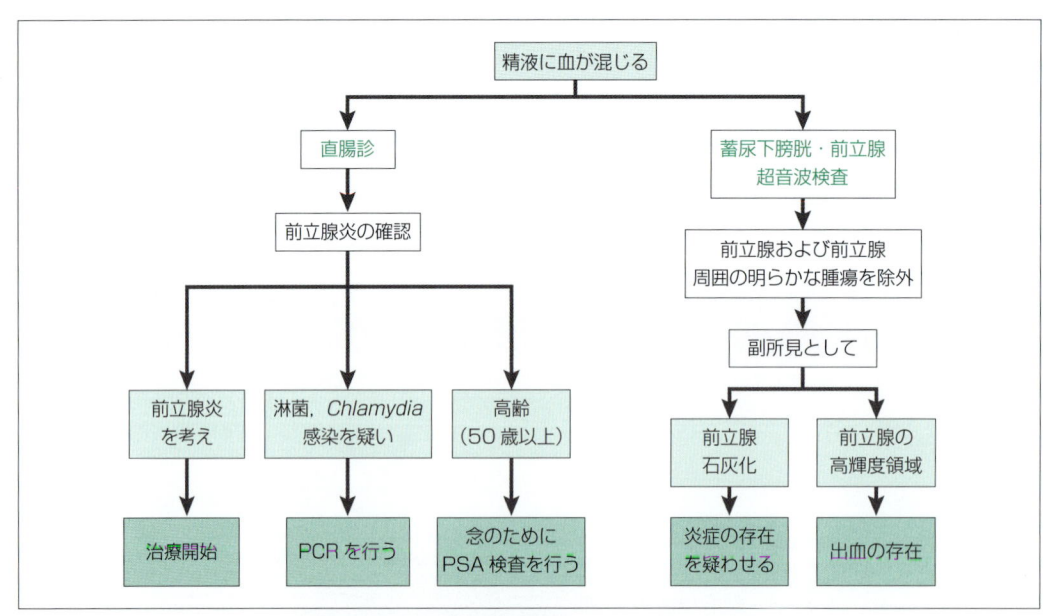

図 2-I-1　血精液症診断のフローチャート
ほとんどの場合前立腺炎であるので，補足の必要事項を中心に紹介した．
参考：性交後あるいはそれに伴う肉眼的血尿も前立腺炎が原因となる．
PCR：polymerase chain reaction ポリメラーゼ連鎖反応，PSA：prostate specific antigen 前立腺特異抗原

❷ 超音波検査で形態を確認する

　次に，腹部超音波検査で前立腺の形態を確認しておくことになるが，炎症の特徴的な所見はない．たいていの場合に前立腺に石灰化がみられ，時に出血部位が高輝度に描出されるが，参考程度にとどまる．

● 前立腺悪性腫瘍

　また，若年者でごくまれに前立腺肉腫の報告がある．めったにない疾患ではあるが重要疾患であるので注意は必要となる．血精液症をきたすような前立腺悪性腫瘍は蓄尿下腹部超音波検査で前立腺を観察すれば十分描出ができるほどの場合が多いので，念のために行っておく．

　また，50歳以降では前立腺特異抗原 prostate specific antigen（PSA）値の確認も行っておくとよい．基本的に前立腺癌は血精液症の原因として重要ではないが，たまたま合併していることもあるので前立腺癌の除外は必要である．PSA値は前立腺の炎症でも上昇するために結果の評価には注意が必要となる．

2-J 陰囊内容腫大・陰囊内容痛

- 発熱，疼痛の有無で鑑別を絞る．
- 精巣癌には注意が必要．

陰囊内容腫大は年齢，痛みの有無，発熱および大きくなったスピードで考える（表 2-J-1）．表に示した内容の機械的組み合わせで，かなり疾患を絞り込むことができる．

成人の無痛性陰囊内容腫大は，陰囊水腫 hydrocele と精巣癌 testicular carcinoma の鑑別が必要となり，有痛性では圧倒的に急性精巣上体炎 acute epididymitis の頻度が高い．

```
                    痛み
                  ／    ＼
                あり      なし
              ／    ＼      ↓
           鈍痛    急に発症
```

鈍痛
- 精索静脈瘤
- 鼠径ヘルニア

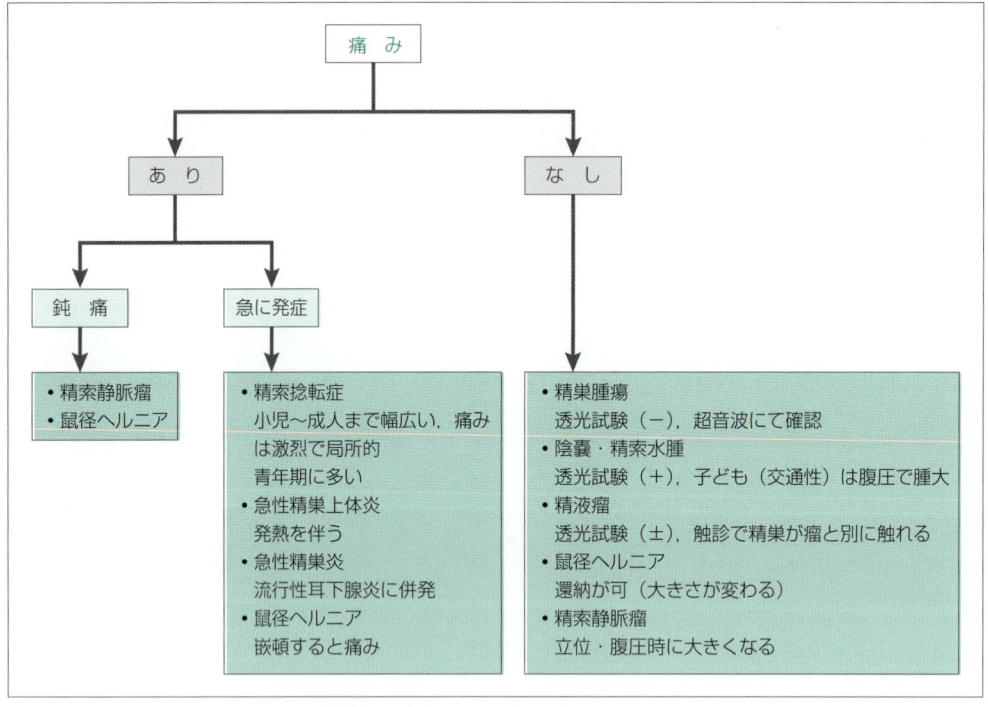

急に発症
- 精索捻転症
  小児〜成人まで幅広い，痛みは激烈で局所的
  青年期に多い
- 急性精巣上体炎
  発熱を伴う
- 急性精巣炎
  流行性耳下腺炎に併発
- 鼠径ヘルニア
  嵌頓すると痛み

なし
- 精巣腫瘍
  透光試験（−），超音波にて確認
- 陰囊・精索水腫
  透光試験（＋），子ども（交通性）は腹圧で腫大
- 精液瘤
  透光試験（±），触診で精巣が瘤と別に触れる
- 鼠径ヘルニア
  還納が可（大きさが変わる）
- 精索静脈瘤
  立位・腹圧時に大きくなる

図 2-J-1　陰囊内容腫大・陰囊内容痛のフローチャート

表 2-J-1　陰嚢内容腫大の原因

年　齢 (好発年齢)	小児期	陰嚢水腫，精索水腫，精巣癌
	青年期	精索捻転症，精索静脈瘤，精巣上体炎，陰嚢水腫
	壮年期	精巣癌，陰嚢水腫，精巣上体炎，精液瘤，精索静脈瘤
	高齢者	陰嚢水腫，精液瘤，鼠径ヘルニア，精巣癌
痛　み	強い痛み	急性精巣上体炎，急性精巣炎，精索捻転症，精巣垂捻転症，精巣上体垂捻転症
	鈍い痛み	精索静脈瘤，鼠径ヘルニア，慢性精巣上体炎
	痛みなし	精巣癌，精巣水瘤，精索水瘤，精液瘤，精索静脈瘤，慢性精巣上体炎
発　熱	発熱あり	急性精巣上体炎，急性精巣炎
	発熱なし	上記以外
経　過	短期発症	精索捻転症，急性精巣上体炎，急性精巣炎，精索捻転症，精巣垂捻転症，精巣上体垂捻転症
	時間をかけて発症	精巣癌，精巣水瘤，精索水瘤，精液瘤，精索静脈瘤，慢性精巣上体炎，精索静脈瘤，鼠径ヘルニア

2-K 性器・性交に関する諸症状

- 勃起障害（ED）はかなり高い有病率をみる．
- ED は自覚症状があれば治療の対象となり，プライマリケアでも十分治療できる．
- 小児の包茎は排尿障害 urinary disturbance や繰り返す炎症がなければ絶対的な治療の適応ではない．
- 小児の包茎は，真性包茎でも手術などはほとんど行われず，軟膏療法が中心となる．
- 包茎に関して，仮性包茎は保険治療の対象とならない．

1 勃起障害（図 2-K-1）

　以前に比べて勃起状態が気になるようであれば，基本的には勃起障害 erectile dysfunction（ED）と考えて対応してよいと考えている．厳密なスコアリングや細かな診療作法もあるが，勃起に関して医師に相談をするということは特に相手が専門医でない場合には勇気が必要と考えるし，本人にとってかなりの負担になっているのに違いないからである．多くの場合には内服薬で問題解決できるので，プライマリの現場でも積極的にかかわっていってほしいと考えている．

　問診には重要な問いを 5 つに簡略化した国際勃起機能スコア International Index of Erectile Function（IIEF）5 が有用である．これで点数が下がっているような場合には治療の適応となる．患者が症状を訴える割にはスコアが下がっていない場合に対応に困ることが考えられるが，相談

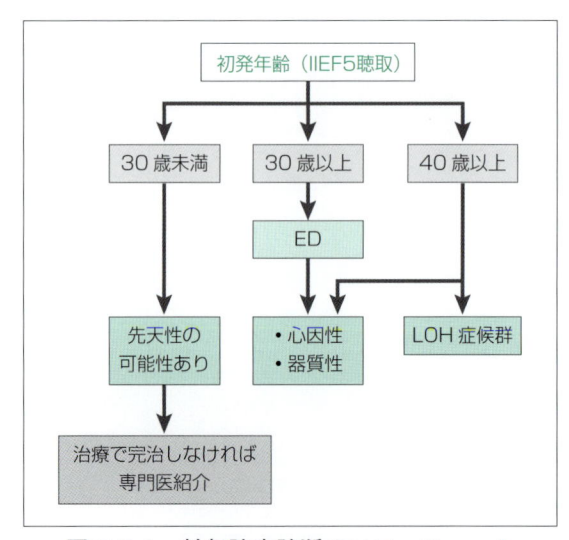

図 2-K-1　勃起障害診断のフローチャート
LOH：late-onset hypogonadism 加齢男性性腺機能低下，ED：erectile dysfunction 勃起障害

があるような患者ではもちろんスコアは下がっている場合が多い．

　どのような状態でEDが起こるか？ いつから自覚しているか？ などは重要な問題である．若年性の場合には血管が通常よりも細い可能性を考慮する必要があるし，明らかなきっかけがあれば心因的なものを考慮する必要がある．これらの場合に治療戦略をどのように考えるかは議論のあるところだが，心因性勃起障害 psychogenic erectile dysfunction でも内服薬が奏効する場合が多く，現実的にはそれらの可能性も考慮しながら内服薬での治療開始とする場合がほとんどである．

❷ 加齢男性性腺機能低下症候群

　近年，加齢男性性腺機能低下 late-onset hypogonadism（LOH）症候群で相談にくる患者が増えている．これは男性に起こる更年期障害と考えられていて，精巣からのテストステロン分泌量が十分でないためにいろいろな身体症状を自覚する状態である．意欲の低下，うつに似た症状や女性の更年期障害に準じた各症状のほか，勃起障害や性欲低下をきたす．

❸ 包茎 （図2-K-2）

●小　児
　小児の包茎は，排尿時の包皮バルーニング（拡張）や繰り返す炎症がない限り経過を観察するが，場合によっては軟膏療法で対応する．

●成　人
　成人の真性包茎は申し出があれば手術の対象となるので，手術のできる施設に紹介すればよい．

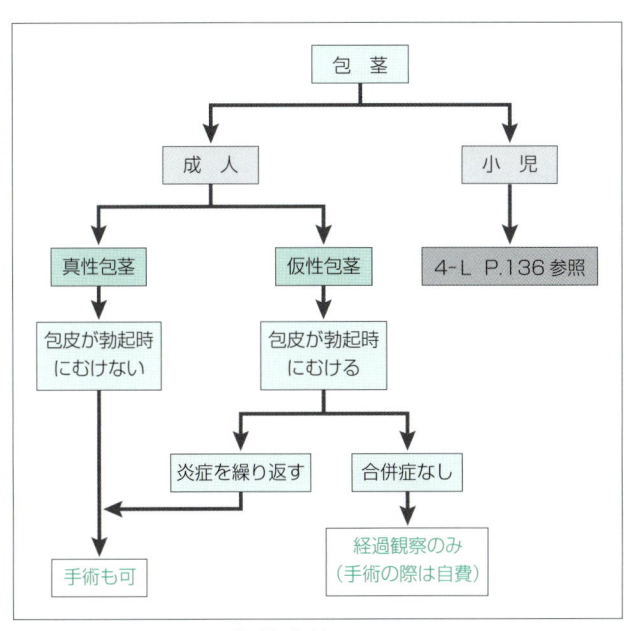

図2-K-2　包茎診断のフローチャート

成人の仮性包茎は基本的には処置の必要性はないが，希望があれば手術をすることもある．この場合には専門医への紹介となるが，基本的には保険診療とならないことに留意が必要である．

> **コラム**
>
> ## 勃起障害（ED）と虚血性心疾患，血管の関係
>
> 　陰茎海綿体に流れ込む動脈は，左右から供給されてはいるものの，心臓の冠動脈や脳に向かう血管に比べると直径が細いのは事実である．これを踏まえると，いくつかの報告にもあるように ED は心血管系イベントの発症を占う重要な自覚症状であることは想像に難くない．メタボリック症候群のあぶり出しのために腹囲を測ることが推奨されても，ED の合併を重要視しているという話はとんと聞かない．せめて，問診票の隅っこにでも ED について問われるようになることはないのだろうか．
>
> 　筆者の診療所では，時間の許す限りこのことについて触れ，患者さんへの啓蒙を続けている次第である．

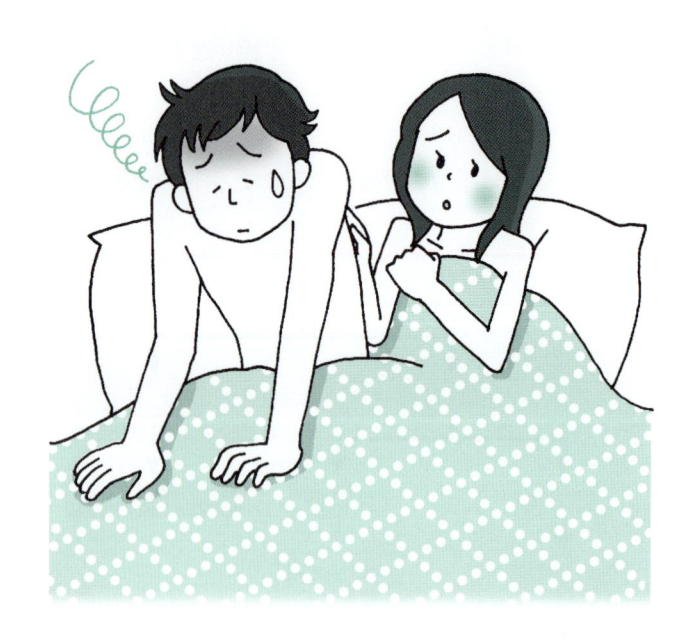

2-L　会陰部痛

> ○ 慢性精路感染症が原因となることがほとんどである．

　実は，会陰部痛はしばしばみられる症状である．ここでも多くの場合には慢性前立腺炎が原因となっている．

　会陰部痛はかなり多くの男性が自覚しているようであるが，一過性のことも多く，病気や不調と認識できないことも多い．そのような軽症のものに関してはそれでもよいと思われるが，医療機関に相談があるような症状は多くの場合にそこそこの炎症を起こしていることが多いようなので注意が必要である．

　会陰部痛は，骨盤内や消化管周囲の炎症でも起こりうるが，実際の場面では多くの場合が慢性前立腺炎 chronic prostatitis（CP）によるものである．

　診断は，直腸診にて前立腺の圧痛の有無を確認し，可能であれば前立腺液中の炎症細胞を確認する．

コラム：よくわからない痛みは慢性前立腺か？

　実際に臨床を行っていると，患者自身がうまく説明できないような，よくわからない下腹部の痛みを訴える場合は結構多い．こういった場合に，本文中にも繰り返し出てくる慢性精路感染症を頭の隅に置いておくと，意外と突破口となることがある．

　よくわからない下腹部の痛みは慢性前立腺炎の可能性を！である．

文献

1) 日本排尿機能学会過活動膀胱診療ガイドライン作成委員会：過活動膀胱診療ガイドライン．ブラックウェルパブリッシング，2005．
2) 日本排尿機能学会夜間頻尿診療ガイドライン作成委員会：夜間頻尿診療ガイドライン．ブラックウェルパブリッシング，2009．
3) 日本排尿機能学会男性下部尿路症状診療ガイドライン作成委員会：男性下部尿路症状診療ガイドライン．ブラックウェルパブリッシング，2008．
4) 日本間質性膀胱炎研究ガイドライン作成委員会：間質性膀胱炎診療ガイドライン．ブラックウェルパブリッシング，2007．
5) 日本排尿機能学会夜間頻尿診療ガイドライン作成委員会：夜間頻尿診療ガイドライン．ブラックウェルパブリッシング，2009．
6) 日本性感染症学会：性感染症診断・治療ガイドライン2011．日性感染症会誌，22（別冊），2011．
7) 日本泌尿器科学会：前立腺診療ガイドライン．リッチヒルメディカル，2011．

8) 泌尿器科領域の治療標準化に関する研究班：EBM に基づく尿失禁診療ガイドライン．じほう，2004．
9) 日本泌尿器科学会，日本 Endourology・ESWL 学会，日本尿路結石症学会：尿路結石診療ガイドライン．金原出版，2002．
10) 本間之行，西沢 理，山口 修：下部尿路機構に関する用語基準―国際尿禁制学会標準化部会報告．日排尿機能学会誌，14，278-289，2003．
11) 村井 勝，塚本泰司，小川 修：最新泌尿器科診療指針―2008 年版，第 1 版．永井書店，pp.73-75，2008
12) 日本性機能学会・ED 診療ガイドライン 2012 年度版作成員会：ED 診療ガイドライン―2012 年度版．リッチヒルメディカル，2012
13) Mariani AJ, Mariani MC, Macchioni C, et al：The significant of adult hematuria：1000 hematuria evaluations including a risk-benefit and cost-effectiveness analysis. J Urol, 141, 350-355, 1989.
14) Sugaya K, Nishijima S, Osa M, et al：Change of blood viscosity and urinary frequency by high water intake. Int J Urol, 14, 470-472, 2007.
15) 武田正之，荒木勇雄，三神裕紀：排尿障害に影響する薬物．神経内科，64，24-29，2006．

Chapter 3

検査データ異常から考える

　検査データも重要だが，ほとんどはChapter 2の確認作業となる．
　自信を持って診療を進めるには，Chapter 2が参考となる．

3-A 血尿 hematuria（顕微鏡的血尿）

- 顕微鏡的血尿では原因が特定できない場合が多いので経過観察が重要な選択肢となる．
- 高齢で初めて指摘された場合には悪性腫瘍の除外を行っておく．
- 悪性腫瘍や尿路結石は腹部超音波検査で対応可能．
- 腎炎の存在を疑う所見には，蛋白尿と病的円柱の出現などがある．

ここでは，主に顕微鏡的血尿について考える．肉眼的血尿については，図 2-H-1 を参照のこと．尿沈渣を行い，尿潜血のみなのか，実際に血尿があるのかの確認を行う．

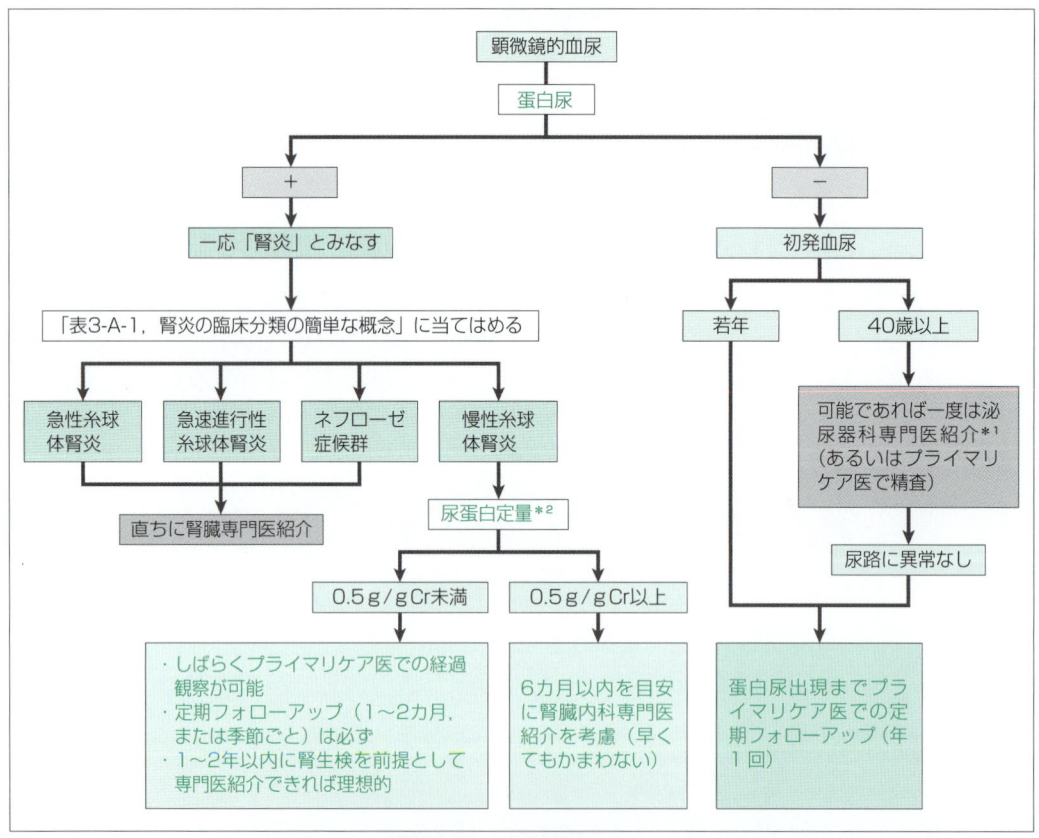

```
                    顕微鏡的血尿
                         │
                       蛋白尿
                    ┌────┴────┐
                    ＋         －
                    │          │
             一応「腎炎」とみなす   初発血尿
                    │        ┌──┴──┐
    「表3-A-1，腎炎の臨床分類の    若年   40歳以上
     簡単な概念」に当てはめる            │
    ┌──────┬──────┬──────┐    可能であれば一度は泌
  急性糸球  急速進行性  ネフローゼ  慢性糸球    尿器科専門医紹介*1
  体腎炎   糸球体腎炎   症候群    体腎炎    （あるいはプライマリ
    └──────┴──────┘       │       ケア医で精査）
         │                 尿蛋白定量*2        │
    直ちに腎臓専門医紹介     ┌──┴──┐      尿路に異常なし
                  0.5g/gCr未満  0.5g/gCr以上        │
                      │           │         蛋白尿出現までプラ
              ・しばらくプライマリ  6カ月以内を目安    イマリケア医での定
               ケア医での経過     に腎臓内科専門医    期フォローアップ（年
               観察が可能       紹介を考慮（早く    1回）
              ・定期フォローアップ   てもかまわない）
               （1〜2カ月，
               または季節ごと）は必ず
              ・1〜2年以内に腎生検を前提として
               専門医紹介できれば理想的
```

図 3-A-1　顕微鏡的血尿診断のフローチャート

*1 泌尿器科専門医紹介が困難な場合，①尿細胞診 2，3 回，②排尿前の腹部エコーにて膀胱内も含めた尿路・腎の異常の有無を確認することはプライマリケア医でもやっておきたい．

*2 尿蛋白定量の重要性：尿蛋白質濃度 30mg/dL（試験紙法で＋程度に相当）でも，尿中 Cr 濃度 30mg/dL（希釈尿）なら尿蛋白は 1g/gCr となり，すでに中等度以上の蛋白尿となっている．＋程度だから軽度，とはいえないのである．

$$尿蛋白 = \frac{尿蛋白質濃度（gm/dL）}{尿中 Cr 濃度（mg/dL）}$$

表 3-A-1　腎炎の臨床分類の簡単な概念

分　類	概　念	頻　度*
AGN （急性腎炎症候群）	・上気道，消化管感染症の後，血尿，高血圧，浮腫を 3 主徴として発症 　→ポイント：病歴聴取で予想可．尿が肉眼的に「曇っている（＝smoky urine）」ならほぼ確定	1%
RPGN （急速進行性腎炎症候群）	・血尿・蛋白尿に加え多彩な全身症状を呈す ・無治療の場合，数週間から数カ月の経過で末期腎不全に陥る 　→ポイント：発熱や関節痛などを伴うことが多い．重症感あり．場合により血清 Cr 値を再検，上昇を認めればほぼ確定	1%
NS （ネフローゼ症候群）	・高度蛋白尿，低蛋白血症，浮腫や脂質異常症を呈す 　→ポイント：血清アルブミン濃度などを教科書的な定義に当てはめなくてもよい．尿蛋白排泄量がかなり多く，血清アルブミン値が基準値未満ならほぼ確定	3%
CGN （慢性腎炎症候群）	・上記以外の腎炎をすべてこれとみなす	95%

* プライマリケアの場におけるこれらの頻度を検討した報告はまだないため，参考までに筆者の経験および主観に基づく値を示す．数字をみてわかるとおり，ほとんどが CGN の範疇に入ると理解していただければよい．
本来はさらに，無症候性血尿・蛋白尿を加えて 5 つの臨床分類となるのだが，CGN との区別は腎組織診断を行わない限り不可能なのでプライマリケア医が判断するのは困難である．したがってこれら 2 つは区別せずにひとまず CGN に分類しておく．

（松木孝和，横井　徹：Scene．田坂佳千 監修，症状からみる common disease 血尿．p.23-26, 2007 より）

❶ 顕微鏡的血尿では悪性腫瘍を除外する

顕微鏡的血尿を認める患者は大変多く，どこまで介入するかはかなり難しい問題である．ほと

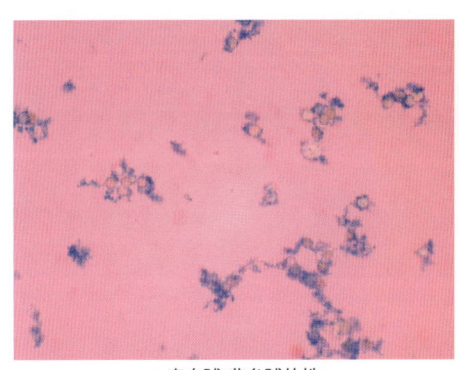

a. 赤血球 非糸球体性

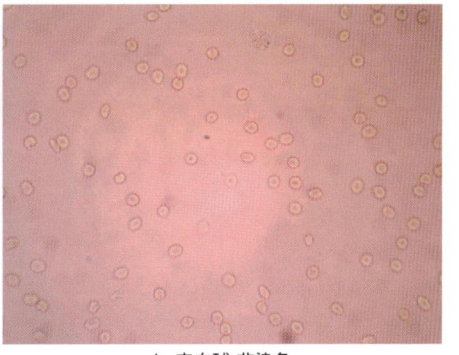

b. 赤血球 非染色

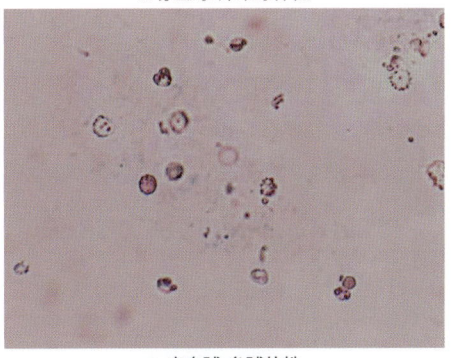

c. 赤血球 糸球体性

図 3-A-2　血尿の尿沈渣所見

んどの患者において顕微鏡的血尿の意義は少ない．男性の場合，50歳を過ぎると4人に1人は顕微鏡的血尿がみられる．尿路悪性腫瘍の頻度は50歳代以降に上昇するので，これ以降に初めて指摘された血尿は念のために悪性腫瘍の除外を行うようにしている．具体的には，腹部超音波検査で膀胱と腎臓の形態を確認して尿細胞診を施行しておく．それ以降は，肉眼的血尿があったときに精査するように説明して，経過観察としている．

顕微鏡的血尿の際に行った腹部超音波検査で尿路結石が見つかることをしばしば経験する．こういった無症候性の尿路結石に対する対応は後述する．

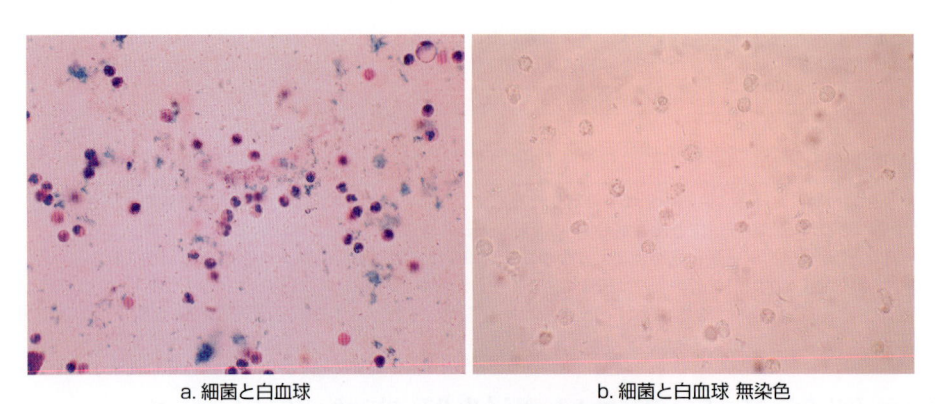

a. 細菌と白血球　　　　　　　　　　b. 細菌と白血球 無染色

図 3-A-3　膿尿の尿沈渣所見

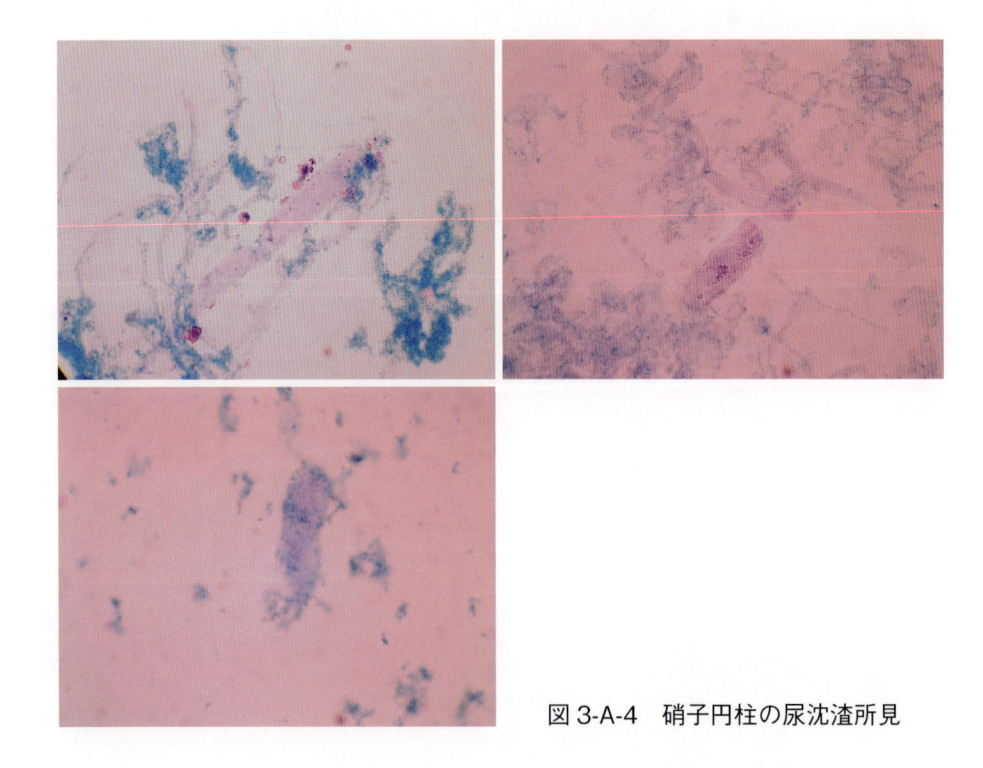

図 3-A-4　硝子円柱の尿沈渣所見

❷ 腎炎の存在をみる

　腎炎の存在を示唆する所見としては，軽度の血尿であるにもかかわらず尿蛋白が検出されるときや，尿沈渣で変形赤血球や病的円柱の存在があることがあげられる．病的円柱に関しては，いわゆる硝子円柱以外のものがみられた場合には病的と考える（図 3-A-2 〜 5）．

　その他，尿沈渣でリン酸アンモニウムマグネシウム結晶は結石の存在を疑い，異型細胞の存在は悪性腫瘍を考慮する必要がある（図 3-A-6，7）．

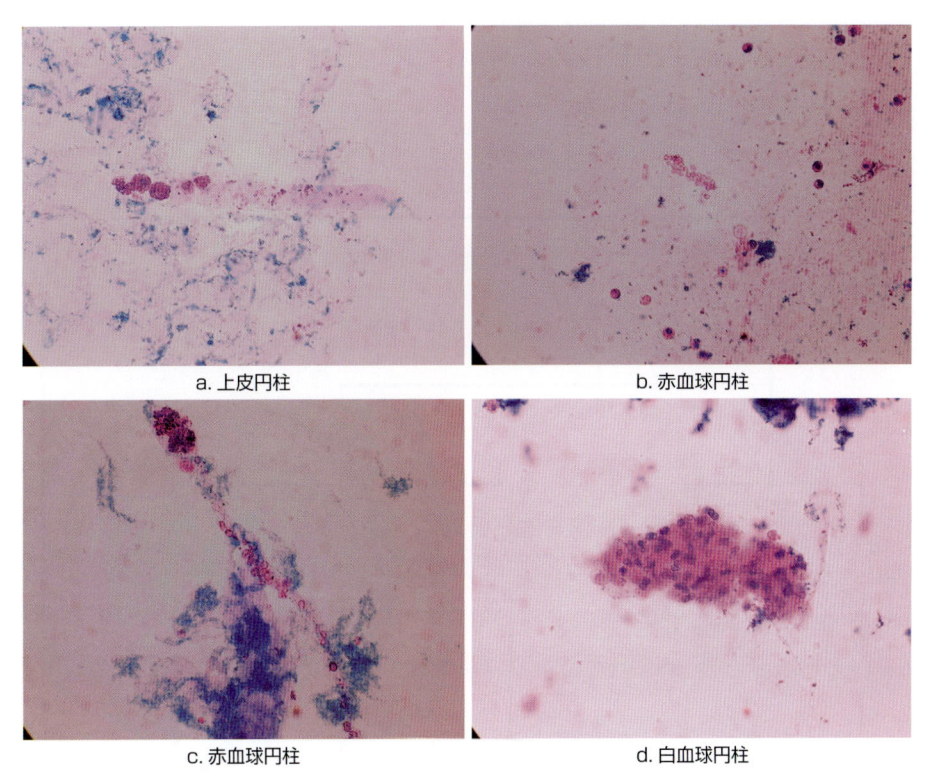

a. 上皮円柱　　　　　　　　　　b. 赤血球円柱

c. 赤血球円柱　　　　　　　　　d. 白血球円柱

図 3-A-5　病的円柱の尿沈渣所見

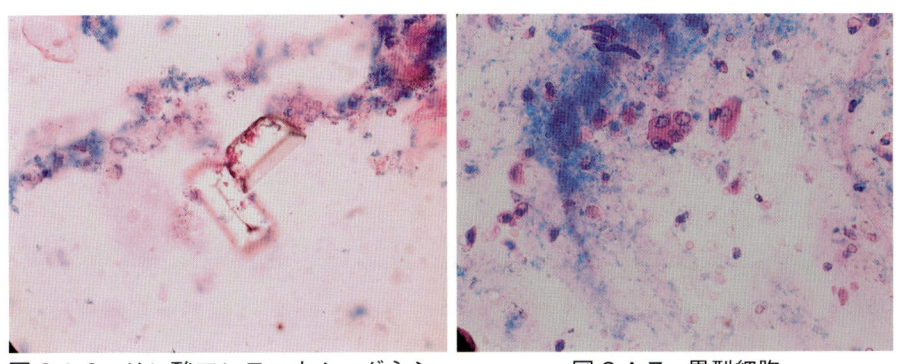

図 3-A-6　リン酸アンモニウムマグネシウム結晶　　　　　図 3-A-7　異型細胞

3-B 膿尿・細菌尿

- 細菌尿だけでは臨床的にほとんど意味がない．
- 膿尿はコンタミネーションとの区別が必要となる．
- 感染症（炎症）の部位によって採尿するタイミングは違う．泌尿器科的には中間尿を意識して採るとかえって診断から遠ざかることさえある．

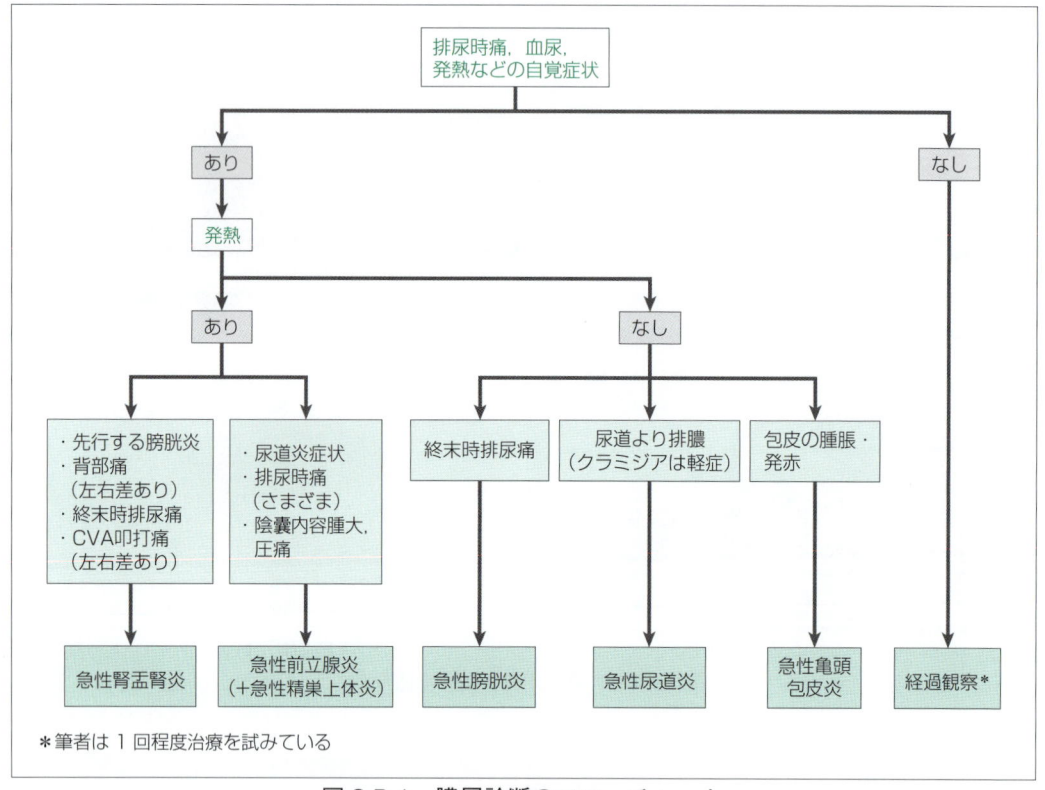

図 3-B-1 膿尿診断のフローチャート
CVA：costovertebral angle 肋骨脊椎角

❶ 膿尿の定義

　膿尿であると患者自身が認識できる場合は少ないので，患者は混濁尿として自覚するか，膀胱炎の症状などで気づく．膿尿の定義は尿中白血球≧5/HPF の場合とされており，これを満たす場合には膿尿と考えて尿路感染症ありとする．膿尿をきたす疾患を表 3-B-1 に示す．

表 3-B-1　膿尿をきたす疾患と特徴

腎盂腎炎（急性）	・先行する膀胱炎 ・発熱・悪寒 ・左右いずれかの腰痛，CVA 叩打痛
膀胱炎（急性）	・終末排尿時痛
膀胱炎（慢性）	・無症候性膿尿が多い
前立腺炎（急性）	・発熱 ・頻尿，残尿感 ・排尿時痛（排尿初期より）
精巣上体炎（急性）	・発熱 ・前立腺炎・尿道炎症状 ・陰嚢内容の圧痛を伴う腫大
尿道炎（急性）	・外尿道口よりの排膿 ・先行する性的接触
尿道憩室炎（女性）	・女性の尿道憩室炎は難治，繰り返す膀胱炎症状
亀頭包皮炎	・包皮の腫脹・発赤 ・尿道口からの排膿なし

CVA：costovertebral angle 肋骨脊椎角

❷ 無症候性尿路感染症

　無症候性の尿路感染症に対してどこまで対応するかは，やや悩ましい．無症候性の尿路感染症は，複雑性尿路感染症に併発した慢性尿路感染症のケースが多い．在宅の高齢者を中心として，原因除去が困難な場合や，はっきりしない場合も多く，基本的には無症候性であれば治療を行わないが，筆者は 1 度だけは治療を行ってみて再発するかどうかフォローすることにしている．膀胱炎がすぐに治療に反応しない場合や再発性の場合には一歩退いて経過を観察することになり，随伴症状が出るまでは抗菌薬投与などの直接的な治療は行わない．

❸ 膿尿を伴わない細菌尿とは

　細菌尿は膿尿を伴わない限り意味がないと考えてよい．最近，特に検診などで指摘されて相談に来るケースが多い．採尿時の混入も多く，通常の採取では検体処理の仕方によっては，かなり高率に細菌尿をみることになる．健康診断などで尿採取から鏡検まで時間がかかると，採尿時に混入した細菌や落下細菌などが検尿コップ中で増殖してしまう可能性もより大きくなる．

❹ 採尿のタイミング

　また，一般外来で行う検尿用の検体採取のタイミングに関しては十分注意が必要である．
　膀胱や上部尿路の炎症を確認するためには中間尿で検査を行う必要があるが，男性の急性尿道炎や慢性前立腺炎を疑った場合の採尿は初期尿で行う必要がある．中間尿では炎症の有無を十分評価できない．

表 3-B-2　膿尿検査の採尿タイミング

疾　患	タイミング	対　象
尿道炎	初期尿	（特に性活動の活発な年齢）男性の排尿時痛，尿道口からの排膿を伴うとき
膀胱炎	中間尿	女性全般，特に終末排尿時痛のあるとき
腎盂腎炎	中間尿	膀胱炎に準じるが，発熱をみるとき
前立腺炎，精巣上体炎	初期尿を中心	各年齢層の男性，外尿道口からの排膿なし．頻尿，排尿時痛あり．急性前立腺炎では発熱を伴うとき
慢性前立腺炎	初期尿が望ましい	慢性前立腺炎では膿尿をみないことが多い

　これらの鑑別はしばしば困難だが，排尿時痛の際の採尿のタイミングを表 3-B-2 にまとめたので，採尿の参考にしていただきたい．

3-C 超音波検査の諸所見

- 尿路・精路疾患の診断に幅広く有用で，聴診器代わりといえる．
- 膀胱疾患の検査のためには，きちんと尿をためてから行うことが必要である．
- 排尿障害の診断にも，残尿測定などに力を発揮する．

　泌尿器科疾患の診断を進めるうえで超音波検査は非常に有用である（表3-C-1，2）．音の出ない尿路性器系の診断には聴診器代わりと考える必要があるので，施行するにこしたことはない．膀胱，尿路や前立腺などの腫瘍や結石，あるいは形態変化の有無などが得られる情報は多岐にわたる．また，排尿障害の診断にも有意義である．

　無痛性陰嚢内容腫大をきたす疾患では，精巣癌と陰嚢水腫の鑑別が必要となる．ペンライトを用いた透光性試験はこの鑑別に有用だが，超音波検査を用いると確実・簡単に鑑別可能である．表在性の高周波プローベを用いるとより確実となる．

表 3-C-1　超音波診断のポイント

前立腺 *膀胱充満時にみること	・前立腺の大きさ ・膀胱内へ突出した程度 ・前立腺癌の所見 ・前立腺結石
陰嚢内容	・腫瘍 ・嚢胞性所見 ・陰嚢水腫 ・精索水腫 ・精索静脈瘤 ・外傷
排尿障害	・前立腺の状態を観察 ・膀胱形態→蓄尿時の膀胱を観察 ・膀胱壁の肥厚（蓄尿時 5mm 程度） ・残尿量は排尿後 30 分以内に施行 ・残尿量は 50mL 以上を有意とする

表 3-C-2　超音波検査が非常に有用な疾患・状態

尿路腫瘍	腎細胞癌，膀胱癌，腎盂癌
尿路結石	腎結石，尿管結石（水腎症），膀胱結石
陰嚢内疾患	精巣腫瘍，陰嚢水腫，精液瘤，精索静脈瘤など
排尿障害関係	残尿量，膀胱の形態，前立腺の形態

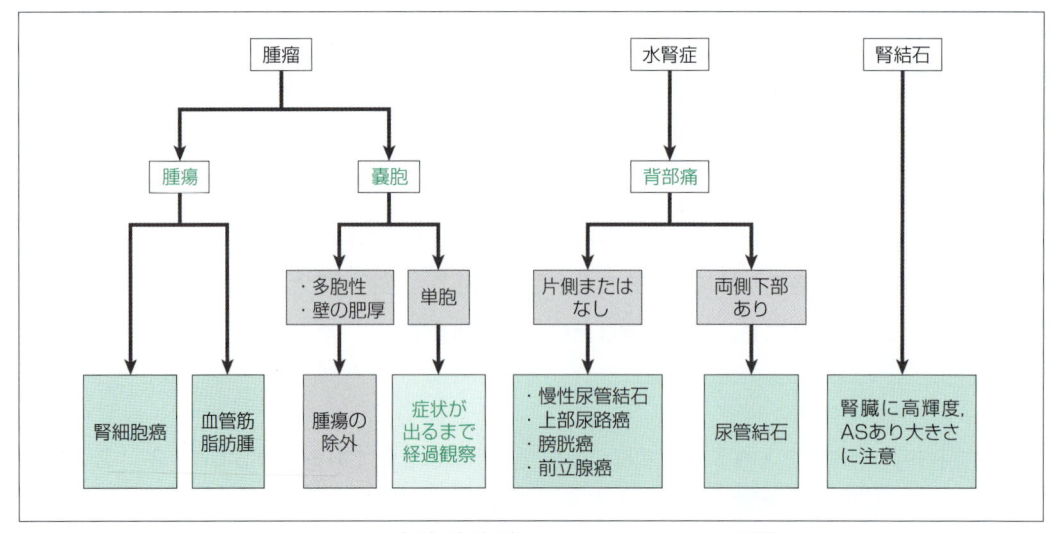

図 3-C-1　超音波診断のフローチャート　腎臓
AS：acoustic shadow

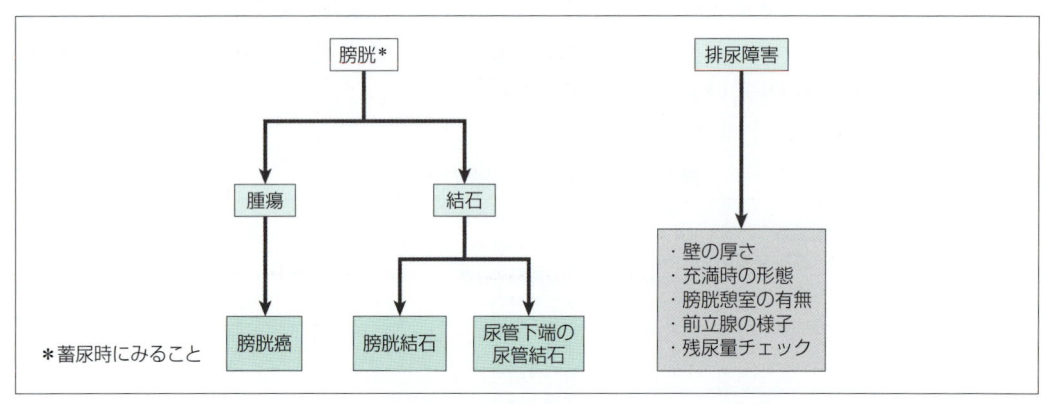

図 3-C-2　超音波診断のフローチャート　膀胱

❶ 血尿の原因診断や悪性腫瘍と超音波検査 (血尿原因の超音波所見)

尿路結石や悪性腫瘍の診断には超音波検査は欠かすことができない．

(1) 尿路結石

尿管結石の診断には水腎症や水尿管症の存在を確認する．場合によっては，拡張した尿管下端や尿管口に（膀胱壁内に嵌頓するように）結石陰影を確認できる．また腎臓結石や膀胱結石は，腎臓や膀胱内に高輝度を示す結石陰影がみられる．

(2) 悪性腫瘍 (図 3-C-3)

悪性腫瘍の除外にも腹部超音波検査は有用である．

a. 腎細胞癌

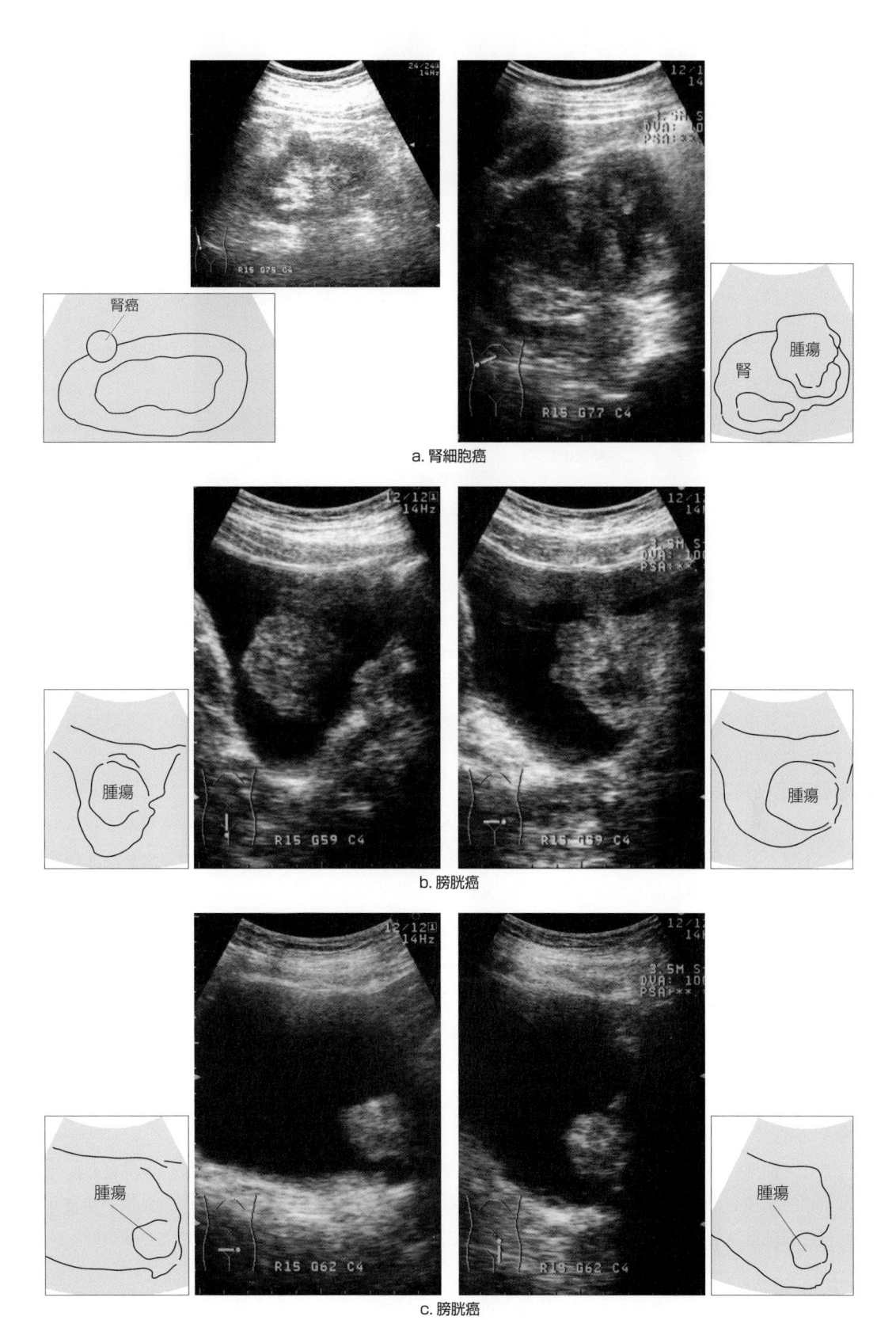

b. 膀胱癌

c. 膀胱癌

図 3-C-3　悪性腫瘍

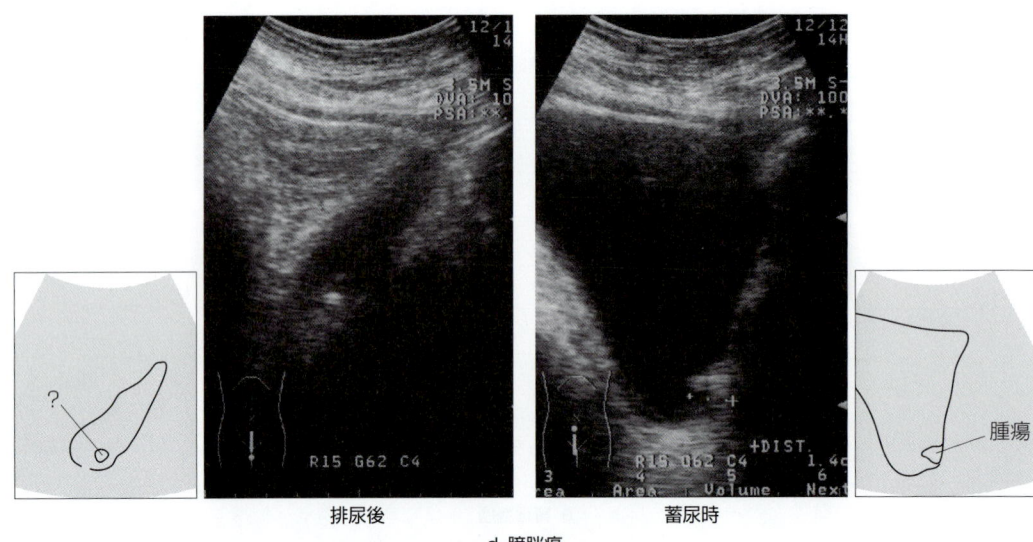

排尿後　　　　　　　　　蓄尿時
d. 膀胱癌

図 3-C-3　悪性腫瘍（つづき）

●膀胱癌

　膀胱癌の場合，通常 5mm 程度の大きさがあれば十分に超音波検査で描出できる．ただし膀胱内に十分な量の尿がたまっていないと判断できないので，膀胱が広がっていない場合には尿がしっかりたまった状態で再検査する必要がある．膀胱頸部や三角部にできた癌は比較的少量の蓄尿時にも検出可能であるが，ほかの部位は膀胱壁の伸縮幅が大きいので，かなり大きな癌でも容易に壁の中に隠れてしまうためである．

●尿管癌と腎盂癌

　尿管癌の場合には患側の無症候性水腎症を認める．腎盂癌の場合にも無症候性水腎症を伴う腎盂の不整な拡張を認め，腎盂部に癌を認めることもある．また腎盂癌の場合には上腎杯や下腎杯などの部分的な水腎症をみるような場合も多い．

●腎細胞癌

　腎細胞癌の診断も超音波検査で指摘できる．最近は検診で高性能の CT によって小さな腎細胞癌を指摘できるため，超音波検査では見逃してしまうのではないかという気持ちになりがちだが，腎細胞癌の T3 は腎静脈に浸潤がある場合か径が 7cm に達するものとされている．腎臓にできた 7cm の腫瘍はかなり目立ち（腎臓自体が 10cm なのだから），通常であればまず見逃す恐れはない．

●その他

　また，血尿の原因として考えた場合の腎細胞癌は，小さいものは少し考えにくい．見逃しは恐れずに，積極的に取り組んでみてよいと思われる．また，悪性ではないが良性の腎血管脂肪腫も腹部超音波検査で指摘される．この場合，脂肪成分を含んだ腫瘍が確認されることが多い．

　そのほかにもナッツクラッカー現象など腹部超音波検査で疑うことのできる血尿の原因疾患は多い．

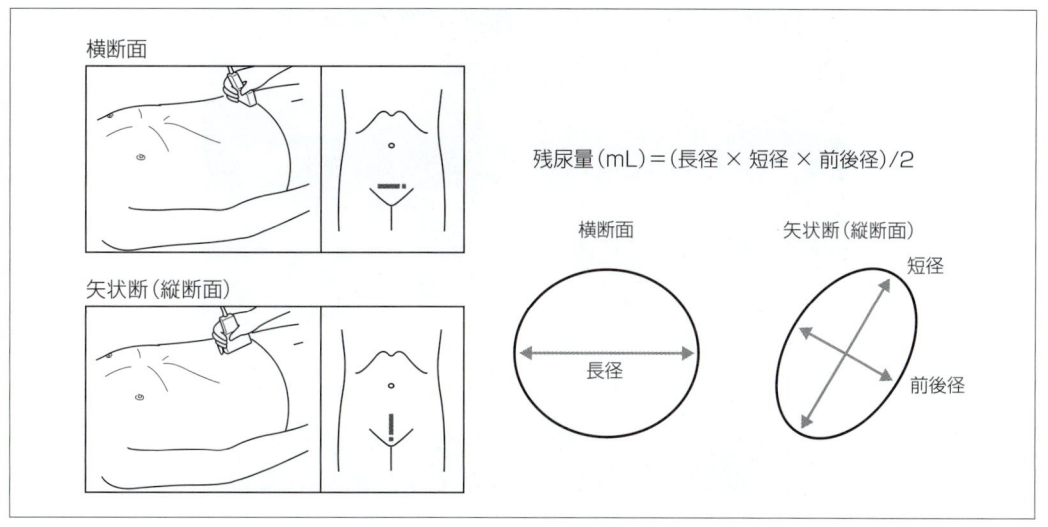

図 3-C-4　残尿量の計算方法

② 排尿障害と超音波検査

排尿障害の診断にも腹部超音波検査は大変有用である．

(1) 残尿量の推測

腹部超音波検査を行えば，簡単に残尿量の測定が可能である（**図 3-C-4**）．導尿を行えば正確に残尿量まで判断できるが，侵襲が大きすぎるので通常は腹部超音波検査を用いる．排尿後に恥骨上から操作を行い，残尿があるかどうか確認する．残尿が確認された場合には計算式を用いて残尿量も推量することができる．

もし，残尿がみられる場合には抗コリン薬の使用に際して注意が必要となる．

(2) 膀胱，前立腺の形態の確認

尿をためて検査を行うことによって膀胱や前立腺の形態がわかる（**図 3-C-5**）．前立腺の大きさや容量，膀胱内への突出程度などがわかれば，排尿障害の原因として前立腺の関与を推察することができる．膀胱内への前立腺突出程度は直腸診ではわからない．

膀胱の形や容量を知ることも有用である．女性で，最大尿意を訴えた際に膀胱を描出してみて容量と膀胱形態を確認することによって膀胱機能が想像される．また，膀胱壁の不整や肥厚膀胱憩室の存在は下部尿路通過障害による高圧排尿の存在を疑わせる．

③ 陰嚢内容疾患と超音波検査

(1) 精巣癌と陰嚢水腫の鑑別

陰嚢内容の精査にも超音波検査は効果を発揮する．精巣癌と陰嚢水腫の鑑別は通常の腹部超音

a. 前立腺肥大症（BPH）

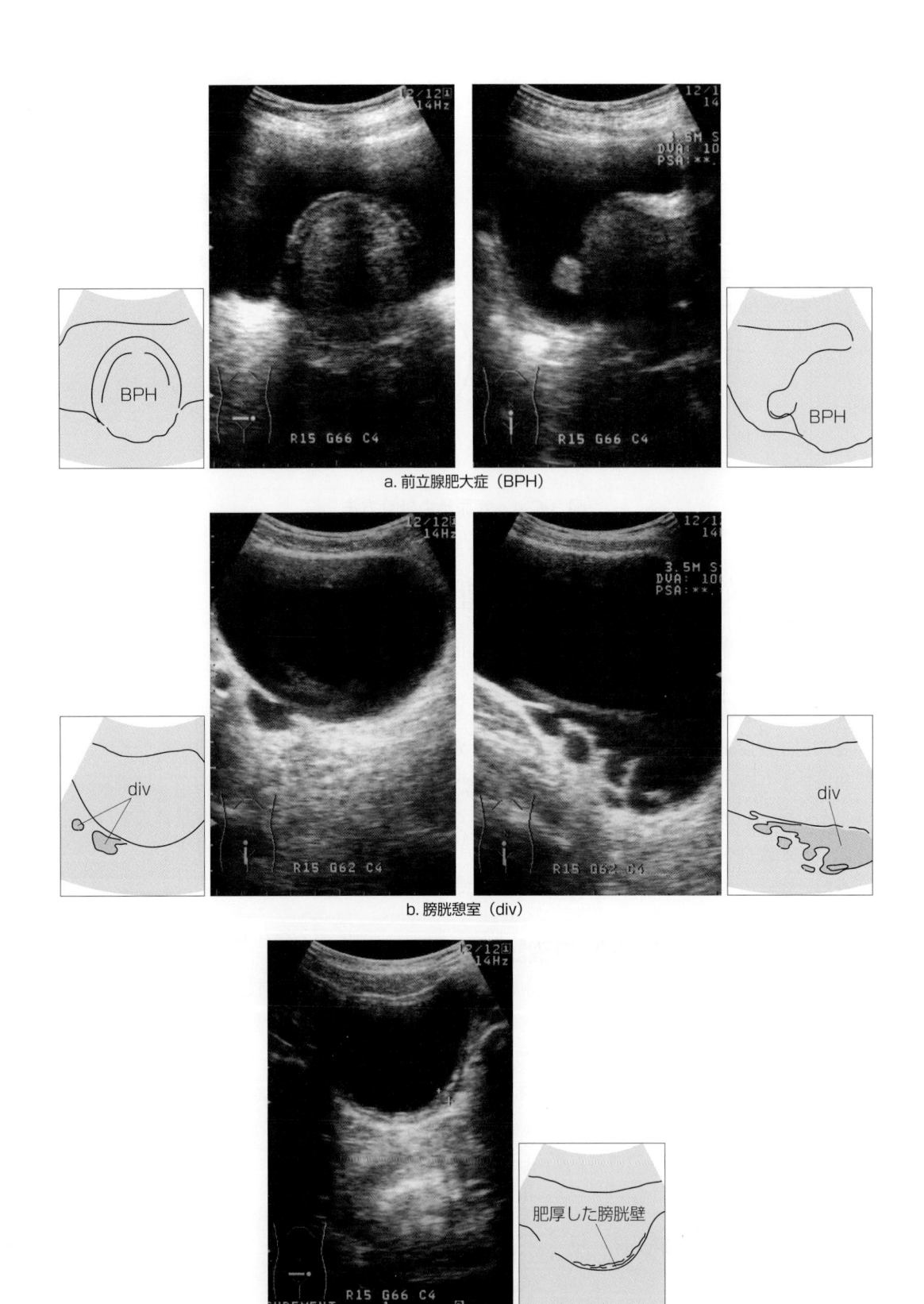

b. 膀胱憩室（div）

c. 膀胱壁肥厚

図 3-C-5　膀胱，前立腺の形態

波検査でなんとか鑑別可能である．しかしそれでは十分な画像ではないともいえるので，もし甲状腺観察用などの表在性のプローベがあればより詳しい観察が可能となる．この場合には陰嚢水腫と精巣癌の鑑別のみならず，精巣上体炎による精巣上体の腫脹，精索静脈瘤の際の静脈怒張などがしっかりと鑑別できる．本節では通常のプローベと表在性プローベ使用の写真を紹介する（図3-C-6）．

（2）急性陰嚢症の鑑別

急性陰嚢症の鑑別としては精索捻転症による精巣腫大や精巣垂捻転症などが診断できる．

（3）ドプラ検査

ドプラ検査としては，腎臓の動脈瘤などがわかるほか，陰嚢超音波では精索静脈瘤の怒張静脈内の血液乱流，精索捻転症の血流変化などが観察できる．

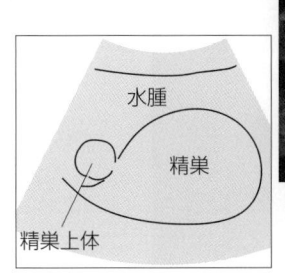

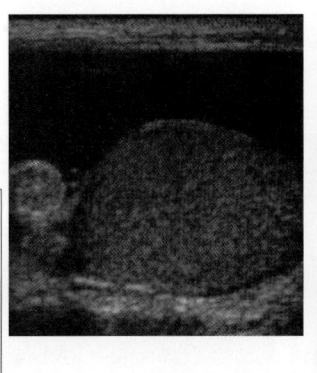

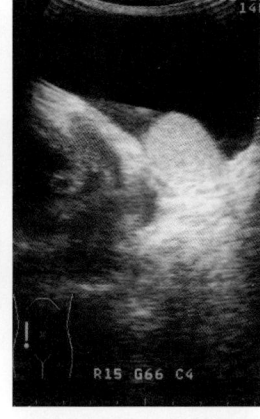

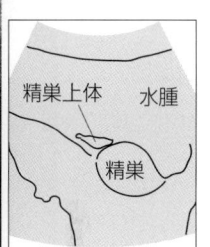

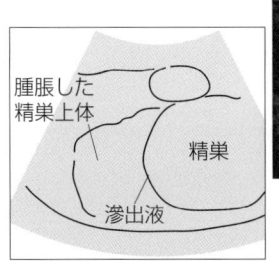

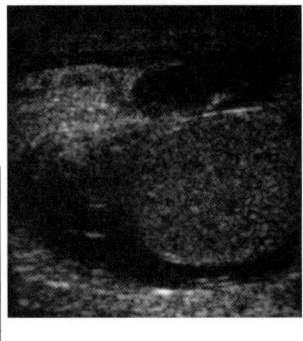

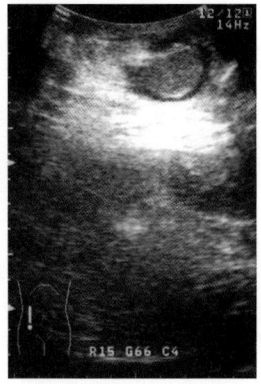

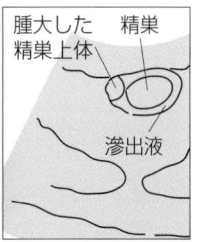

a. 陰嚢水腫

b. 急性精巣上体炎

図 3-C-6　陰嚢内容疾患の超音波所見
左にリニア，右にコンベックスを示す．

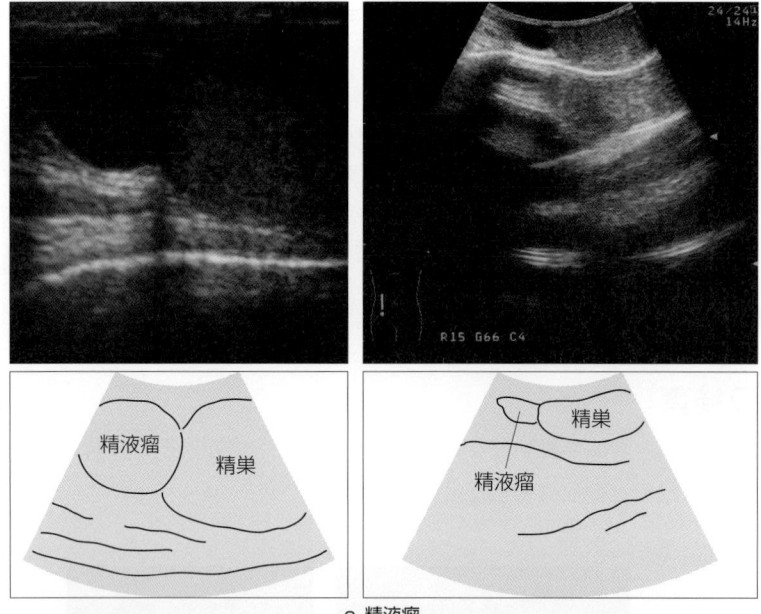

c. 精液瘤

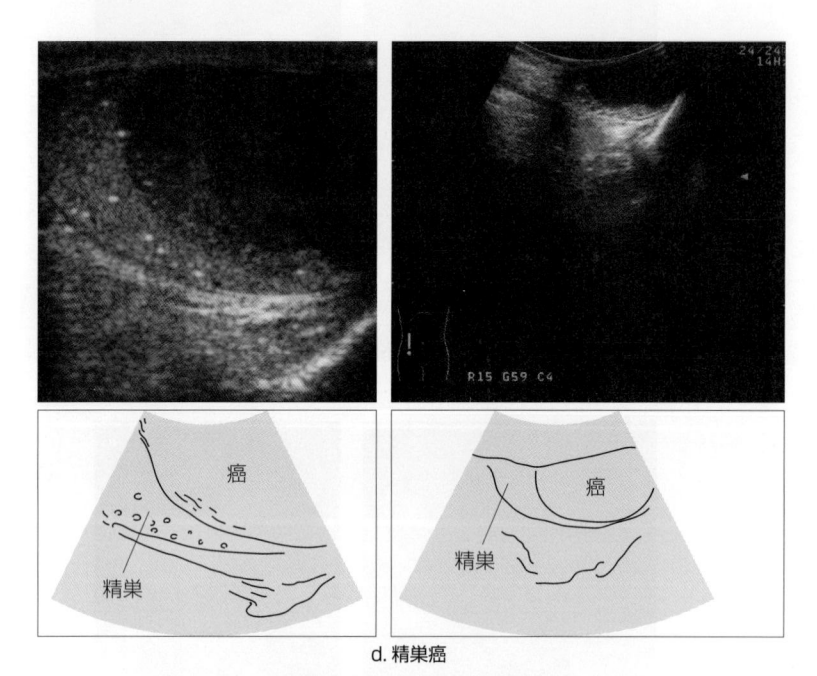

d. 精巣癌

図 3-C-6　陰嚢内容疾患の超音波所見（つづき）
左にリニア，右にコンベックスを示す．

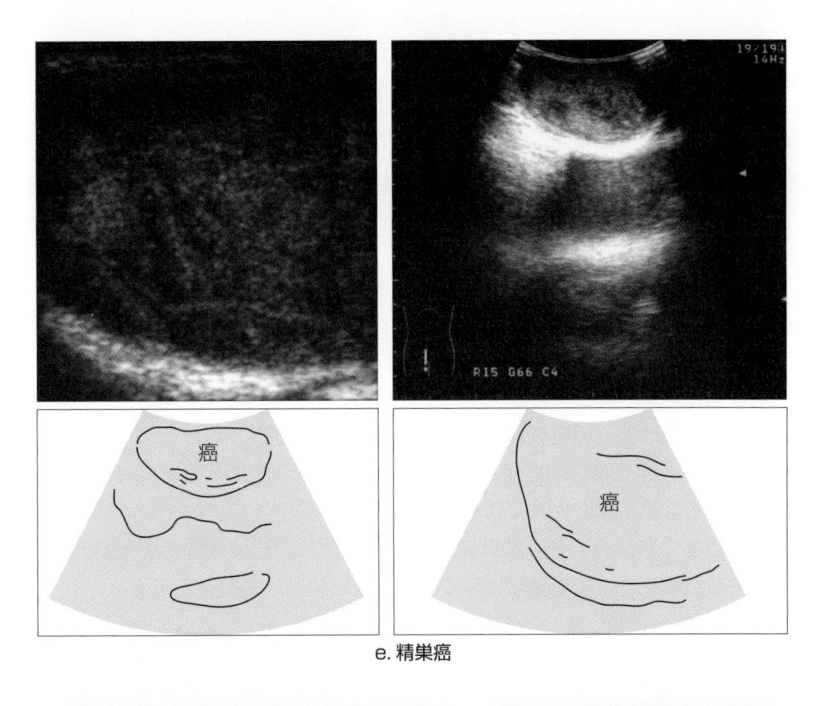

e. 精巣癌

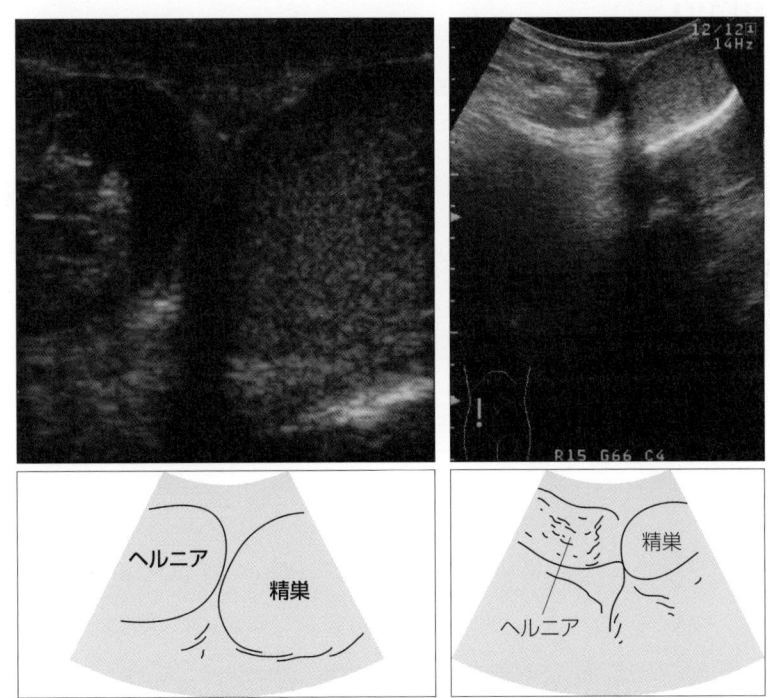

f. 鼠径ヘルニア

図 3-C-6 陰嚢内容疾患の超音波所見（つづき）
左にリニア，右にコンベックスを示す．

(4) 外　傷

　また，外陰部を痛打したりして痛みを伴うときには精巣外傷の有無の確認が必要である．陰嚢内容外傷で最も心配なのは精巣破裂で，陰嚢超音波検査では精巣白膜の連続性が失われ，一部精巣実質が飛び出しているような所見を呈する場合もある．

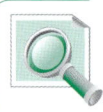

> **Clinical Pearl**
> - 血尿精査時にはきちんと尿をためてから行うことが必要である．
>   きちんとためる（膀胱壁が十分広がった状態）：膀胱が広がっており，四角か真ん丸に見える状態．四角の場合が最もよいが，次に示すように膀胱機能障害が疑われるときなどは真ん丸に大きくなるような形で見える．
> - 排尿障害の診断時にも，膀胱壁の肥厚や膀胱が円形に尿貯留をみるときなどは機能障害を示唆する．また腹部超音波検査では残尿測定も簡便である．

> **MEMO**
> 排尿後30分以内に膀胱内に尿が50mL以上みられると残尿．

3-D 悪性腫瘍に関する諸検査

- PSA が 4.0ng/mL 以上の場合には癌の可能性について説明しておく.
- 膀胱癌に対する尿細胞診は腹部超音波検査との組み合わせで行う.

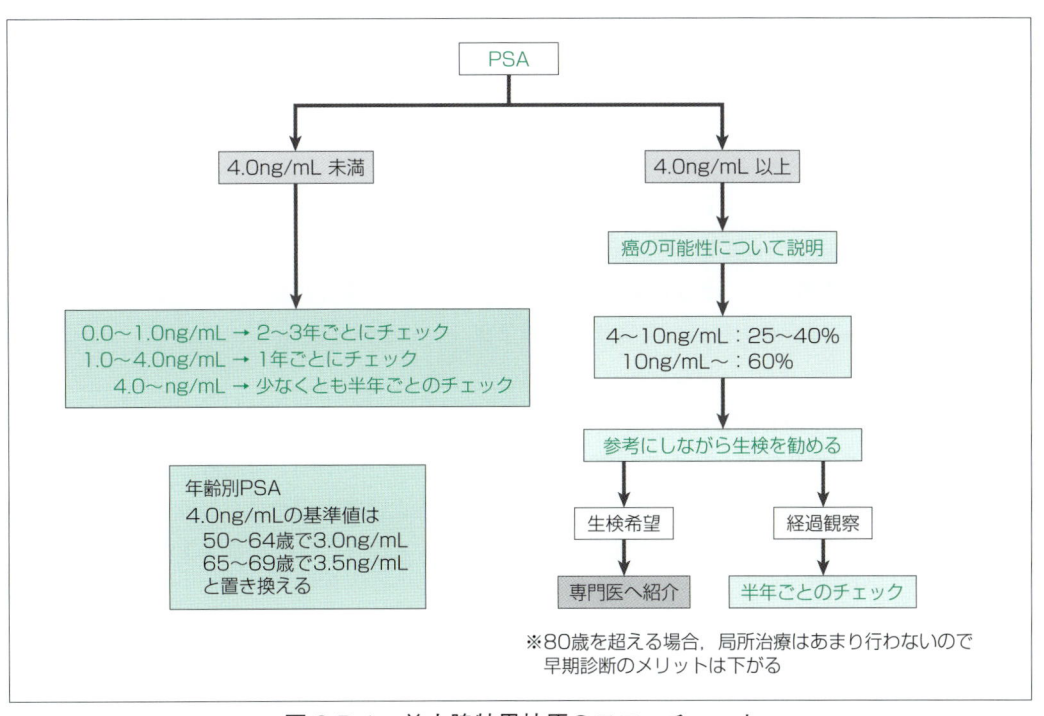

```
                          PSA
            ┌──────────────┴──────────────┐
      4.0ng/mL 未満                 4.0ng/mL 以上
                                         │
                                  癌の可能性について説明
                                         │
      0.0～1.0ng/mL → 2～3年ごとにチェック   4～10ng/mL：25～40%
      1.0～4.0ng/mL → 1年ごとにチェック     10ng/mL～：60%
      4.0～ng/mL → 少なくとも半年ごとのチェック │
                                  参考にしながら生検を勧める
                                    ┌─────┴─────┐
      年齢別PSA                    生検希望        経過観察
      4.0ng/mLの基準値は              │             │
      50～64歳で3.0ng/mL          専門医へ紹介   半年ごとのチェック
      65～69歳で3.5ng/mL
      と置き換える

                        ※80歳を超える場合，局所治療はあまり行わないので
                          早期診断のメリットは下がる
```

図 3-D-1 前立腺特異抗原のフローチャート
PSA：prostate specific antigen 前立腺特異抗原

❶ PSA

(1) 前立腺癌

前立腺特異抗原 prostatic specific antigen（PSA）値は前立腺癌の腫瘍マーカーとして広く用いられる.

前立腺の組織がなんらかの障害を受けると血清 PSA 値が上昇してくるので，前立腺癌に特異性が高いわけではない．しかし，前立腺癌診断に対する感度は高く，PSA 値の正常基準値を 4.0ng/mL 未満とした場合，存在する前立腺癌のほとんどが異常として検出されると考えてよい.

このため，実際の前立腺癌の診断の際のスクリーニングには大変重要な検査で，前立腺癌の診断は PSA 値に頼り切ってもよい部分がある．残念ながら，熟練した医師の直腸診の感受性でも

表 3-D-1　PSA 値が上昇する疾患や状態

疾　患	・前立腺癌 ・前立腺肥大症 ・前立腺炎
状　態	・カテーテル留置中 ・尿閉状態 ・直腸診察後 ・自転車の運転 ・射精後 ・大腸内視鏡検査後など

血清 PSA 値に及ばない．PSA 値の上昇があるものの，身体所見や画像上では明らかな前立腺癌の所見がなく組織検査で前立腺癌と診断されたものを T1c 癌とよび，臨床現場で最も多く診断されているのが現状である．

　未分化な前立腺癌ではしばしば PSA 値の上昇を認めない場合があるため，できれば直腸診は行っておくほうがよいのは確かだが，そのような未分化な前立腺癌はしばしば局所進展を示していることが多く，この場合には前立腺ははっきりと固く触れる場合が多い．プライマリの現場では PSA でスクリーニングを行い，直腸診で補うイメージでよいと思う．

(2) 前立腺癌以外の疾患

　前立腺癌以外で PSA 値が高くなる状態として，尿路カテーテル操作，直腸診や前立腺マッサージ，大腸内視鏡などの処置に加えて，尿閉状態の患者や前立腺肥大症および慢性前立腺炎などがある（表 3-D-1）．これら PSA 値に影響を与える状況がある場合には，最低 4 週間ほどしてから再測定しないと PSA 値を評価することはできない．

　前立腺にまったく問題がない場合には PSA 値は上昇してこないので，上昇している場合にはなんらかの負担が前立腺にあると考えてもよい．若い人などの基本的な血清 PSA 値はほとんど測定基準値下限近くであると考えてよく，たとえば PSA 値が 2.0ng/mL といったときにはなんらかの前立腺組織の疾患があると考えてよい．

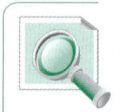

Clinical Pearl

・PSA は前立腺疾患のマーカーと心得るべし．

❷ 尿細胞診

　尿路上皮癌（膀胱癌や尿管・腎盂癌）に対する尿細胞診の感受性は，報告にもよるが半分にも遠く及ばず，実際の尿路上皮癌スクリーニングには使えない．腹部超音波検査が大変診断に有用であるので，これを用いれば診断は十分だが，時にみられる尿路上皮内癌だけは超音波検査では検出できない．幸い上皮内癌の場合だけは比較的尿細胞診の陽性率が高いので腹部超音波検査の

欠点を補う形で施行すれば見逃す可能性が低くなると考えられる．

> **コラム**
>
> ## PSA は測定してはいけないのか？
>
> 　PSA 検診の有用性について，いろいろと意見が出ているが，無意味であるという声に耳を傾ける際に 2 つの点に注意が必要となる．
> ①対策型検診での有用性が疑問視されている．
> ②専門学会では PSA 検診の有用性を支持している．
> 　特に，①に関してはきわめて重要で，実は，医療機関受診患者の PSA 測定や，ドックなどでの検診の有用性に関しては否定されるどころか，検討もされていない．
> 　したがって，排尿障害患者に PSA 測定を怠り，癌を見逃した場合，理由を説明することはできないことは知っておく必要がある．悩ましい話ではある．

文献

1) 日本排尿機能学会過活動膀胱診療ガイドライン作成委員会：過活動膀胱診療ガイドライン．ブラックウェルパブリッシング，2005．
2) 日本排尿機能学会夜間頻尿診療ガイドライン作成委員会：夜間頻尿診療ガイドライン．ブラックウェルパブリッシング，2009．
3) 日本排尿機能学会男性下部尿路症状診療ガイドライン作成委員会：男性下部尿路症状診療ガイドライン．ブラックウェルパブリッシング，2008．
4) 日本間質性膀胱炎研究ガイドライン作成委員会：間質性膀胱炎診療ガイドライン．ブラックウェルパブリッシング，2007．
5) 日本排尿機能学会夜間頻尿診療ガイドライン作成委員会：夜間頻尿診療ガイドライン．ブラックウェルパブリッシング，2009．
6) 日本性感染症学会：性感染症診断・治療ガイドライン 2011．日性感染症会誌，22（別冊），2011．
7) 日本泌尿器科学会：前立腺診療ガイドライン．リッチヒルメディカル，2011．
8) 泌尿器科領域の治療標準化に関する研究班：EBM に基づく尿失禁診療ガイドライン．じほう，2004．
9) 日本泌尿器科学会，日本 Endourology・ESWL 学会，日本尿路結石症学会：尿路結石診療ガイドライン．金原出版，2002．
10) 日本性機能学会・ED 診療ガイドライン 2012 年度版作成員会：ED 診療ガイドライン—2012 年度版．リッチヒルメディカル，2012．
11) 松本哲郎（日本化学療法学会 UTI 薬効評価基準見直しのための委員会）：尿路性器感染症に関する臨床試験実施のためのガイドライン 第 1 版．日化療会誌，57，511-525，2009．
12) 東原英二，伊藤機一，小山哲夫ら（血尿診断ガイドライン検討委員会）：血尿診断ガイドライン．日本泌尿器科学会，2006．
13) 森山敏樹：検尿の原則．一般診療医（プライマリケア）のための検尿の考え方・進め方．日本腎臓学会「検尿の勧め」啓発委員会，10-11，2003．

Chapter 4

プライマリケア医が診る泌尿器疾患と外来マネジメントのポイント

疾患マネジメントのポイントに加えて
筆者の narrative part を紹介する.

4-A 尿路・男性性器感染症
genitourinary infections

> **ポイント1**
> ○ 単純性か？複雑性か？
> ○ 発熱はあるのか？
>
> **ポイント2** もう少し詳しく
> ○ 再発・難治性の感染症には複雑性尿路感染症の可能性を考慮して基礎疾患を探る．
> ○ 重症の発熱性尿路感染症をみたときには，最低限，水腎症の有無は確認する．
> ○ 男性の尿路感染症に関しては *Chlamydia* などの性感染症の可能性を考える．
> ○ 無症候性細菌尿は治療の必要はない．
> ○ 無症候性のカテーテル留置中の感染症 catheter associate urinaty tract infection（CA-UTI）も治療を行わない．

❶ 単純性か？ 複雑性か？

　まず，尿路感染症は単純性と複雑性に分けて考える．発病原因となる疾患がない場合には単純性の尿路感染症，原因が存在する場合には複雑性尿路感染症とする（表 4-A-1）．これを分けて考える理由は治療方針がまったく異なるからである．

　単純性尿路感染症は大腸菌などが主な原因となり抗菌薬投与で速やかに改善する．一方，複雑性尿路感染症の起因菌は多岐にわたり多剤耐性菌による場合も多く，原因を取り除かない限り完治は望むことができない．

❷ 発熱があるか？

　次に尿路感染症の診療で大切なことは発熱の有無である．

表 4-A-1　単純性および複雑性尿路感染症の特徴

	単純性尿路感染症	複雑性尿路感染症
原　因	特になし	残尿量の増加，尿路腫瘍，尿路結石，カテーテル留置，日和見感染
起因菌	グラム陰性桿菌	グラム陰性からグラム陽性菌まで多種にわたる しばしば多剤耐性菌も原因となる
経　過	抗菌薬に速やかに反応	抗菌薬で軽快するが，しばしば難治性
再　発	あまりなし	しばしば再発

a. 難治性尿路感染症のマネジメント

```
尿路感染症
    │
・難治性
・再発性
  ┌─┴─┐
  あり  なし
  │    │
薬剤耐性菌  単純性尿路感染症
 ┌─┴─┐
 あり  なし
  │    │
抗菌薬類変更  原因の検索
         ┌─┴─┐
       原因あり  原因なし
         │       │
      複雑性尿路感染症  単純性尿路感染症
         │
      原因解決を試みる
```

男性で外尿道からの排膿がある場合は尿道炎として考える

カテーテル留置尿路感染症（CA-UTI）の場合，カテーテル抜去の可否を検討，出血や発熱のない限り治療は行われない．

b. 発熱の有無からみるマネジメント

まったく症状のない尿路感染症は無症候性慢性膀胱炎などとなる．

```
                   発熱
              ┌─────┴─────┐
             あり          なし
   ┌──────────┼──────────┐   ┌────┴────┐
急性前立腺炎  急性腎盂腎炎  急性前立腺炎  終末排尿時痛あり  排膿あり
・尿培養     ・尿培養      ・尿培養         │         │
・淋菌       複雑性尿路     ・淋菌          膀胱炎      尿道炎
 Chlamydia   感染症の除外   Chlamydia        │       淋菌, Chlamydia
  }PCR         │           }PCR          抗菌薬投与
              水腎症                    ┌───┴───┐
            ┌─┴─┐                    軽快   ・難治性
           あり  なし                         ・再発性
            │                                │
         専門医へ                        複雑性尿路感染症?
```

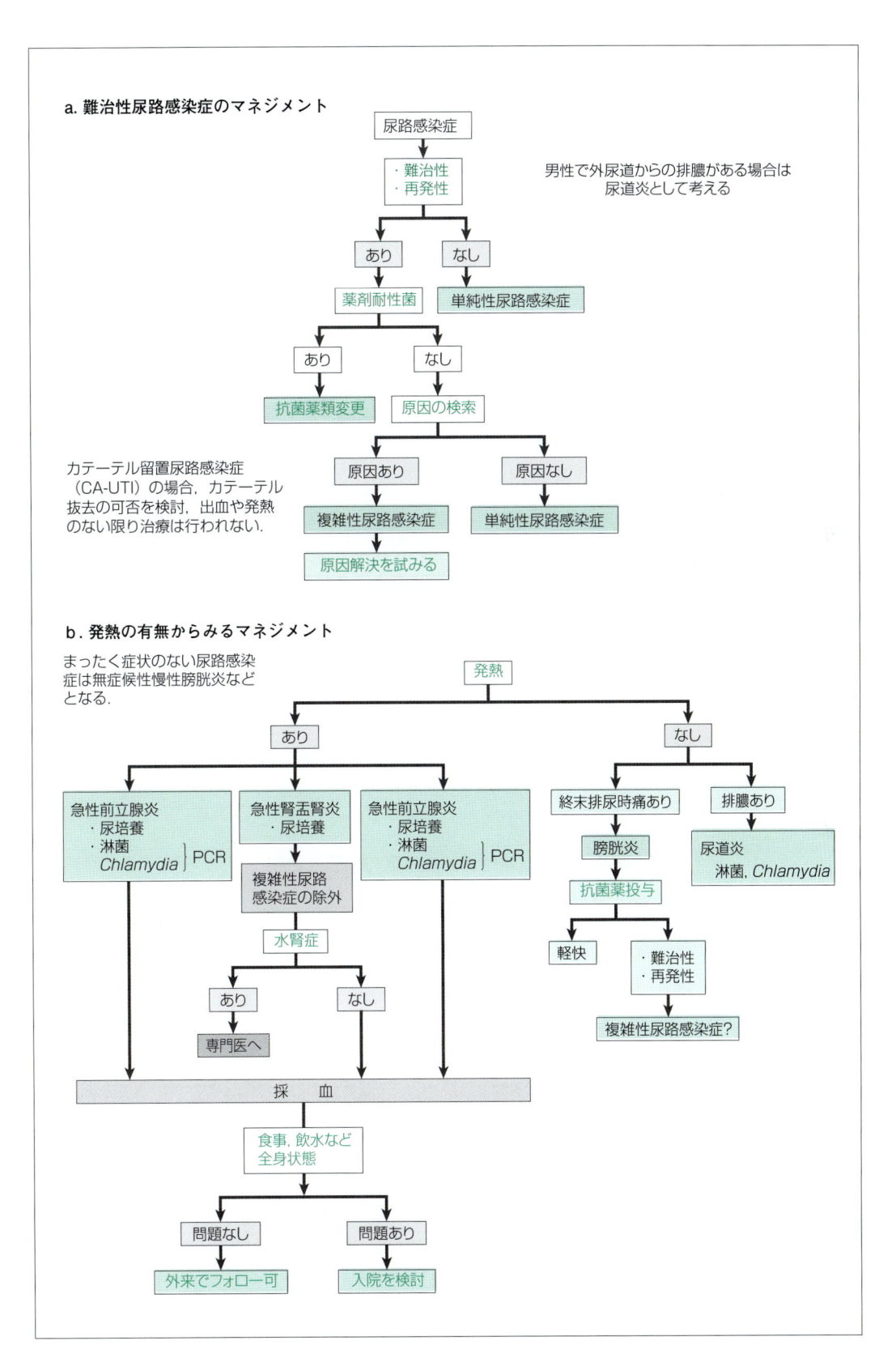

採　血
　│
食事, 飲水など全身状態
┌─┴─┐
問題なし 問題あり
│   │
外来でフォロー可 入院を検討

図 4-A-1　尿路感染症マネジメントのフローチャート

67

尿路・精路感染症で発熱がみられるのは，急性腎盂腎炎，急性前立腺炎，急性精巣炎，急性精巣上体炎，および気腫性膀胱炎などの特殊感染症である（表 4-A-2）．通常，これらの急性感染症に関しては炎症部位に一致して疼痛などの随伴症状をみることになる．

発熱がみられても全身状態が比較的保たれている場合には外来治療で対応できることも多い．入院が必要となる場合は食欲低下などの全身状態が悪い場合や複雑性尿路感染症と考えられる有熱患者である．ほかに感染症の泌尿器科エマージェンシーに関しては別途 5 章で後述する．

複雑性尿路感染症はしばしば難治性・再発性となるので，必ず原因解決も試みる必要がある．すなわち，有熱性の尿路感染症をみたときには，感染症の原因となる疾患が隠れていないかを必ず検索する（表 4-A-3）．複雑性尿路感染症の原因が自院で対応できる場合は対応するが，原因除去が困難な場合も多いので，その場合は速やかに専門医へ紹介する．

●複雑性を考える主な状態は？
- 排尿時痛のない膀胱炎（慢性膀胱炎）
- 治療に反応の低い膀胱炎（耐性菌が原因の場合は除く）
- 易再発性の膀胱炎

表 4-A-2　発熱性尿路感染症の特徴

急性腎盂腎炎	・多くの場合，膀胱炎症状を伴う ・CVA の叩打痛，左右差ありを確認する
急性前立腺炎	・著明な頻尿や排尿時痛を伴う
急性精巣上体炎	・左右どちらかの腫脹を伴う陰嚢内容痛をみる
急性精巣炎	・ムンプスウイルス感染症による ・通常は左右どちらかだが，両側性の場合もある

CVA：cost-vertebral angle 肋骨脊椎角

表 4-A-3　複雑性尿路感染症の診断と対応

	診　断	対　応
残尿量の増加 （膀胱機能障害, 下部尿路通過 障害）	腹部超音波検査で残尿量を確認	・残尿を減らすように試みる ・神経因性膀胱：CISC ・下部尿路通過障害：手術の要否を考慮 ・α遮断薬などでは残尿を減らせる可能性は低い
尿路癌	特に膀胱癌は注意が必要，腹部超音波検査で精査	・発見されれば専門医に搬送して治療判断を
尿路結石	腹部超音波検査で結石の有無や水腎症を確認	・結石を認めて感染症があるときには専門医での結石治療を並行して行う必要がある
カテーテル留置		・カテーテルが抜去できないか，可能であれば CISC の導入を検討 ・カテーテル抜去がかなわない場合は，ほかの有害症状が出るまで観察とする
日和見感染		・糖尿病やほかの全身疾患の有無に注意 ・原疾患が見つかった場合には全身疾患も併せて対応

CISC：clean intermittent self catheterization 清浄間欠自己導尿

●原因検索

原因検索で最も重要なものは腹部超音波検査であるが，
- 残尿の有無
- 膀胱内の腫瘍や結石
- 水腎症の有無
- 腎臓結石の有無

などを確認する．

ほかの原因として，カテーテル留置や糖尿病などの全身疾患もある．

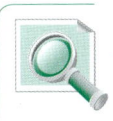

> **Clinical Pearl**
>
> 終末排尿時痛を訴える患者は急性膀胱炎である．

> **MEMO**
> - 膀胱炎の患者に血尿は多い．
> - 再発，難治性の膀胱炎症状患者は間質性膀胱炎の可能性を考慮する．

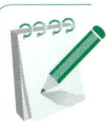

③ カテーテル留置尿路感染症

カテーテル留置時の尿路感染症（CA-UTI）に関しては抗菌薬の投与は行ってはならない．

カテーテル留置尿路感染症は代表的な複雑性尿路感染症であるので，原因となるカテーテルが留置されたままでの感染コントロールは不可能である．バイオフィルムを形成した細菌叢に抗菌薬を投与しても効果は限定的で，投与を終了するとたちどころに膿尿が再発する．漫然と抗菌薬の投与を継続することにより薬剤耐性化を起こしてしまう．

まずはカテーテル抜去が可能かどうかを十分検討し，抜去が無理な場合は抗菌薬投与は避けて，発熱や高度の血尿などの症状が出現したときにのみ治療介入するように心がけておく．

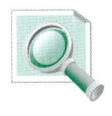

> **Clinical Pearl**
>
> 男性に単純性膀胱炎はほとんど起こらない．もし，発熱のない終末排尿時痛患者をみたときには基礎疾患の有無を考慮する．

> コラム

注射が必要？ 膀胱炎？

　お年寄りに限らず，派手に血尿が出た場合には「注射してください」と受診する患者も多い．筆者が開業したての頃，近所に住むおばあちゃんが治療してくださいと相談に来た．みると確かに派手に血尿が出ていて心配なのはわかる．しかし内服でも十分対応できそうだったので，その旨説明．注射が必要ないので喜んでもらえるかと思うと，そうではなく「それでは困ります．先生，連日の注射お願いします」とのこと．聞いてみると，近くの先生のところで，これまで同様の場合に1週間ほど点滴して治療してもらっていたとのこと．

　う〜んこれは参った．

　それまで診療してくれていた先生のことやそれまでの状態もわからないまま何とも言えず，ちょっとした問答の末，「じゃあ今回は注射します，でも今度同じようになったら今度は私の言うことを聞いて内服でお願いしますね．約束！」ということで，言質を取ったうえで押し切られた．

　数カ月後に約束どおり（？）おばあちゃんが現れたとき「じゃあ，約束どおり内服でいきましょう！」と納得してもらって内服抗菌薬を処方したときには，開業したてで近所の噂も気になる開業医としては，初めて手術の執刀医をしたときに通じるような緊張感もあったが，数日後に「先生，ホントに内服だけでよくなりました！」と報告に来てくれたときには心の底からホッ！とした．

　こういった場合，今までに治療していた先生への不信感が出てもいけないので，言葉を選びながら状態の説明を行うが，風邪で注射を希望してくる患者への対応を他山の石（内科の先生の悩み）として聞いていた筆者には「泌尿器科でも似たような話はあるんだな」と再認識でき，プライマリケアの現場にいるんだという自覚のきっかけにもなった貴重な体験だった．

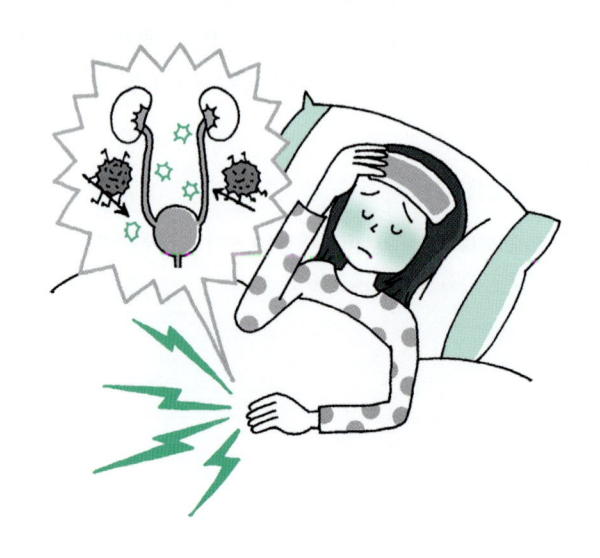

4-B 性感染症 sexual transmitted diseases（STD）

- 尿道炎の際に，起因菌の同定は可能な限り行う．淋菌はグラム染色，*Chlamydia* は尿のポリメラーゼ連鎖反応 polymerase chain reaction（PCR）検査を行うが，グラム染色が不可能な場合には淋菌，*Chlamydia* PCR 検査を行う．
- 淋菌はセフトリアキソン，*Chlamydia* 感染症はマクロライド投与にて治療を行う．
- 性器ヘルペスは再発抑制療法の導入可否を考える．
- コンジローマの治療は外用剤でよい場合も多い．
- 外性器の不明な皮疹は梅毒を除外する．
- 感染機会から数カ月たった経過の長い性感染症の際には，HIV 感染症や梅毒感染の除外を行う．

代表的な性感染症（STD）について表 4-B-1 に，また，性感染症の起因菌を表 4-B-2 に示す．

① 尿道炎

男性で尿道の違和感や外尿道口からの分泌物をみた場合には尿道炎の可能性を考える（図 4-B-2）．

尿道炎の診断は外尿道口分泌物中に白血球を確認すると診断できるが，尿沈渣で膿尿を確認することでもある程度診断できる．尿沈渣だけでは膀胱炎と尿道炎の区別は困難だが，若年〜壮年期の男性に膀胱炎を発症することはほとんどないため，この年齢の男性に膿尿をみた場合には尿

表 4-B-1　代表的な性感染症の特徴と法令

	特　徴	届出義務
急性尿道炎	外尿道口より排尿，鼠径リンパ節腫脹	なし
性器ヘルペス	水疱多発，場合によっては発疹のみ	なし
性器カンジダ症	白苔，瘙痒感，小丘疹	なし
尖圭コンジローマ	腫瘍の発生	なし
梅　毒	外性器の小〜大硬結，びらん〜潰瘍，鼠径リンパ節無痛性腫脹	所属の保健所へ 7 日以内に全例届出
ケジラミ	肉眼で虫体か虫卵の確認	なし
HIV 感染症		所属の保健所へ 7 日以内に全例届出

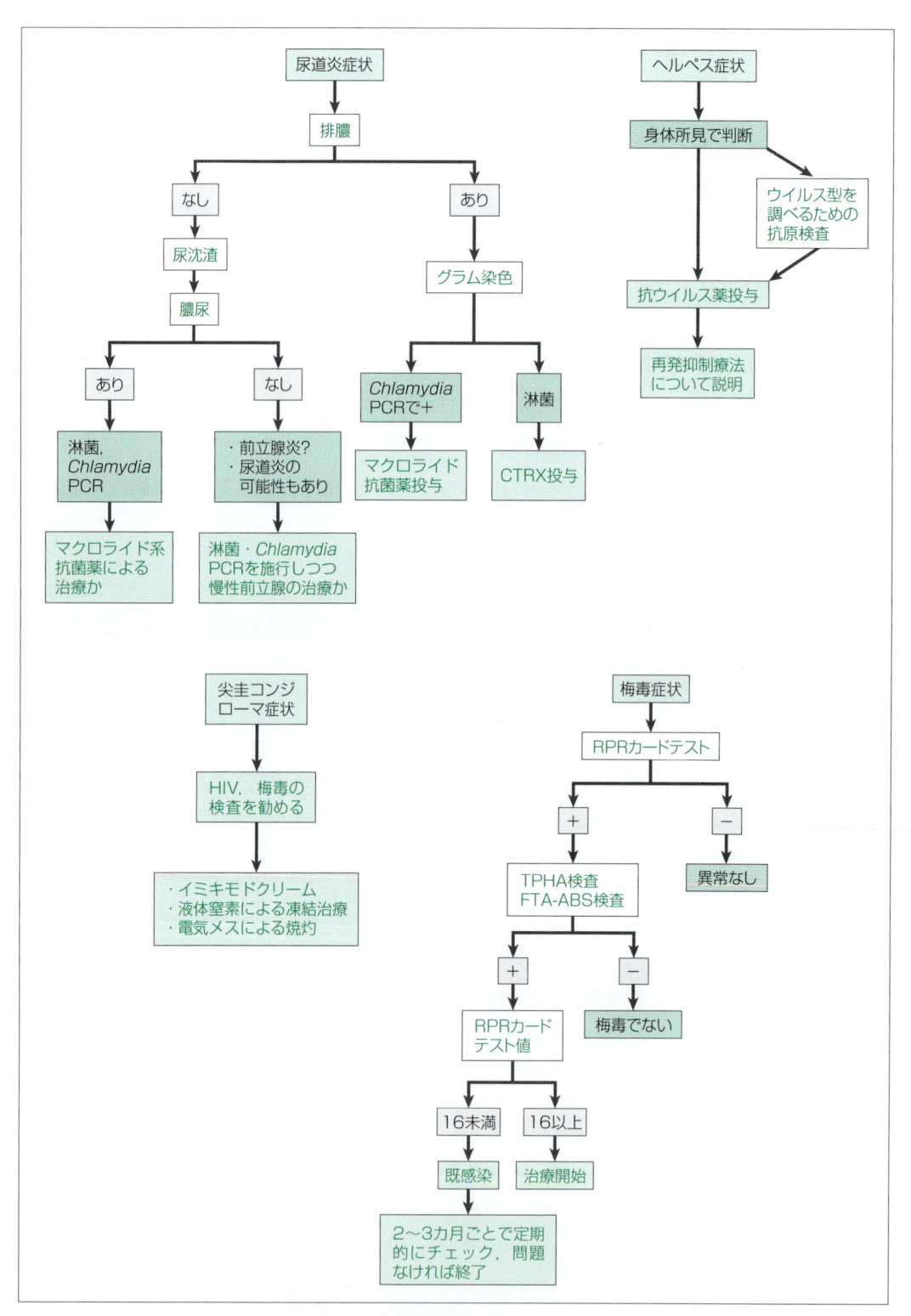

図 4-B-1　性感染症マネジメントのフローチャート
CTRX：ceftriaxone セフトリアキソン，RPR：rapid plasma reagin 迅速プラズマレアギン，TPHA：*Treponema pallidum* hemagglutination test 梅毒トレポレーマ赤血球凝集反応，FTA-ABS：fluorescent treponemal antibody absorption test 梅毒トレポレーマ蛍光抗体吸収試験

表 4-B-2　各種性感染症の起因菌

疾　患	原因微生物，原虫など	潜伏期間
梅　毒	Treponema pallidum	10〜30日
淋菌感染症	Neisseria gonorrhoeae	2〜7日
軟性下疳	Haemophilus ducreyi	2〜7日
非淋菌性尿道炎	Chlamydia trachomatis	1週間〜3カ月
	Ureaplasma vaginalis	1〜5週間
性器ヘルペス症	herpes simplex virus	2〜10日
尖圭コンジローマ	human papilloma virus	3週間〜8カ月
性器伝染性軟属腫	molluscum contagious virus	2週間〜6カ月
疥癬	Sarcoptes scabiei	1〜1.5カ月
ケジラミ	Phthirus pubis	1〜2カ月
腟トリコモナス症	Trichomonas vaginalis	10日前後
肝　炎	hepatitis virus	1カ月
HIV感染症	human immunodeficiency virus	1カ月
伝染性単核球症	Ebstein-Barr virus	2〜6週間後

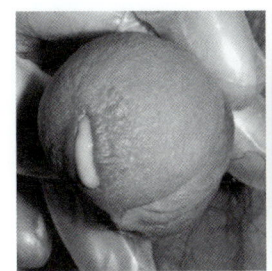

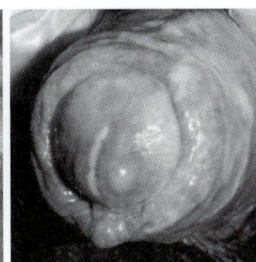

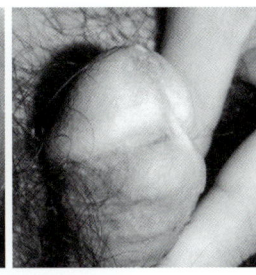

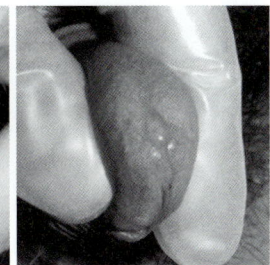

図 4-B-2　尿道口排膿

道炎の存在を一番に考えてよい．

　尿沈渣用の採尿に際して，尿道炎の場合にはかなりの炎症がある場合でも排尿により膿が流れてしまい，中間尿では尿中の白血球数がみられないので，尿道炎を疑った場合には排尿初期尿で検査を行う必要がある．

　尿道炎のほとんどは性感染症なので起因菌が限られてくる．最も多いのは淋菌と Chlamydia trachomatis による感染症である．ほかにも Ureaplasma vaginalis, Mycoplasma などの感染やトリコモナス原虫の感染なども尿道炎を発症することが知られているが，前者は保険診療での精査が行えず，後者は尿道炎として培養検査などで菌を検出するのは難しい．

　これらを踏まえて，実際の診療手順では治療を視野に入れて淋菌性と非淋菌性に分けて考えるとよい．

　淋菌性尿道炎は激しく炎症を起こして黄白色の排膿をみるので，ある程度は判断できるが，はっきりと淋菌性尿道炎を診断するためには尿道分泌物をスライドグラスに採取してグラム染色を行う（図4-B-3）．

　白血球に貪食されたグラム陰性双球菌が確認できれば淋菌感染症として感受性のある抗菌薬を投与し，淋菌が確認できなければ非淋菌性尿道炎として対応する．グラム染色ができない場合には淋菌PCRを行えば病原体の確認はできるが，検査結果確認まで数日を要するので臨床的にはやや悩ましい．単染色でも何とか類推はできるものの，それも不可能であれば臨床経過からあわ

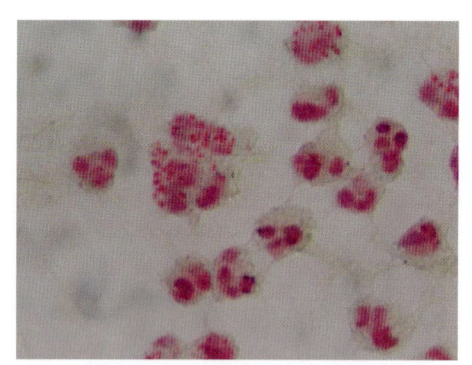

図 4-B-3　淋菌グラム染色

表 4-B-3　淋菌と Chlamydia の鑑別点

	分泌物の性状	潜伏期間	排尿時痛	感染源	その他
淋　菌	黄白色膿様	数日	強い	たいてい特定可能	亀頭皮下に膿瘍を形成する場合あり
Chlamydia	漿液様	数日〜数週間	無症状〜むずむずする程度のことも多い	しばしば特定困難	急性精巣上体炎をしばしば引き起こす

せて考慮することもあるかもしれない．決してお勧めではないが，やむをえない場合の両者の鑑別点をあげておく（**表 4-B-3**）．

　淋菌がグラム染色で確認された場合には淋菌の薬剤感受性検査を行うが，淋菌の培養検査はなかなかうまくいかない．特に冬の寒い時期には培養困難となるので，検体採取後に暖かいところで保管するなどの注意が必要となる．また，クラミジア Chlamydia との合併感染が 10% 程度にみられるので，やはり Chlamydia 遺伝子増幅検査を行っておく．これらの検査は保険で可能である．

　淋菌がグラム染色で指摘できなかった場合は非淋菌性尿道炎として対応する．検査としては Chlamydia 遺伝子増幅検査を行うが，グラム染色での見落としも考慮して淋菌遺伝子増幅検査も施行しておく必要がある．これらは同時測定でも保険適用となっている．

　わが国では，淋菌は薬剤耐性化が進み，ほとんどの抗菌薬が効果を失っている．効果があるのはセフトリアキソン（CTRX：ロセフィン®），セフォジジム（CDZM：ケニセフ®），スペクチノマイシン（SPCM：トロビシン®），となっている．オーラルセックスによる咽頭感染も多いことが指摘されているが，咽頭感染に関しては CTRX のみ効果があるとされているので，実際には CTRX を軸にした治療がなされる．一方，クラミジア感染症に関してはマクロライド系の抗菌薬が使用されるが，これは Ureaplasma や Mycoplasma にも効果が期待できるので淋菌性尿道炎以外の尿道炎患者では広く使用されるべきものである．

❷ 性器ヘルペス（図 4-B-4）

　性器ヘルペスは主に性的な接触によって外性器に単純ヘルペスウイルスが感染して発症する．感染部位に水疱が発生して，通常は痛みを伴う．診断は身体所見により可能であるが，単純ヘル

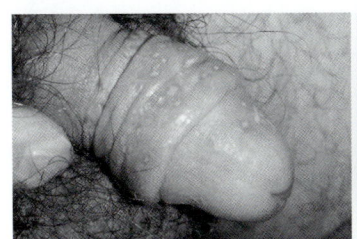

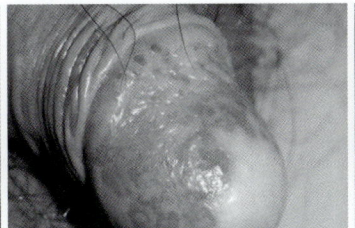

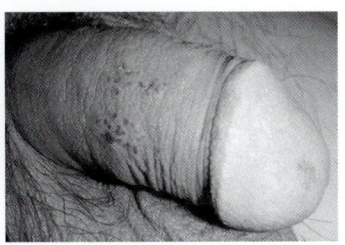

図 4-B-4　性器ヘルペス

ペスウイルスの型を調べるために抗原検査を行ってもよい．これは保険により検査が可能だが，抗体検査については保険診療上の制限があり，型までは調べることができない．

治療は，抗ウイルス薬の投与によりたいてい速やかに軽快する．

通常，Ⅰ型単純ヘルペスウイルス感染による症状はⅡ型単純ヘルペス感染症に比べて疼痛が強い傾向にあるが，再発頻度に関しては明らかにⅡ型単純ヘルペスウイルスによるもののほうが高い．患者によっては，症状が消失して数日～数週の間隔で再発する場合もある．

しばしば再発を繰り返す例には再発抑制療法が推奨されているので，初診時に今後の見通しとして抑制療法についても触れておく必要がある．わが国においては1年間に6回の再発がみられた場合には保険による再発抑制療法が認められているので積極的にかかわっていきたい．

❸ 尖圭コンジローマ（図4-B-5）

尖圭コンジローマは外性器などを中心に疣ができる疾患である．ヒトパピローマウイルス *Human papillomavirus*（HPV）による感染症で近年増加傾向にある．陰茎癌との鑑別は大切だが，腫瘍の性状から診断可能である．

尖圭コンジローマと鑑別が必要な状態として，フォアダイス状態と陰茎真珠様小丘疹（図

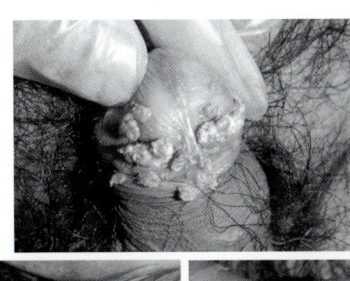

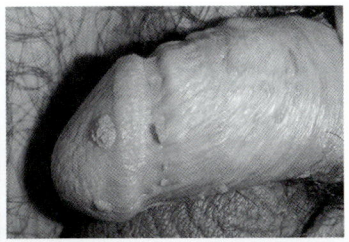

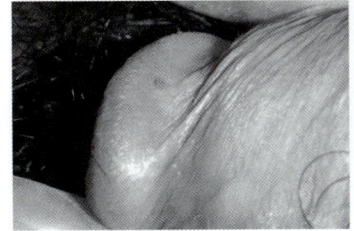

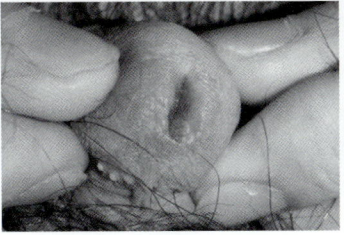

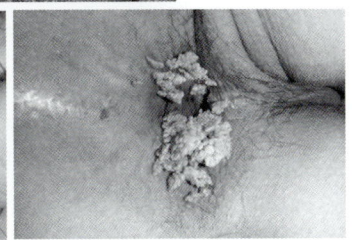

尿道　　　　　　　　　肛門周辺

図 4-B-5　尖圭コンジローマ

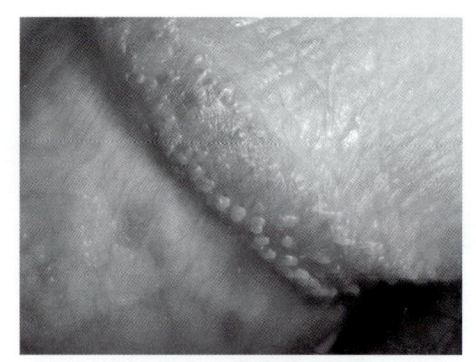

図 4-B-6　真珠様小丘疹

4-B-6）といわれるものがある．近年インターネットからの情報により患者が混乱して相談に来ることも多いが，簡単に判断はできるので経過観察のみでよい．

治療はガイドラインにも示されているとおり，処置か外用剤の使用が推奨される．

処置は液体窒素による処置か電気メスによる焼灼，外用剤としてはイミキモドクリームの使用が可能である．

凍結凝固や電気メスでの焼灼処置の後にもしばしば周囲などから再発するので，そのつもりで対応する必要がある．またイミキモドクリームについては使用方法がやや特徴的なので十分理解して使用する必要がある．イミキモドクリームは，使用時間によって効果と副作用出現に差が出てくる印象がある．10時間を目標に就寝時間中に使用するということだが，就寝時間に合わせただけでは実際には10時間より短くなってしまう場合が多く，十分効果が上がらない例も多い．その場合には，患者に十分説明したのちに夜の入浴に合わせて日中に使用するなどの柔軟な対応が必要となる．あくまで時間が優先と考えている．

また，腫瘍のない陰囊や外尿道口などにも薬がついたりして，ひどい炎症をきたすことがある．陰囊の炎症は洗い流すのを忘れたりすることが原因で，尿道口の炎症は包茎が強い場合などに薬が付着してしまうことによりみられる．こういった場合には市販の絆創膏などを貼って保護するなどして，余計な部位に薬がつかないように工夫する．

❹ 梅　毒（図4-B-7）

梅毒の診断は簡単なようで難しい．

基本的に外性器に皮疹がみられた場合には梅毒の疑いをもったほうがよい．初期硬結は，ある程度特徴的だが，経験的には意外な皮疹が梅毒だったこともある．

採血を行って検査・診断を行うが2011年9月現在，梅毒検査キット変更後の標準化が終わらず，その評価方法についてはガイドラインに従っている．

治療に関しては，梅毒の病期により異なる．

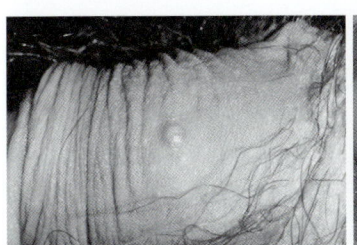

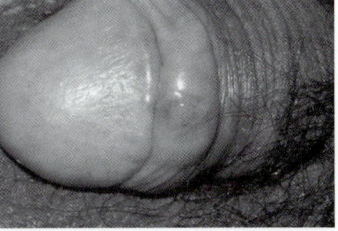

a. 初期硬結

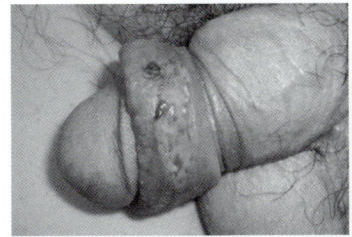

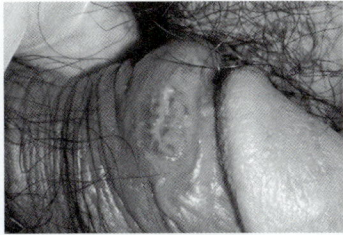

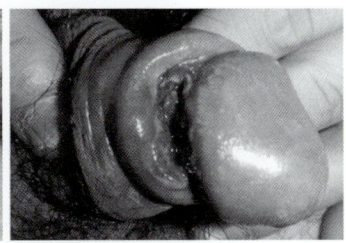

b. 硬性下疳

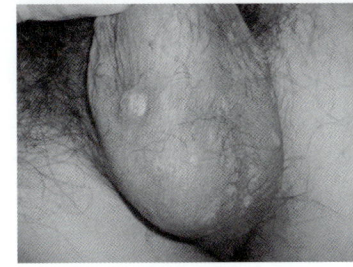

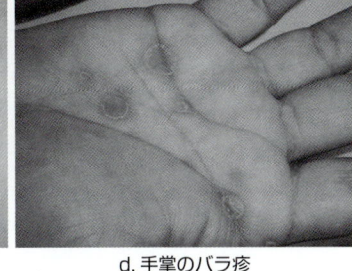

c. 梅毒性乾癬　　　　　　　　d. 手掌のバラ疹

図 4-B-7　梅毒

⑤ 性器カンジダ症（図4-B-8）

　性器カンジダ症は *Candida albicans* の性器感染によって発症する．性器カンジダ症は性感染症ではあるが，性交以外でも感染することが示されており，性行為がそもそもの感染原因となる例はむしろ少数である．さらに，実際に感染している患者は多いものの，すべての保菌者が性器カンジダ症を発症するわけではないことに留意が必要となる．

　基本的には女性に多くみられる疾患で，瘙痒感，帯下の増加や性交痛など外性器の炎症症状を自覚する．原因として糖尿病などの基礎疾患や免疫力の低下，抗菌薬の使用などが指摘されている．男性が性器カンジダ症を発症することはまれであるが，包茎や糖尿病が原因とされている．

　診断は視診と菌体検出による．特徴的なチーズ様の帯下や白苔，表皮の小丘疹やさまざまな炎症所見をみたら *Candida albicans* の検出を試みる．顕微鏡で菌体検出を試みることが最も早くて有用だが，真菌培養も有用である．

　性器カンジダ症と考えられれば，抗真菌薬の投与を行う．抗真菌薬の種類などには特にこだわらなくてよく，患部に適した外用剤で治療を行うとよい．また，糖尿病など，基礎疾患を有していることも多いので，原因に対しても必ず解決を試みる必要がある．

　患者はカスが出るために風呂場でゴシゴシ洗う例が散見されるが，必要以上に洗うと症状が悪化するので最小限にとどめておく．

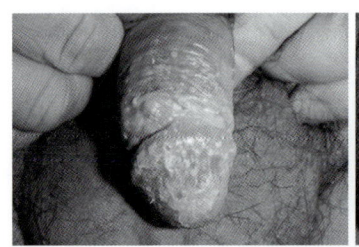

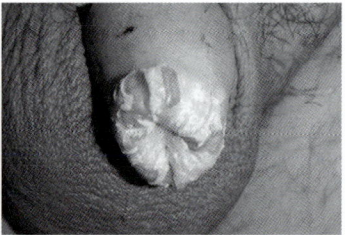

図 4-B-8　性器カンジダ症

　パートナーが性器カンジダ症と診断された場合に，無症状のほうの治療をどうするか，ということはやや悩ましい問題である．パートナーが性器カンジダ症と診断された場合に両者を治療することによって再発などの経過を改善させたという報告はなく，治療は必須のものではないようである．しかし，この点に関してはわが国のガイドラインにおいては，無症状でも検査を行って Candida albicans が検出された場合には抗真菌薬の投与が妥当ではないかと提言されている．

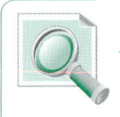

Clinical Pearl

男性の包皮炎患者で尿検査において尿糖がみられた場合には，かなり高い確率で性器カンジダ症であると考えてよい．逆に，かなり炎症がひどくても糖尿病の気配がなければ，性器カンジダ症の可能性はぐっと低くなる．

❻ HIV 感染症

　わが国でもしばしば診断されるようになってきており，無視することのできない疾患となっている．

　診断は抗体や抗原の検査によるが，検査を行うタイミングが重要となっている．性感染症の患者は基本的には HIV の可能性も否定できないが，一律の傾向検査は保険で査定される傾向のある地域もある．あくまで HIV 感染症を疑ってという前提が検査には必要だが，初期の HIV に特徴的な所見や症状がないので，実際の臨床現場では診察医の判断に任せられている．わが国においても，梅毒や尖圭コンジローマ患者は明らかに HIV 感染症の危険が高いことが指摘されているので，参考にしてもらえれば幸いである．

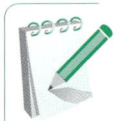

MEMO

尿道炎：起因菌の種類や耐性菌に注意
性器ヘルペス：再発抑制療法，内服治療すべき
尖圭コンジローマ：治療には根気が必要
梅毒：外性器皮疹で常に疑う
女性の腟内カンジダ保有率は，非妊婦で約 15%，妊婦で約 30% とされている．妊婦カンジダ保有者のうち，有症状者に関しては，産道感染を防ぐ意味からも治療の対象となる．

HIV 感染症が診断されれば，プライマリケアの現場では対応が困難となるので地域の基幹病院へ紹介する．

7 ケジラミ症：毛虱（図4-B-9）

ケジラミ（*Phthirus pubis*）の感染によって発症する．

性感染症 sexually transmitted disease（STD）の一種だが，性行為以外でもしばしば感染しキャンプやプールで感染したのではないかと思われる例も散見される．風呂場などでも感染するため親子などの感染にも注意が必要である．

ケジラミは宿主から吸血を行い成長し，3～4週間ほどのサイクルで卵を産む．成虫は1カ月ほど生存してその間30～40個ほどの卵を産む．

患者は陰部を中心に強い瘙痒感を自覚し，自身でケジラミを見つけることもある．頭髪には基本的には感染しないが，眉毛より下の体毛には感染可能なため，体毛が濃い患者に関しては全身に感染が広がる．

ケジラミ症の診断は視診による．肉眼でケジラミを発見できれば診断できるが，患者自身がケジラミを排除してから受診する例も多い．この場合には虫卵を発見することにより診断できる．患者が自覚するような状況では，必ずといってよいほど虫卵がみられるので，卵がなければケジラミでない可能性が高い．ケジラミの卵は毛の根元近くの毛の片側にセメント状のもので固定されている．非常に小さいものであるが，毛よりもほんのわずかに径が大きいので注意深く確認すれば発見は容易である．これらに際して手持ちの拡大鏡は有用である．

治療は剃毛かシラミ駆除剤による．剃毛はよい方法だが，体毛が濃い場合には広範囲に剃毛を行う必要があり，また短いものが残っていただけでシラミは生き延びてしまうのでしっかり行う必要がある．駆除剤は費用が若干かかるものの効果は高い．筆者はスミスリンシャンプー®をしばしば使用する．これは医療機関では処方できないので，近くの薬局で購入してもらうことになる．シャンプーは卵には効果が薄いので，幼虫を退治するために数日ごとに数回使用すると完治する．

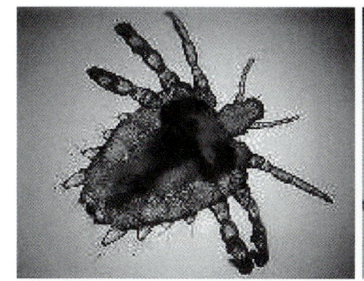

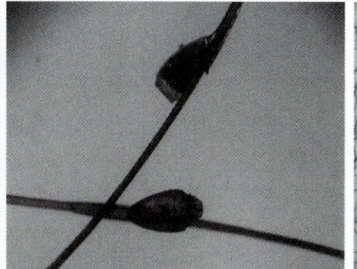

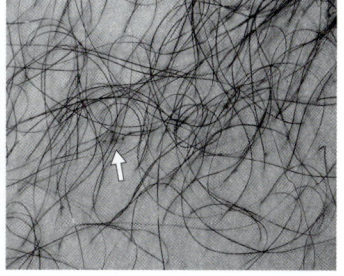

図 4-B-9　ケジラミ

コラム

STD

　性感染症（STD）は有史以前より人類を悩ませていた病気で，その撲滅は不可能である．社会的にいろいろな感染拡大防止策が試みられるが，目に見える効果を得るためにはかなりの力を要する．

　当院でもたくさんの性感染症患者の受診があるが，*Chlamydia* や性器ヘルペスなどの患者数はほとんど変化がないにもかかわらず，近年，淋菌感染症の患者数は極端に減少している印象がある．学会でいろいろな先生方と話をしても同様の傾向はみられるので，おそらく減っているのだろう．

　これは数年前にリーマンショックで急に世の中の景気が悪くなった時期とリンクしている印象があり，*Chlamydia* はカップルの間で蔓延するのに対して淋菌はセックスワーカーを介して感染することが多いことも原因かと想像したりする．風俗産業の景気がどうなっているかはよく知らないが，やはり外に出て活動する男性は減っているのではないだろうか．

4-C 尿路結石症 urinary stone

- 1cm を超える尿管結石は体外衝撃波砕石術 extracarporeal shock wave lithotripsy（ESWL）の可能性を考慮し，それ以下ではまずは自然排石を期待する．
- 両側の上部尿路に多発，再発を繰り返す例では原因検索の必要性がある．

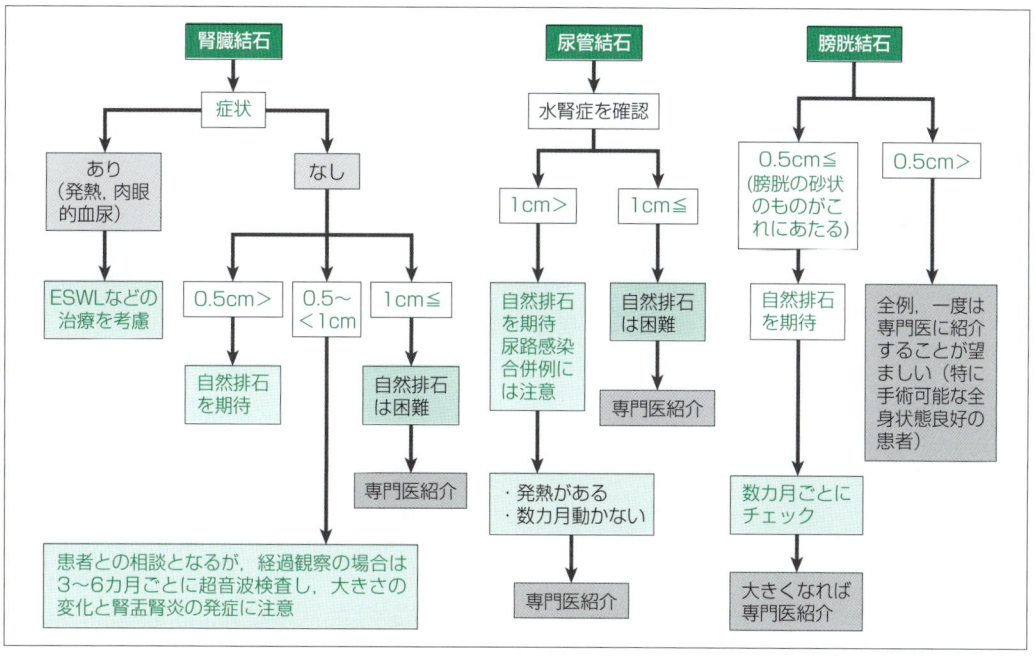

図 4-C-1　尿路結石症マネジメントのフローチャート
ESWL：extracarporeal shock wave lithotripsy 体外衝撃波砕石術

尿路結石は，結石ができる場所によって腎臓結石や尿管結石などの上部尿路結石と膀胱結石などの下部尿路結石があり，それぞれ特徴的な症状を呈する（表 4-C-1）．さらに上部尿路結石は，結石存在部位により分類される（図 4-C-2）．

　主な結石の種類にはカルシウム含有結石（シュウ酸カルシウム結石，リン酸カルシウム結石），

表 4-C-1　各尿路結石症の症状・特徴

腎臓結石	通常無症状．顕微鏡的血尿がみられ，時に肉眼的血尿を自覚する
尿管結石	患側の背部仙痛発作，下腹部や鼠径部の痛み．血尿を伴う．膀胱近くに落ちてくると頻尿になる
膀胱結石	残尿感，頻尿を伴う．膀胱炎や肉眼的血尿を伴うことも多い
尿道結石	通常なし

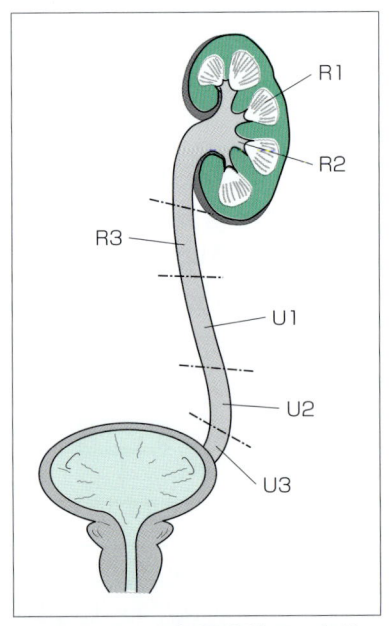

図 4-C-2　上部尿路結石の部位

表 4-C-2　成分別尿路結石の特徴

	単純X線	X線CT	成因
カルシウム含有結石	描出される	描出される	多様
リン酸マグネシウムアンモニウム結石	描出される	描出される	慢性尿路感染症に伴う
尿酸結石	描出されない	描出される	尿酸代謝に影響される
シスチン結石	ごく淡く描出される	描出される	遺伝

リン酸マグネシウムアンモニウム結石，尿酸結石およびシスチン結石がある．

　画像診断としては，単純 CT 検査ではすべての結石が描出可能とされる．単純 X 線検査ではカルシウム含有結石とリン酸マグネシウムアンモニウム結石が描出可能で，尿酸結石は描出できず，シスチン結石は淡く描出される（表 4-C-2）．

❶ 腎臓結石のマネジメント

　腎臓結石自体は通常，仙痛発作の原因にはならない．無症候性の腎臓結石に対してどのように介入するかがポイントとなる．

　通常，5mm 以下の結石は自然排石の可能性があるので早急な治療の必要性はなく，時々結石の大きさを確認して大きくなるようであれば専門医紹介となる．1cm 以上の結石は自然排石が困難となるので一度は専門医への紹介を行っておくほうが無難と考える．5mm ～ 1cm 未満の大きさの場合にも専門医への紹介が望ましいとされるが，経過をみることも実際には多くなってくる．もし，尿路感染症や持続する肉眼的血尿があれば専門医へ紹介したほうがよい．

❷ 尿管結石

　尿管結石は通常，患側背部の仙痛発作，しばしば下腹部や鼠径部の痛みとして発症する．疼痛は未明から早朝にかけて起こることが圧倒的に多く，左右差がはっきりと自覚できる．

　腹部超音波検査が診断に有用で，疼痛がみられるときには患側腎臓に水腎症が確認される．どんなに尿管結石らしくても，疼痛を自覚しているときに超音波検査で水腎症が確認できなければほかの病気も考慮する必要がある．また，しばしば嘔気などの消化管障害を伴うことがある．

　尿管結石による仙痛発作の主な機転は，上部尿路通過障害による水腎症に伴う腎臓被膜の伸展によると考えられるので，仙痛発作のみられる急性期に水分補給をしてしまうと利尿がついて水腎症が進行，疼痛が悪化してコントロール不可となるので注意が必要である．水分補給は適量で十分で，後日，慢性期になって痛みが和らいだ段階で少しずつ水分を積極的に摂取すればよい．

　この結石の仙痛発作に対しては，実は入院治療でもできることは限られており，硬膜外麻酔の有用性が一部に示されるのみである．患者によってはあまりの痛さに入院治療を望む場合も多いが，かなりの痛みを訴えても通常は外来と自宅での対応が主となる．

　疼痛対策として，NSAIDs坐剤とツボ（図4-C-3）の指圧が圧倒的に有効であり，家庭でも行うことのできる対応方法として重宝する．

　また，尿沈渣で尿路感染症を認める場合には膿腎症の可能性が出てくるので，発熱に注意しながら，抗菌薬の投与を行う．もし発熱がみられるようなら専門医紹介となる．

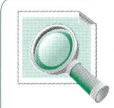

Clinical Pearl

- 尿管結石の仙痛発作は片側性である．右か左かはっきりしないときは他疾患を考慮する．
- 尿管結石の仙痛発作のあるときには腹部超音波で水腎症を確認する．水腎症がない場合には他疾患の可能性を考慮する．
- NSAIDsの坐剤が最も鎮痛効果が高い，筆者はツボの指圧も多用している（奏効する）．

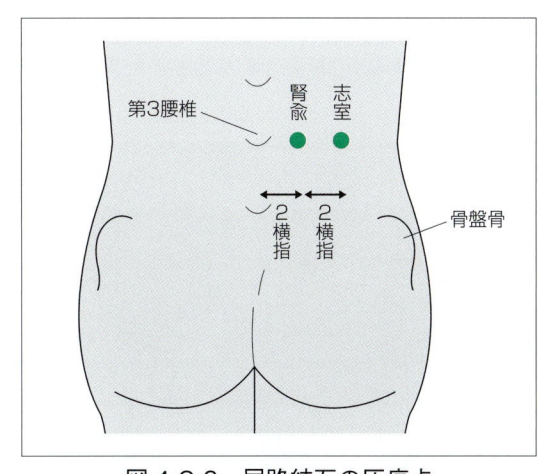

図4-C-3　尿路結石の圧痛点
第3腰椎突起から，2横指に腎兪，4横指に志室という圧痛点が存在する．

❸ 再発抑制のポイント

　初発や単発例，特に最も多いシュウ酸カルシウム結石の初発・単発例では飲水指導を行うと再発抑制につながるとされる．しかし，このときの推奨飲水量は食事とは別に 2,000mL ということであるので，かなり頑張る必要がある．

　その他の結石やシュウ酸カルシウム結石でも再発あるいは多発例では専門医への紹介が望ましいとされる．現実にはかなりの患者が対象となるが，これもハードルが高いと思われるので，患者には紹介の必要性を説明しながら重篤な合併症の有無に注意してフォローするにとどまっている場合も多い．なかなか受診してくれないような場合でも，最低限，水分の適切な摂取は指導しておく必要がある．

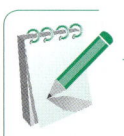

> **MEMO**
> 仙痛発作を自覚している急性期に水分補給を促してはいけない．ましてや点滴は禁忌に近い．

> **コラム　　水分補給で結石を急速排石？**
>
> 　尿管結石の患者に水分補給を行うと，利尿により腎盂内圧が急に上昇し，しばしば疼痛コントロールが困難になる．
> 　急に痛みが取れて喜んでいると，実は尿管，腎盂の破裂が起こって内圧が下がっているだけのこともあり，危険である．

❹ 膀胱結石 (図 4-C-4)

　最近その頻度は激減しているが，下部尿路通過障害をもった男性や要介護状態で寝たきりの患

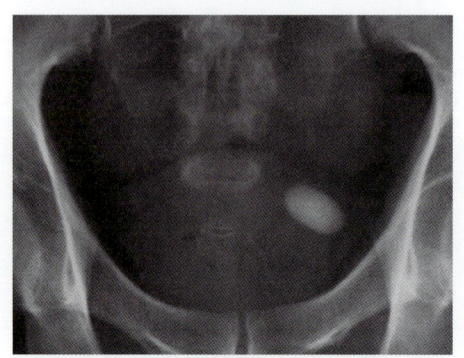

図 4-C-4　膀胱結石の X 写真集

者などに時々みられる（残尿を認める患者）．腹部超音波検査が診断に有効で，膀胱内に高輝度の腫瘤を認める．膀胱腫瘍も表面に石灰化をきたしていることが多く，そのままでは結石との鑑別が困難だが，膀胱結石は体位を変えることで結石の可動性が確認されるので鑑別できる．

1cm以上の場合には自然排石は無理なので処置の対象になるが，膀胱結石は1cm以上のことがほとんどである．体外衝撃波による破砕は不可能なので，必ず内視鏡下結石破砕が必要となり，早い段階で専門医へ紹介する．手術自体は下半身麻酔でも可能だが，前述のように要介護状態の患者も多く，この場合には手術の可否自体が問題になることが多い．手術が困難であると判断された場合，今後起こってくる肉眼的血尿や感染症などのリスク（その場合には命にかかわること）を家族などにきちんと説明しておく必要がある．

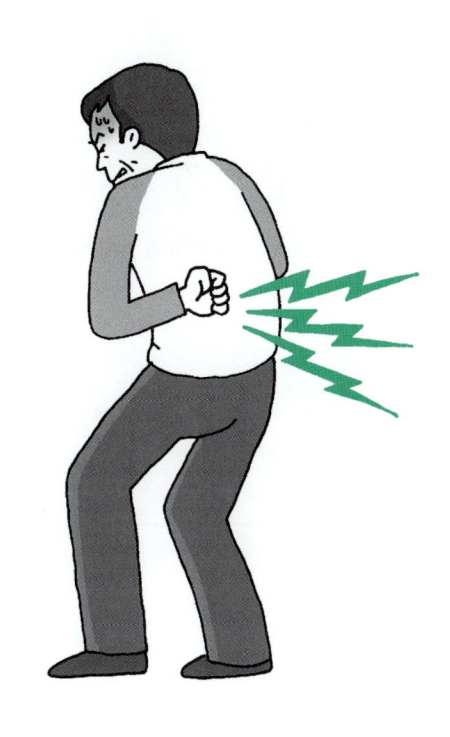

4-D 慢性前立腺炎 chronic prostatitis（非感染性のものも含めて）

> ○ 慢性前立腺炎 chronic prostatitis（CP）に関しては，まず慢性前立腺炎という疾患を覚えておくことが大事．
> ○ 長期の治療が必要となる．

慢性前立腺炎（CP）はほとんど知られていない疾患といってよいが，その頻度と臨床的意義は大変高い．欧米では市中の泌尿器科を訪れる青年～壮年期男性患者の大半を占めるとされる．わが国でも同様であるが，患者のみならず医療者側も関心は薄く，診断を遅らせているのが現状である．

❶ 大変多彩な症状を呈する（表 4-D-1）

会陰部痛，排尿時尿道痛，下腹部痛，腰痛，鼠径部痛，頻尿，尿排出障害，切迫性尿失禁，血

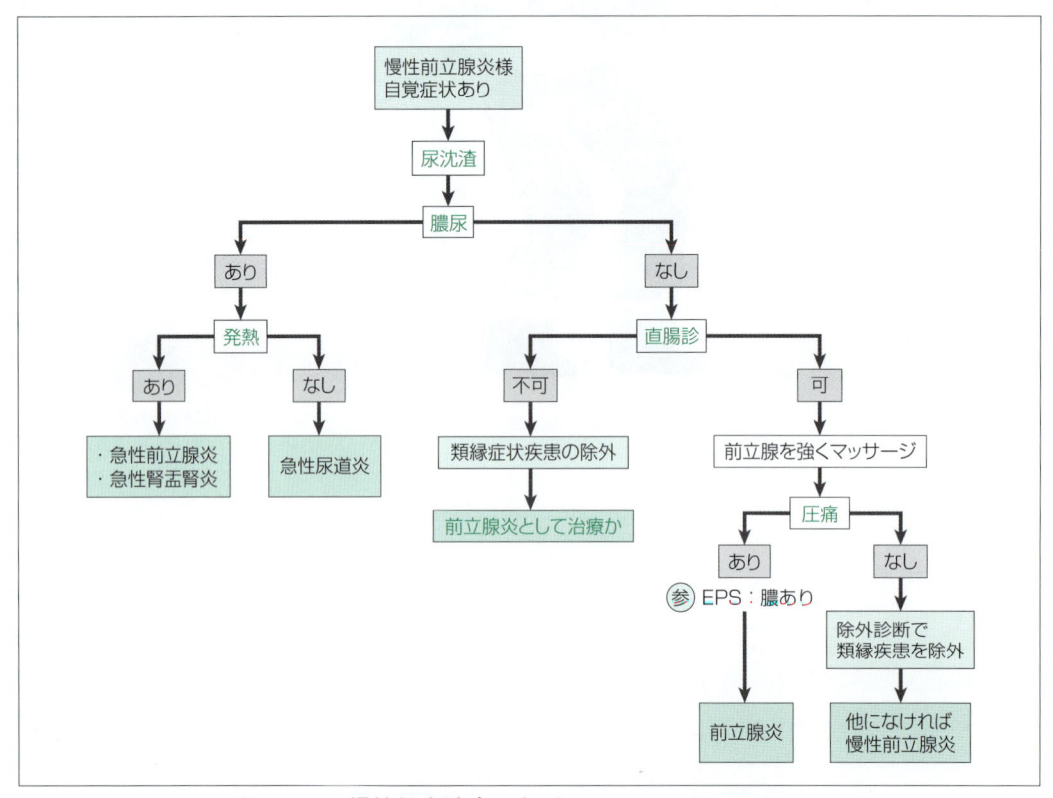

図 4-D-1　慢性前立腺炎マネジメントのフローチャート
EPS：expressed prostatic secretion 前立腺液

表 4-D-1　慢性前立腺炎（慢性精路炎症）の症状

違和感 痛み チクチク感	会陰部痛	非特異的な，はっきりとしない会陰部痛を訴える患者は多いが，これも多くの場合に慢性前立腺炎が重要となる．これはしばしば重症・遷延化して患者のQOLを著しく損なうことがある．うつ病などに関連して起こることも多い
	陰嚢内容痛	慢性精巣上体炎などによる陰嚢内容痛もしばしばみられる症状の一つである．鈍い痛みが長期にわたって発症する．精索静脈瘤との鑑別が必要だが，右側・両側性の場合には慢性精路感染症の可能性が著しく高まる
	下腹部痛	下腹部痛も非特異的な慢性前立腺炎の症状で，ほかの疾患との鑑別が必要となる．排尿時痛や特に蓄尿時痛を訴える場合には強く疑う
	腰痛	腰痛の原因も多種にわたるが，背部中央の下のほうに鈍痛がみられるときには可能性がある．関連性を証明することは困難だが，治療によって症状が軽快する場合には疑わしい
	大腿内側痛	非特異的で慢性前立腺炎の症状に加えてよいか悩ましいが，慢性前立腺炎患者がしばしば訴えて，ほかの症状の緩和とともに軽快するときには疑われる
	その他	尿道，亀頭，陰茎，鼠径部，膀胱部にも症状が出る
排尿症状	頻尿	膀胱の刺激症状と通過障害によると思われる頻尿をみる．急性〜亜急性に頻尿症状が出現した場合には慢性前立腺の存在を疑ってみる．比較的治療に反応する
	排尿時痛	外尿道口からはっきりした排膿がない，男性の排尿時痛のときに疑う．通常，尿沈渣でも膿尿は認めない．治療に比較的反応する
	その他	夜間頻尿，切迫性尿失禁，尿線の狭小化，排尿時痛，血尿（肉眼的血尿含む）
性行為に関連する症状	射精時痛	射精時痛の原因はほとんどの場合で慢性前立腺炎である．抗菌薬投与などの治療に比較的よく反応する
	血精液症	精液に血が混じるときにもほとんどの場合で慢性前立腺炎が原因となっている．ほかの症状が軽快しても血精液症だけは軽快しない場合も多い．その場合には経過観察もやむなしとなる
	その他	勃起障害，早漏，逆行性射精

精液症などである．時に太ももの内側の痛みを訴える患者もいる．また，前立腺炎の延長で，慢性精巣上体炎などの場合には陰嚢内容痛を訴えて相談に来ることもあるので，こういった慢性精路炎症の存在にも注意が必要である．

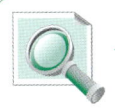

Clinical Pearl

慢性前立腺炎，慢性精路感染症は日常的な疾患である．花粉症やう歯などと同様，身近に患っている患者はたくさんいる．

❷ 疫学的特徴

CPはわが国においても成人男性の10％以上は罹患していると考えられている．しかし，諸外国での報告をみると20〜40％といった報告も散見され，実際のCPの範疇をどのくらいとして評価するかによってかなり頻度に違いも出ていると思われるが，筆者は実際の罹患率はかなり高いのではないかと考えている．CPに関しては，あまり聞き慣れない病気というよりも，胃炎や

関節炎などと同じように日常的な疾患であることをしっかりと認識しておく必要がある．

③ 分 類

前立腺炎の分類は米国国立衛生研究所 National Institute of Health（NIH）の分類表（**表 4-D-2**）が基本となっているが，その判断に関してはしばしば難渋する．急性前立腺炎はともかく，無症候性の前立腺炎の診断や扱いはきわめて困難であるし，カテゴリーⅡやⅢのものに関しても直腸診や前立腺液採取などからの診断はかなりハードルが高く，現時点で広くわが国のプライマリケアの現場で判断するにはやや難しいかもしれない．多彩な症状をみる CP であるが，前述のような症状を訴えて受診したときには，まず CP による症状であることを疑って診療を進める必要がある．

④ 原 因

感染性慢性前立腺炎の原因として，グラム陰性桿菌などの一般細菌によるものと尿道炎などの性感染症起因菌によるものがある．特に，クラミジア感染症はしばしばみられることと性交渉のパートナーにも治療が必要となるので存在には注意が必要で，性活動が活発な世代を中心に *Chlamydia* の遺伝子増幅検査を行って確認しておく必要がある．

⑤ 診 断

診断は，多彩な症状の汲み取りと尿沈渣，前立腺液（EPS）検査による．
CP では，炎症がかなり悪化しない限り膿尿などの異常所見を認めない．

表 4-D-2　前立腺炎の NIH 分類

カテゴリー	特 徴	尿所見	マッサージ前	マッサージ後
Ⅰ　急性細菌性前立腺炎	尿路感染症の急性症状　発熱，排尿時痛，頻尿	白血球数　細菌	マッサージは禁忌とされる	
Ⅱ　慢性細菌性前立腺炎	細菌による再発性尿路感染症	白血球数　細菌	＋ or －　＋ or －	＋　＋
Ⅲ　慢性前立腺炎／慢性骨盤痛症候群	主として疼痛，排尿症状，性機能不全の愁訴			
Ⅲa 炎症性		白血球数　細菌	－　－	＋　－
Ⅲb 非炎症性	診断・治療はしばしば困難で，多彩な原因が推察されている	白血球数　細菌	－　－	－　－
Ⅳ　無症候性炎症性前立腺炎	ほかの病態の診断のための泌尿器学的検査（例，前立腺生検，精液検査）中に偶然発見，症状なし	白血球数	－	＋

直腸診を行い，前立腺の腫脹や圧痛の有無を確認する．できれば前立腺のマッサージを行い，尿道口より前立腺液を採取して炎症細胞の有無を確認する．炎症細胞が確認できれば前立腺炎と判断してよいが，慣れないとなかなか困難で，なおかつ分類どおりの診断に従ってもなかなか治療効果が上がらないことも多い．また，NIH分類にも炎症がはっきりしないものもあるので，炎症細胞が確認できなかったからといって前立腺炎でないとは断定できない．総合的にみると，直腸診の必要性は相対的なものであるとも考えられるので，前立腺炎の診断はこれらも踏まえて症状などから総合的になされるべきであろう．

❻ 治　療

　治療のコツに関してはいくつかの内服薬を試してみることになるが，特に細菌性のものを中心に抗菌薬の出番も多くなるのが実際である．抗菌薬はフルオロキノロンを中心とした選択となる．これに，セルニチンポーレンエキス（セルニルトン®）や漢方薬，α遮断薬などを組み合わせて治療を行っていく．治療は，抗菌薬の投与を4～6週間ほどは行うことが必要であるとされる．

　最近症状を自覚したような患者に関しては，抗菌薬などの治療が奏効することも多いが，症状が数カ月～数年にわたって継続している患者の治療は難渋する．これは非細菌性の原因によることが多いためと考えられ，この際に必ず説明しておく必要があるのが，「薬の効果は残念ながらすぐには出ないかもしれないので，すぐに薬が効かなくてもしばらくは同じ薬で頑張ってもらいたい」と，最初に説明しておかないと毎回の受診時に内容の変更を求められて，あっという間に手詰まりになるほか，実はしばらく飲んでいれば効いたかもしれない薬の効果を早期に見切ってしまう恐れがある．

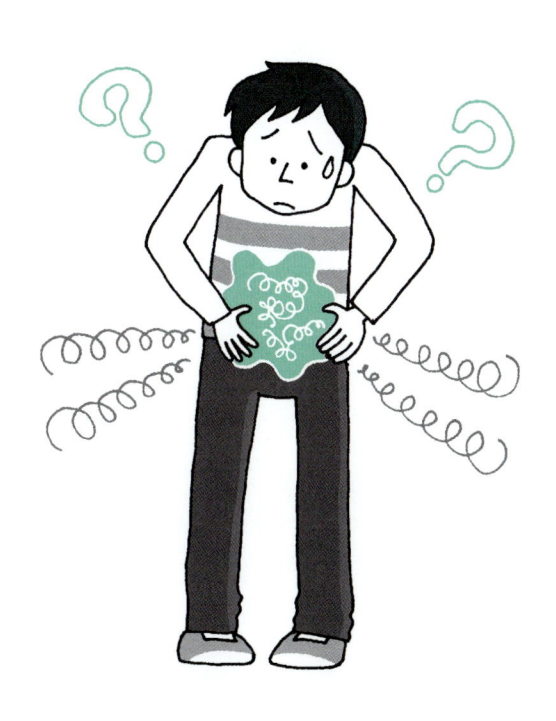

CPは女性の間質性膀胱炎 interstitial cystitis（IC）にあたるという考えもあるので，間質性膀胱炎と同じ治療を行うと症状が軽快する場合もある．

　また，精神的な影響も少なからずみられるので，症状コントロールがうまくいかないときには精神科との連携も必要となる．

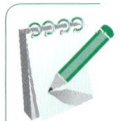

> **MEMO**
> - 20〜40歳代の男性の排尿時痛の原因として最も多い．
> - 多彩な"下腹部"の症状を呈するので，腰回りや臍下，会陰部や鼠径部，陰嚢や外性器に何らかの訴えがあった場合には必ず考慮する．
> - 慢性精路感染症としての慢性精巣上体炎は陰嚢内容痛の原因となり，この頻度も高い．
> - 薬効をすぐに判断してはいけない．

4-E 前立腺肥大症 benign prostatic hyperplasia

- 下部尿路通過障害として，まずはα遮断薬で治療を行う．
- 前立腺癌の除外だけは必ず行う．
- 可能な限り残尿量の確認を行う．

❶ 前立腺の大きさと症状は一致しない

　前立腺肥大症 benign prostatic hyperplasia（BPH）は年齢に伴い罹患率が上昇してくる．高齢男性に頻尿や尿排出障害などの排尿障害症状をみた場合には最初に原因としての関与を考えるべきである．

　直腸診や超音波検査，あるいは各種画像診断で前立腺の腫大を確認することはできるが，そのBPHがどのくらい排尿障害に影響しているかを測ることは容易ではない．なぜなら前立腺の大きさと症状は必ずしも一致しないからで，結局のところ頻尿症状に加えて「若い時に比べて尿の勢いが悪い」ということを確認することができれば，下部尿路通過障害としてα遮断薬の投与は容認されると考えている．これには男性患者の大多数が含まれている．

　また，BPHの大きさと排尿障害などの症状の関連性については膀胱下尿道閉塞 bladder outlet obstruction（BOO）という概念もよく用いられる（図 4-E-2）．

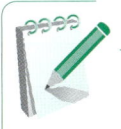

> **MEMO**
> - 頻尿に対しては頻尿の項目 P.15 も参照．
> - 高齢男性の排尿症状にはほとんど影響している．
> - 頻尿や尿排出障害症状があればまずは疑って治療してよい．

❷ PSA 値測定で前立腺癌を除外する

　まず，BPHの診療の際には前立腺特異抗原 prostate specific antigen（PSA）値を測定しておいたほうがよい．PSAの測定値は直腸診で触知できないような前立腺癌でも検出することができる．前立腺癌の診断に際してはやみくもな早期診断は必要ないとの考え方もあるが，前立腺癌の早期診断に関するコンセンサスは完全に確立していない部分もあるのが現実なので，特に70歳代前半までの場合，現時点ではやはり早い段階で行っておく必要がある．

　PSA値は直腸診の後に変動する可能性が否定できないので，前立腺疾患を疑い直腸診を行う場合にはその前に説明してPSA値測定のための採血を済ませておくことが望ましい．

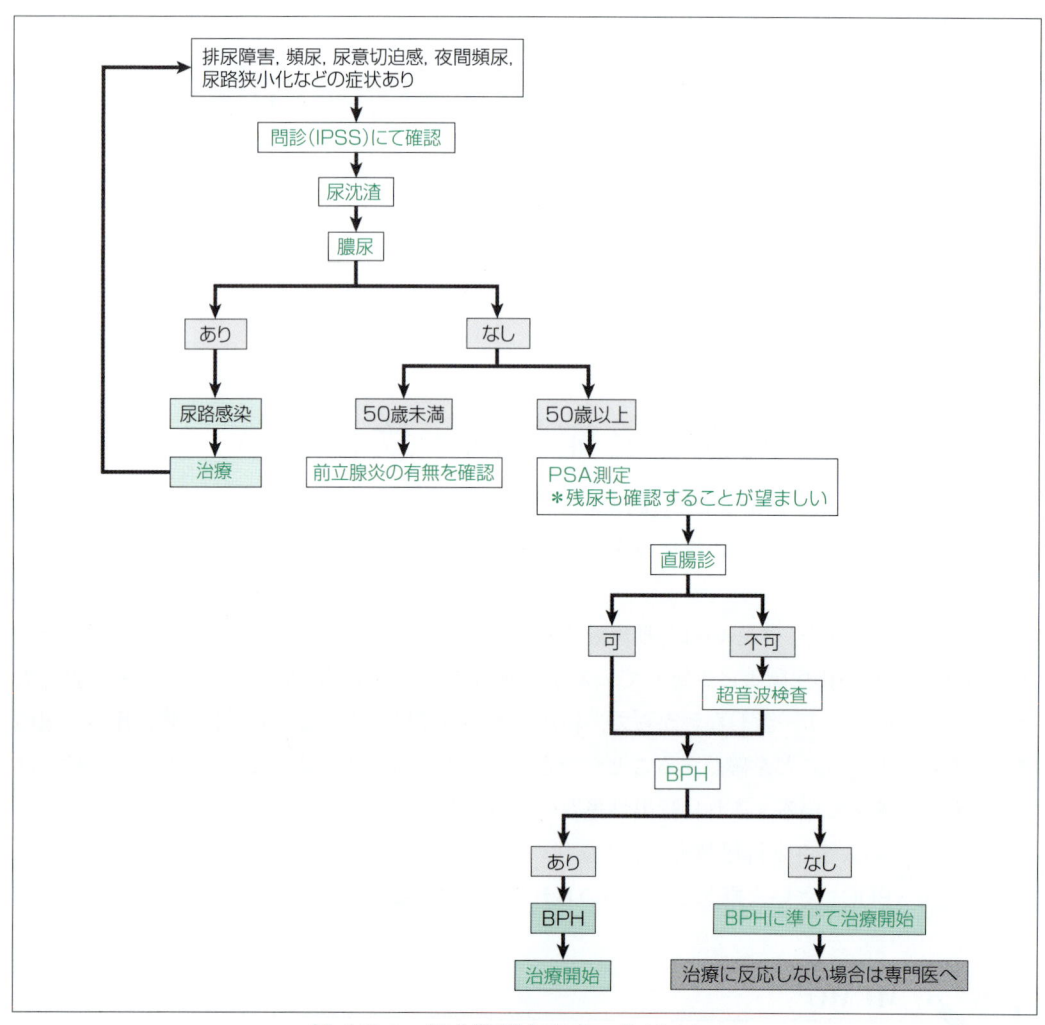

図 4-E-1　前立腺肥大症のマネジメント

IPSS：international prostate symptom score 国際前立腺症状スコア，BPH：benign prostatic hyperplasia 前立腺肥大症，
BOO：bladder outlet obstruction 膀胱下尿道閉塞，NB：neurogenic bladder 神経因性膀胱

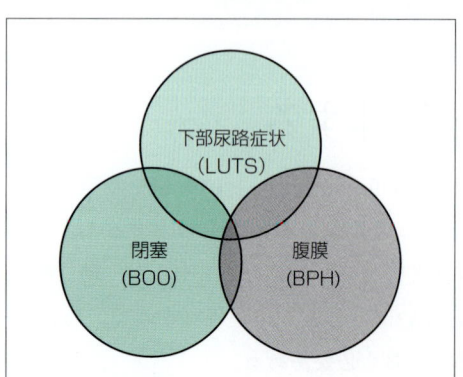

図 4-E-2　膀胱下尿道閉塞（BOO）の相関図
BPH：benign prostatic hyperplasia 前立腺肥大症，LUTS：lower urinary symptom 下部尿路症状
(Hald T：Urodynamics in benign prostatic hyperplasia：a survey. Prostate（Suppl 2）：69-77, 1989 より)

❸ 前立腺肥大症診断の手順

前述のように，前立腺の大きさだけでは排尿障害の程度を直接知ることはできないので問診が大変重要になってくる．現在広く用いられているのは国際前立腺症状スコア（IPSS）で，比較的簡単に排尿障害の程度を評価することができるので患者自身に点数をつけてもらうとよい（**表4-E-1**）．

前立腺肥大症の診察としては直腸診が必要ということではあるが，実際にプライマリケアの現場で直腸診を行うにはやや抵抗がある場合も多いと思う．筆者の立場上は行ってほしいとは思うが，直腸診をさせてくれない患者には排尿障害の診療ができないというのでは少しつらいので，その場合の対処として，

①問診（IPSS）は必ず行う，

表4-E-1　国際前立腺症状スコア（IPSS）

どれくらいの割合で次のような症状がありましたか	まったくない	5回に1回の割合より少ない	2回に1回の割合より少ない	2回に1回の割合くらい	2回に1回の割合より多い	ほとんどいつも
1. この1カ月の間に，尿をした後にまだ尿が残っている感じがありましたか	0点	1点	2点	3点	4点	5点
2. この1カ月の間に，尿をしてから2時間以内にもう一度しなくてはならないことがありましたか	0点	1点	2点	3点	4点	5点
3. この1カ月の間に，尿をしている間に尿が何度もとぎれることがありましたか	0点	1点	2点	3点	4点	5点
4. この1カ月の間に，尿を我慢するのが難しいことがありましたか	0点	1点	2点	3点	4点	5点
5. この1カ月の間に，尿の勢いが弱いことがありましたか	0点	1点	2点	3点	4点	5点
6. この1カ月の間に，尿をし始めるためにお腹に力を入れることがありましたか	0点	1点	2点	3点	4点	5点
7. この1カ月の間に，夜寝てから朝起きるまでに，普通何回尿をするために起きましたか	0回	1回	2回	3回	4回	5回以上
	0点	1点	2点	3点	4点	5点

0～8点が軽症，9～20点が中等症，20点以上が重症

②できれば腹部超音波検査で前立腺の大きさを測定する（残尿量測定も），
③PSA値の測定を行う，
④α遮断薬を投与する，
⑤8〜12週間をめどに，効果なければ専門医へ
という流れであれば，諸疾患の見逃しなども最小限に抑えることができるので，現実的には対応可能かと思われる．

④ 治　療

治療としては，内服薬と手術が考えられる．

肉眼的血尿が続く，尿閉を繰り返す，多量の残尿が続く，あるいは排尿障害症状が強くて手術を希望している場合などに手術が選択されるが，基本的には内服加療が優先される．

現在の内服薬としては，α遮断薬，5α還元酵素阻害薬，抗アンドロゲン薬およびその他の製剤がある．

(1) 内服薬

表4-E-2に各薬剤の特徴を示す．基本的には圧倒的に有力な薬剤はないが，それぞれ微妙に効果の特徴があるとされる．

表4-E-2　前立腺肥大症の治療薬

種　類	一般名（商品名）	備　考
α遮断薬	・タムスロシン（ハルナール） ・ナフトピジル（フリバス） ・シロドシン（ユリーフ） ・テラゾシン（ハイトラシン，バソメット） ・ウラピジル（エブランチル） ・プラゾシン（ミニプレス）	α_1受容体サブタイプ選択は以下のとおり $\alpha_1A > \alpha_1D > \alpha_1B$ $\alpha_1D > \alpha_1A > \alpha_1B$ $\alpha_1A > \alpha_1B = \alpha_1D$
5α還元酵素阻害薬	・デュタステリド（アボルブ） ・フィナステリド（プロペシア）	わが国でも保険収載あり．前立腺肥大症に使用可．PSA値低下に注意． 諸外国では効果が示されており，広く用いられているが，わが国では男性型脱毛症に自費薬として適応が認められているのみ
抗アンドロゲン薬	・クロルマジノン（プロスタール） ・アリルエステレノール（パーセリン）	PSA値低下に注意．あまり併用していない
その他	・エビプロスタット ・セルニチンポーレンエキス（セルニルトン） ・パラプロスト ・漢方薬（牛車腎気丸，八味地黄丸） ・抗コリン薬各種 ・ジスチグミン（ウブレチド）など	頻尿症状強い場合は使用することがあるが，残尿量↑，尿閉に注意 残尿量が多い場合に使用するが，高圧排尿が心配なためあまり使用していない

●α遮断薬

前立腺肥大症の治療において最も頻用される内服薬である．

使用における注意点として，

- 効果がすぐに出ない患者も多いので，8〜12週間は症状の推移を見守ってから評価すること
- 起立性低血圧と逆行性射精（精液が出なくなった，少なくなったとの訴え）が出ることがあること

を説明しておく．起立性低血圧や逆行性射精に関してはα遮断薬の種類を変えると消失することが多い．筆者の場合は，患者の希望により，逆行性射精がみられても内服継続している例も多い．

内服により自覚症状が改善した場合にはそのまま継続するが，所定の期間を過ぎても自覚症状に改善がみられない場合には，

- 容量を増やしてみる，
- 別のα遮断薬に変更してみる（表 4-E-2），
- ほかの薬剤との併用を考慮する（5α還元酵素阻害薬．頻尿が主症状の場合には，炎症のかかわりがないかなども考慮する），

などを行いながら，前立腺肥大症のみが原因なのか再考する．

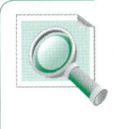

> **Clinical Pearl**
> - α遮断薬による治療効果はすぐには出ない．
> - 前立腺肥大症の経過中に症状が悪化してもすぐに薬を変更してはいけない．

●5α還元酵素阻害薬

やはり効果に即効性がないので，場合によっては半年ぐらい経過をみることもある．

特に，前立腺の容量の大きい患者によく使用する．

PSA値に影響を与えるので，経過中はPSA測定値を2倍にして評価する必要がある．

外国で広く使用の認められているフィナステリドは，わが国では前立腺肥大症の治療としては認められておらず，男性用脱毛症の治療薬としてのみ自費診療で認められている．

●抗アンドロゲン薬

男性ホルモン値を下げることによって前立腺肥大症の縮小を促し効果を発する．このため，男性機能障害やPSA値への影響などがあり，不用意に使用することはためらわれる．手術のできないような患者に関してはまれに使用することもあるが，十分な注意が必要となる．

●その他の薬剤

現在，標準薬として使用されることは減ってきているが，ほかの薬と併用するような形で，症状コントロールの困難な症例に使用することがある．いくつかのRCTではα遮断薬に効果は劣るものの有用との報告も散見される．

①漢方薬：これも現在，標準薬として使用されることは少ないと思われるが，ほかの薬と併用するような形で，症状コントロールの困難な症例に使用することがある．

②抗コリン薬：標準薬として最初から単体で投与することは少ないと思われ，男性に使用する場

合には通過障害の程度に注意を払い，使用に際しては尿閉や残尿量の増加に十分な注意が必要である．

ほかの薬と併用するような形で，症状コントロールの困難な症例に使用することがある．

男性でも純粋な過活動膀胱患者に関しては単剤での使用も可能と思われるが，前立腺肥大症の影響はなく，過活動膀胱のみが存在していると判断することには勇気が必要な場合が多い．

このため，過活動膀胱を合併している患者に投与を考慮するときにも，まずはα遮断薬の投与を先行して効果を確認しながら，そののちに残尿量の上昇に注意しながらの併用としている．

③ジスチグミン臭化物（ウブレチド®）など：排尿筋の収縮力を上げて残尿を減らすことを期待してのことと思われ，残尿がみられる患者には使用してみたい気もするが，筆者は前立腺肥大症の患者に使用することはめったにない．下部尿路に通過障害があるときに排尿筋圧を上げると，行き場を失った尿による上部尿路への影響が心配となる．これを考慮して，非常に限られた状態での処方になると思われる．

> **MEMO**
> 内服治療がうまくいっていた患者が「最近調子が悪い」と訴えるときがある．このようなときは，
> 　①季節の変動（寒くなってきたときなど）
> 　②炎症の合併
> などを考慮する．
> ①の場合には暖かくして様子をみたりするが，②の場合は慢性前立腺炎に準じた対策をとる．

（2）手術療法

内服でコントロール困難な各症状の改善を期待するときに行う（表4-E-3）．専門医への紹介となる．

経尿道的手術が基本で，かつて行われていた開腹手術はごくまれにしかみることがない．

●開腹手術（被膜下前立腺腺腫核出術）

大きな前立腺肥大症の治療の際に行われることもあるが，侵襲も大きく，内視鏡手術の方法が進歩してきた現在ではほとんど行われることはなくなった．

●内視鏡手術

経尿道的前立腺切除術（transurethral resection of the prostate：TUR-P）は内視鏡を用いて

表4-E-3　前立腺肥大症の手術適応

- 一時的にでも尿閉を発症して本人が手術を希望
- 繰り返す尿閉
- 継続する肉眼的血尿
- 内服などの治療で自覚症状が十分改善されない

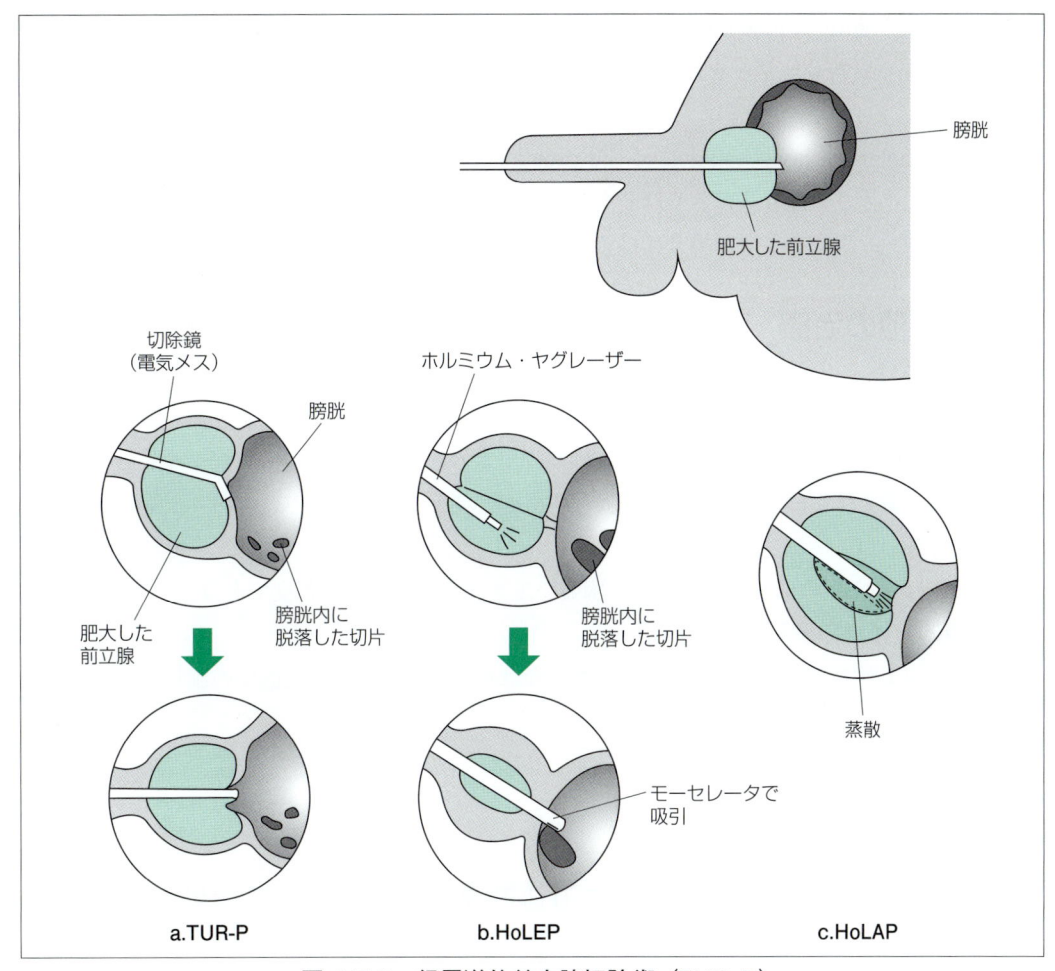

図 4-E-3 経尿道的前立腺切除術（TUP-P）
TUR-P：transurethral resection of the prostate 経尿道的前立腺切除術
HoLEP：holmium laser enucleation of the prostate ホルミウム・ヤグレーザー前立腺核出術
HoLAP：holmium laser ablation of the prostate ホルミウム・ヤグレーザー前立腺蒸散術

　前立腺を内側から削り取り，尿道を広げる手術である．最近は各種術式や方法が試みられている．
　内視鏡手術には，電気メスやレーザーで前立腺組織を切除する方法とレーザーやマイクロ波で組織を凝固変性させて小さくする方法がある．基本的にどの方法でも前立腺容量が減ってくるので治療効果は非常に高い．どの処置を選択するかは，患者の状態と前立腺の大きさ，施設の設備や経験などによる．紹介先の泌尿器科施設でどのような手術を行っているかを知っておくと有用である．
　以下に代表的なものをあげる．
①経尿道的前立腺切除 TUR-P（**図 4-E-3a**）：最も標準的に行われている手技で，病院の泌尿器科であればたいてい施行できる．電気メスを用いるので生理食塩水を灌流液に用いることができないため手術中に低ナトリウム血症（TUR 反応）を起こす可能性がある．出血量もかなりになることがある．近年，切除用の電気メスにバイポーラを用いた手術（bipolar-TUR-P）が一部で行われており，TUR 反応のリスクは低いとの報告がある．

② HoLEP（holmium laser enucleation of the prostate）（図 4-E-3b）：電気メスによる切除の代わりにホルミウムレーザーを用いて腫瘤を核出してしまう手術で，出血量が少なくなるのでTUR-Pではためらわれる極端に大きな前立腺に対しても施行可能である．

③ HoLAP（holmium laser ablation of the prostate）（図 4-E-3c）：ホルミウムレーザーを前立腺に照射して蒸散させる方法で，やはり大きな前立腺に対しても施行可能である．ただし，ホルミウムレーザーを用いる手術の場合には施行できる施設が限定されるので，確認が必要となる．

（3）その他の治療

●尿道ステント

前立腺部尿道に形状記憶合金ステントを留置する処置である．かなり大きい前立腺肥大症患者にも行うことができて，有用性もある程度は期待できる．しかし，尿道に結石が沈着してしまうので，長期留置では半分程度の患者で交換・抜去が必要となると報告されており，継続使用は困難な場合も多い．

現時点では，ADLの低下により手術が困難な患者などに行われる程度である．

●経尿道的マイクロ波高温度治療術

一時期，開業医でも盛んに行われたが，特殊な機械が必要なため専門医での施行となる．筆者は行っていない．

コラム　前立腺肥大症を疑ってα遮断薬を処方したのに効果がない場合

尿沈渣で膿尿のない高齢男性の場合ともいい換えることができる…．
- 十分な薬剤容量と治療期間が実行されているか？
- α遮断薬の種類はどうか？
- 過活動膀胱の合併はないか？
- 慢性前立腺炎の合併はないか？
- 心因性の要因はないか？
- 水分量摂取と尿量の増加はないか？
- 早めに排尿しに行くような習慣はないか？
- 頻尿の原因となるような薬剤の内服はないか？

これらは，初診時に検討してから治療に入ることが望ましい事項であることはいうまでもないが，治療の途中でも順次検討すればよい．

> **コラム**

前立腺肥大症

　一部 MEMO にも書いたが，前立腺肥大症の治療中にはだいたい，症状が不安定になるときがある．前立腺肥大症の診断でα遮断薬を投与していたのにまた頻尿症状が出てきたときには，
- 寒くなるなど環境の変化はないか？
- 仕事や家庭などでのストレスはないか？
- 慢性前立腺炎の存在はないか？
- その他，尿路感染症所見はないか？
- 過活動膀胱の徴候はないか？
- 最近，何か内服薬の追加や変更がないか？
- コーヒーやアルコールなどの嗜好品の変化はないか？
- 水分摂取量が増えていないか？
- 薬の内服がきちんとできているか？

　などを探っていけばよい．決してすぐに内服薬の変更や増量，他剤の併用を開始してはいけない．
　多くの場合には何もしなくても時間が少したてば症状はよくなってくるし，上記のなかから頻尿の原因となりそうな事項をピックアップして改善していけばよい．長い間，調子がよいといって薬の内服を継続している患者でも，尋ねてみると意外に症状は不安定であるので多少の症状の揺れはあるものだと認識しておく．
　前立腺肥大症自体の悪化によって頻尿症状が悪化することももちろんあるので，可能であれば残尿量は確認しておく．

> **コラム**

通過障害で頻尿のなぜ？

　これはよく患者に聞かれる．ひと言でいえば高速道路だとドライバーは快適にスイスイ運転できるが，渋滞道路ではイライラしてくる．このイライラ感がすなわち，膀胱の刺激的症状となって現れると説明する．

4-F 前立腺癌 prostate carcinoma

- 生検の必要性は，前立腺特異抗原 prostate specific antigen（PSA）が 4.0〜9.9ng/mL では 1〜2/10 人，10.0〜19.9ng/mL では 4〜6/10 人，20ng/mL では 8〜9/10 人に癌が検出されるとして説明する．
- 80 歳以降は，ADL にもよるが局所療法の適応は低い，早期診断の有用性は下がる．

最初から前立腺癌を疑って診察を始めるケースは皆無である．基本的には前立腺肥大症に伴う排尿障害の診療中にスクリーニング的に引っかかってくるか，各検診で PSA 値を測定することによって疑われることになる．

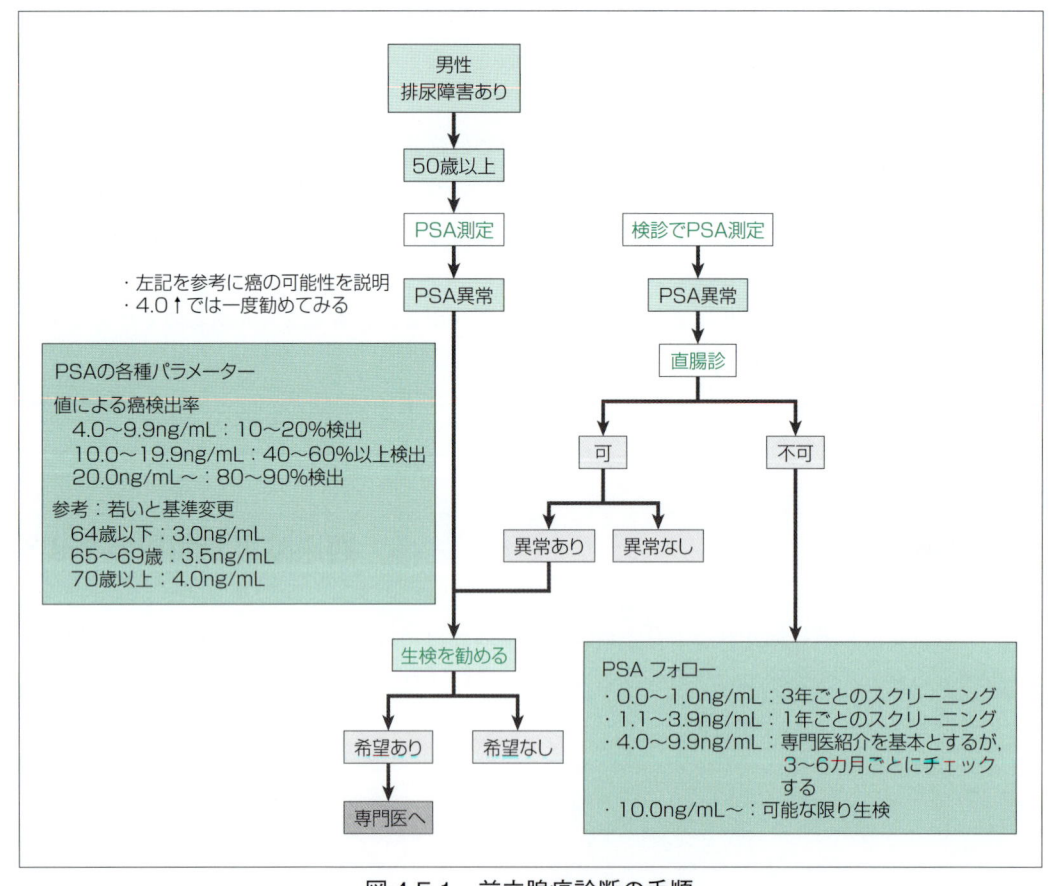

```
                        男性
                      排尿障害あり
                          │
                       50歳以上
                          │
                       PSA測定              検診でPSA測定
                          │                     │
・左記を参考に癌の可能性を説明   PSA異常              PSA異常
・4.0↑では一度勧めてみる        │                     │
                                                  直腸診
  ┌─────────────────────┐                        │
  │ PSAの各種パラメーター    │                   ┌──┴──┐
  │ 値による癌検出率         │                   可    不可
  │  4.0〜9.9ng/mL：10〜20%検出│                  │
  │  10.0〜19.9ng/mL：40〜60%以上検出│       ┌──┴──┐
  │  20.0ng/mL〜：80〜90%検出 │          異常あり 異常なし
  │ 参考：若いと基準変更     │             │       │
  │  64歳以下：3.0ng/mL      │             │       │
  │  65〜69歳：3.5ng/mL      │             │       │
  │  70歳以上：4.0ng/mL      │             │       │
  └─────────────────────┘             │       │
                          │             │       │
                      生検を勧める       │   PSAフォロー
                          │             │   ・0.0〜1.0ng/mL：3年ごとのスクリーニング
                     ┌──┴──┐          │   ・1.1〜3.9ng/mL：1年ごとのスクリーニング
                    希望あり 希望なし     │   ・4.0〜9.9ng/mL：専門医紹介を基本とするが，
                      │                  │      3〜6カ月ごとにチェックする
                    専門医へ              │   ・10.0ng/mL〜：可能な限り生検
```

図 4-F-1 前立腺癌診断の手順
PSA：prostate specific antigen 前立腺特異抗原

１ 診 断

（1）PSA 測定

　前立腺癌の診断に関しては組織検査が必要となるので，泌尿器科専門医と連携対応する必要がある．ポイントは，男性排尿障害患者の診療中に"いつどのように前立腺癌を疑うか"ということに尽きるが，これは，基本的にはPSA値測定で対応できると考える．前述のごとく，ほとんどの前立腺癌でPSA値は基準値以上になるので十分に参考となる．やはり50歳代をめどに男性排尿障害患者に関しては診療の最初の頃にPSA値検査を行っておく必要がある．

　尿閉患者や炎症患者ではPSA値が高く出る傾向にあるので，症状が落ち着いて十分な時間（少なくとも4週間）を経てからPSA値を再評価する必要がある．

（2）直腸診

　ごくまれに未分化な前立腺癌でPSA値の上昇がほとんどみられない場合もある．こういった癌の場合にはかなり硬く前立腺が触れることになるので直腸診で判断できる（初めての臨床実習の学生でも所見が取れるくらい？）が，それでもPSA値が完全に基準値内にとどまるのはきわめてまれなケースなので，恐れずにPSA値を参考に癌の有無を評価してほしい．

　直腸診に自信がないとの声もよく聞かれるが，これは仕方のないことである．壮年期以降の前立腺には石灰化が大半の患者にみられるので，筆者自身"少し硬いかな？"と感じた場合でも前立腺結石が原因だったというような場合がよくあり，基本的には直腸診だけでは前立腺癌の診断には限界がある．

　基本的にはPSA値に頼りつつ，「前立腺が硬いかな？」と少しでも感じた場合には専門医に紹介というのが流れと考える．前立腺癌の病期としては早期にあたるが，PSA値の上昇のみで診断されるようなT1c癌が現在では最も多くなっている．

（3）生 検

　PSA値がグレーゾーン（4.0〜9.9 ng/mL）の場合には一応，生検の必要性を，癌の検出率を参考にして患者に説明しておいたほうが無難と思われるが，この際に患者の年齢が重要である．前立腺癌の局所療法の適応は（全身状態にもよるが），おおむね手術療法で75歳，放射線療法はもう少し高齢までは大丈夫といった程度なので，実はこれ以上の年齢の場合には早期診断のメリットは少ないので，小さな癌をやみくもに早期診断する必要性は少ないと思われる．

　血清PSA値が10ng/mLを超えるような場合には，高齢者でももう少し強く生検を勧めておくことにしている．PSA値が高くなってくると骨などへの転移の危険性が出てくるからで，やはりQOLを大きく損なう骨転移は避ける必要がある．

　患者が生検を希望しなかった場合には，定期的にPSA値を測定しながら生検のタイミングを計る必要がある．

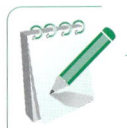

> **MEMO**
>
> プライマリケアの現場では診断に際して，PSA 値に頼ってよい．

コラム PIN とは

　前立腺上皮内腫瘍 prostatic intraepithelial neoplasm（PIN）は，比較的大型の核小体がみられる異型上皮細胞を伴った腺・導管がみられる場合に診断される．PSA が上昇している患者に前立腺組織検査を行うと時々病理医より指摘がある．

　軽度 PIN と高度 PIN に分類されて高度 PIN のほうがより異型度が高く，前立腺癌との鑑別に注意が必要となる．PIN，特に高度の PIN がみられる患者では PSA 値のフォローもより綿密に行われることとなる．

コラム Gleason grade とは

　前立腺癌の組織分類はかなり面倒で，同一患者の標本中にもさまざまな分化度を示す癌が混在しているため臨床的に問題になっていた．この問題を解決するため 1966 年に Donalds F. Gleason によって考案された前立腺癌の組織学的悪性度の指標が Gleason grade で，世界中で前立腺癌の臨床に広く用いられている．方法は前立腺癌の分化度を 5 段階に分類し，主な組織系と従の組織系をそれぞれ（主）+（従）の形でスコアとして表現する．

　例）adenocarcinoma（Gleason score 3 + 3）など

　分化度 4 以上の組織がみられ，特に主な組織型としてみられる場合には予後が悪化する．

　Gleason grade は有用な組織分類方法で，予後を推測することにも非常に有用だが，病理医の意見が分かれることがあることが実際的な問題である．この問題を避けるために後方病院でも Gleason grade の再評価を行ったのちに治療にあたる場合も多い．

4-G その他の尿路・男性性器悪性腫瘍

- 膀胱癌や腎細胞癌の検査は腹部超音波検査で十分であるが，膀胱が尿で充満しているときに行う．
- 膀胱や腎臓にできた腫瘍はほとんどが悪性腫瘍である．
- 無症候性水腎症に注意する．
- 精巣腫瘍の診断にも超音波が有用である．

泌尿器科で診療する悪性腫瘍には前立腺癌以外に，腎細胞癌，膀胱癌などの尿路上皮癌や精巣癌などがある．腎細胞癌は教科書的には血尿を呈するとされているが，現在これはきわめてまれである．腎細胞癌のほとんどは，他病精査中や検診などのときに腹部超音波検査や腹部CT検査で偶然見つかる例が多い．

これらの診療に関してプライマリケアの先生から自信がないという言葉を聞くことも多いが，心配せずに試みてほしい．これらの疾患の治療に関しては専門医の出番と思われるが，診断に関してはプライマリでの初期対応は重要である．

❶ 腎細胞癌の診断について

表4-G-1にあげたのは腎細胞癌のステージ分類だが，静脈系への浸潤も加味されるT3腫瘍ではあるが，腫瘍自体は比較的大きくてもT2の範疇であることがわかる．4～7cmとなると，腎臓の大きさに対して半分以上ともいえる大きさで，この大きさの腫瘍を腹部超音波検査で見逃す可能性はかなり低い．T2までの腫瘍は比較的予後がよいわけであるので，少なくともこの範疇で腫瘍を指摘できればよいというようにも考えられる．腎細胞癌の診断は，プライマリの現場でも及び腰にならずに腹部超音波検査を武器にどんどん行ってみてもらえればと思う．

最近はかなり精度の高いCT検査も大きな施設では運用されており，これを用いれば1cm未満の極小腎腫瘍の検出も可能となるが，すべての患者にそういった限られた施設での精査が必要かと問われればそうとも言い切れないのは明らかである（現実的に不可能である）．

私は中高年以上になって初めて肉眼的血尿を自覚した患者の場合，腎臓腫瘍の検出に際しては腹部超音波検査でスクリーニングを行い，腫瘍が指摘できなかった場合には半年ごとのフォローで見落としがないようにしているが，それで十分と考えている．

腎臓にできた腫瘍は多くが悪性腫瘍であるので基本的には専門医への紹介となる．

一部，腎血管筋脂肪腫とよばれる良性腫瘍がある．これは大きくなると自然破裂の危険があるので処置が必要だが，大きくなければそのままフォロー可能で，定期的な大きさの確認だけでよい．肝臓の血管腫と同様に，超音波検査で腎臓に高輝度の腫瘍がみられる（図4-G-2）．

腎囊胞はしばしばみられる腎臓の異常所見だが，基本的には腎臓の囊胞性疾患は症状がなけれ

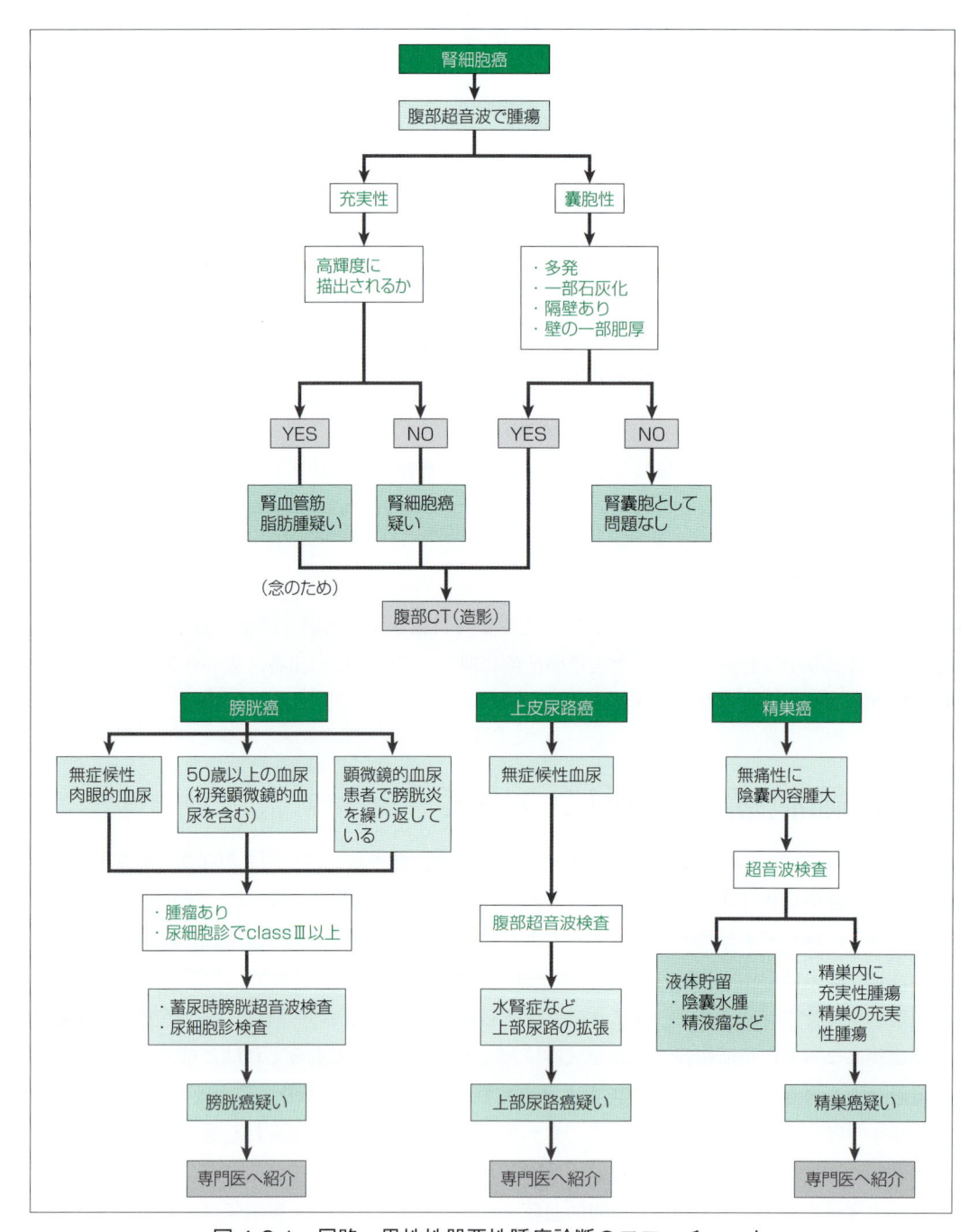

図 4-G-1　尿路・男性性器悪性腫瘍診断のフローチャート

ば経過観察でよい．通常であれば腎細胞癌と腎嚢胞の鑑別に苦慮することはないが，時に中隔を伴ったような多房性腎嚢胞がみられることがある．これは腎細胞癌の可能性があることが指摘されており，腹部 CT などで精査の必要が出てくる（図 4-G-3）．ほかにも嚢胞壁の一部に肥厚がみられる場合（図 4-G-4）には，腫瘍の可能性を考慮する必要があるとされる．

表 4-G-1　腎細胞癌のステージ分類

原発腫瘍 (T)
・TX：原発腫瘍の評価が不可能 ・T0：原発腫瘍を認めない ・T1：最大径が 7cm 以下で，腎に限局する腫瘍 　　T1a：最大径が 4cm 以下 　　T1b：最大径が 4cm をこえるが 7cm 以下 ・T2：最大径が 7cm をこえ，腎に限局する腫瘍 　　T2a：最大径が 7cm をこえるが 10cm 以下 　　T2b：最大径が 10cm をこえ，腎に限局する腫瘍 ・T3：主静脈または腎周囲組織に進展するが，同側の副腎への進展がなく Gerota 筋膜をこえない腫瘍 　　T3a：肉眼的に腎静脈やその区域静脈（壁に筋組織を有する）に進展する腫瘍，または腎周囲および/または腎洞（腎盂周囲）脂肪組織に浸潤するが，Gerota 筋膜をこえない腫瘍 　　T3b：肉眼的に横隔膜下の大静脈内に進展する腫瘍 　　T3c：肉眼的に横隔膜下の大静脈内に進展，または大静脈壁に浸潤する腫瘍 ・T4：Gerota 筋膜をこえて浸潤する腫瘍（洞側副腎への連続的進展を含む）
所属リンパ節 (N)
・NX：所属リンパ節転移の評価が不可能 ・N0：所属リンパ節転移なし ・N1：1 個の所属リンパ節転移 ・N2：2 個以上の所属リンパ節転移
遠隔転移 (M)
・M0：遠隔転移なし ・M1：遠隔転移あり

(UICC International Union Against Cancer：TNM Classification of Malignant Tumors 7th ed. ed by Sobin LH, et al, Wiley Blackwell, 2009 より改変)

❷ 上部尿路癌の診断

　上部尿路癌も時にみられる．多くは無症候性肉眼的血尿を自覚して受診する．このときに腹部超音波検査を行い，膀胱内に腫瘍がみられなければ上部尿路の検索を行うことになるが，腎細胞癌とともに上部尿路（尿管・腎盂）腫瘍に注意が必要となる．

　上部尿路癌がある場合には必ず上部尿路の拡張が腹部超音波検査で確認される．尿管腫瘍の場合には水腎症と水尿管，腎盂腫瘍の場合には水腎症がみられる．腎盂腫瘍の際にはしばしば水腎症は部分的なものになり，よく見ると水腎症の原因として腎盂内に腫瘍が確認されることが多い．上部尿路癌も良性腫瘍である可能性は低いので，無症候性肉眼的血尿患者に水腎症を認めた場合には専門医への紹介となる．

> **MEMO**
> 無症候性水腎症からは，悪性腫瘍（時に良性），先天性奇形，慢性の尿路結石などが疑われるが，いずれにしても精査が必要なので専門医へ紹介する．

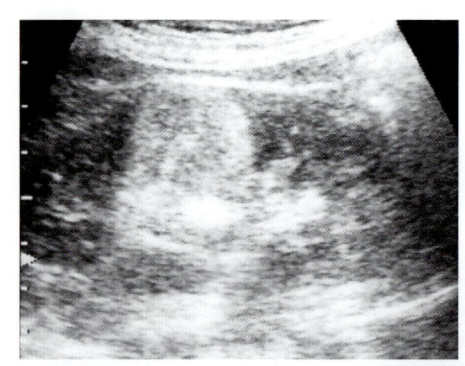

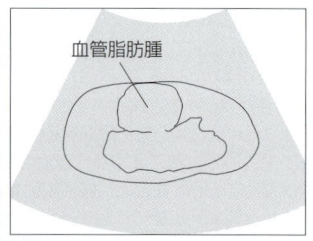

図 4-G-2　腎血管脂肪腫

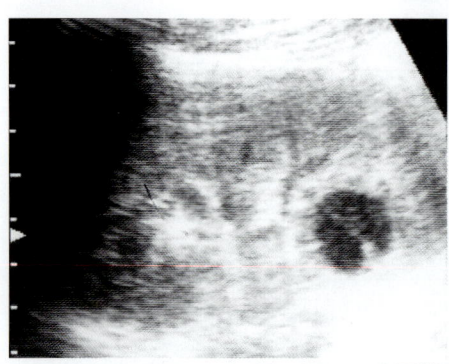

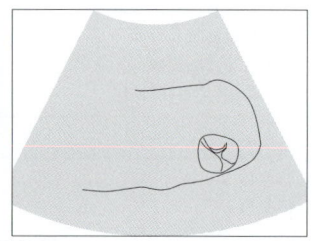

図 4-G-3　多房性腎嚢胞

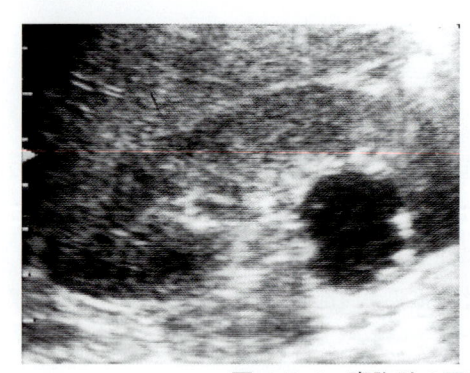

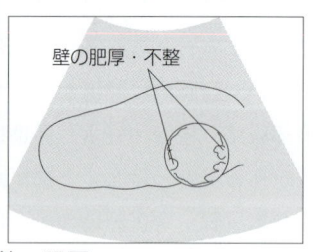

図 4-G-4　嚢胞壁の不整・肥厚

❸ 膀胱癌の診断

　無症候性肉眼的血尿の場合には，膀胱癌も重要な疾患である．

　腎細胞癌と違い，膀胱癌はそのほとんどが肉眼的血尿を自覚して医療機関を受診する．肉眼的血尿はしばしば間欠的で，ピタッと止まることも多いので，医療機関を受診したときの尿沈渣で血尿を認めなくても精査の対象となる．それどころか，明らかな肉眼的血尿を自覚したにもかかわらず受診時には顕微鏡的血尿さえも認めないようなときにはむしろ怪しいとさえ考えている．表 4-G-2 に膀胱癌の臨床病期を示しておく．

（1）腹部超音波検査

　専門医では膀胱鏡を行うことも多いが，実は膀胱腫瘍の検出自体は腹部超音波検査で十分な場合が多い．膀胱を尿で充満させて超音波検査を行った場合には 5mm 程度の膀胱腫瘍は検出可能であり，自覚症状を訴えている患者の場合にはすでにこのくらいの大きさにはなっている場合がほとんどである．

　膀胱にできた腫瘍はほぼ悪性腫瘍であるので，膀胱内に隆起性病変を見つけた場合には，"膀胱癌の疑い"として専門医に紹介する．このときの注意点として，膀胱憩室と膀胱三角部の隆起を腫瘍と見分ける必要がある（図 3-C-5，P.56「排尿障害の超音波所見」参照）．

　検査のコツは，膀胱を尿で充満させて行うということに尽きる．初診時にはすでに採尿を終えた後であることが多いので，水分を補給してもらって再検査を行うか後日改めて受診してもらう必要がある．既出であるが，膀胱が充満しているかどうかの判断は，患者が尿意を訴えているときに恥骨上からの超音波検査横断面で膀胱が四角か真ん丸に描出された場合である（図 3-C-6，P.57「蓄尿時の膀胱の形」参照）．

表 4-G-2　膀胱癌の TNM 分類

原発腫瘍 (T)
・TX：原発腫瘍の評価が不可能 ・T0：原発腫瘍を認めない ・Ta：乳頭状非浸潤癌 ・Tis：上皮内癌（いわゆる，"flat tumor"） ・T1：上皮下結合組織に浸潤する腫瘍 ・T2：筋層に浸潤する腫瘍 　- T2a：浅筋層に浸潤する腫瘍 (内側 1/2) 　- T2b：深筋層に浸潤する腫瘍 (外側 1/2) ・T3：膀胱周囲脂肪組織に浸潤する腫瘍 　- T3a：顕微鏡的 　- T3b：肉眼的 (膀胱外の腫瘤) ・T4：次のいずれかに浸潤する腫瘍：前立腺，子宮，腟，骨盤壁，腹壁 　- T4a：前立腺間質，精嚢，子宮または腟に浸潤する腫瘍 　- T4b：骨盤壁または腹壁に浸潤する腫瘍 注：多発病変を示すときは接尾語"m"を適宜 T に追加する．接尾語の"is"は，随伴性上皮内癌の存在を示し，すべての T に追加されうる．
所属リンパ節 (N)
・NX：所属リンパ節転移の評価が不可能 ・N0：所属リンパ節転移なし ・N1：小骨盤内の 1 個のリンパ節（下腹，閉鎖リンパ節，外腸骨および前仙骨リンパ節）への転移 ・N2：小骨盤内の多発性リンパ節（下腹，閉鎖リンパ節，外腸骨および前仙骨リンパ節）転移 ・N3：総腸骨リンパ節転移
遠隔転移 (M)
・M0：遠隔転移なし ・M1：遠隔転移あり

（UICC International Union Against Cancer：TNM Classification of Malignant Tumors 7th ed. ed by Sobin LH, et al, Wiley Blackwell, 2009 より改変）

（2）尿細胞診

尿細胞診が陽性となるものに，膀胱上皮内癌がある．膀胱上皮内癌は経過不良で注意が必要であるが，腹部超音波検査ではなかなか検出できない．幸いなことに通常の膀胱癌と違って尿細胞診の陽性率が高く，診断に有用なので検査を行う．しかし，一般的な膀胱炎において，尿細胞診は診断の助けにはなるが陽性率は低く，ほとんど役に立たない．通常診療において，検査に外注提出した尿細胞診検査はほとんどが陰性となる．通常，尿細胞診が陽性になるのは腫瘍がかなり大きくなってからのことが多いので，肉眼的血尿のスクリーニングとして単体では役に立たない．必ず補助として考える．

（3）フォローの仕方

癌の可能性を除外できないという不安があるとき（50歳以上の無症候性全肉眼的血尿で，原因が特定できない場合など）には3カ月ごとに腹部超音波検査を受けるように勧めている．膀胱癌は表在性で比較的予後のよいものが多い，通常これくらいの間隔で検診を行っていれば十分手遅れにならない範囲で診断できると考えている．

④ 精巣癌の診断（図4-G-5，表4-G-3）

陰嚢内容が無痛性に大きくなってきたとか，精巣の一部に小さな硬結が触れるといったときには精巣癌の除外が必要となる．陰嚢水腫や精液瘤との鑑別が重要となる．

精巣癌は主には胚細胞癌で青年〜壮年期によくみられる．よくいわれるように発症年齢には2峰性あるいは3峰性の傾向がある．

（1）透光性試験

陰嚢水腫や大きな精液瘤と精巣癌の鑑別は透光性試験が有用である．これは部屋を暗くしたのちに，腫瘍の後ろからペンライトで照らして，陰嚢内容がぼんやりと明るくなれば内容が液体成分と判断されるということである．

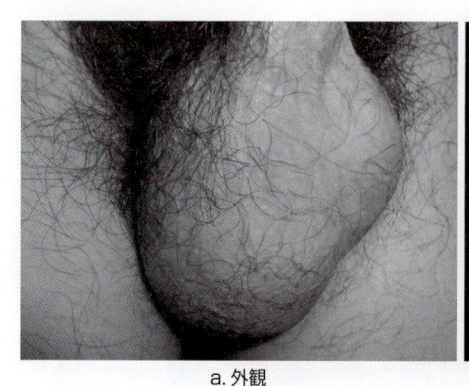

a. 外観　　　　　　　　　　b. CT像

図4-G-5　精巣癌

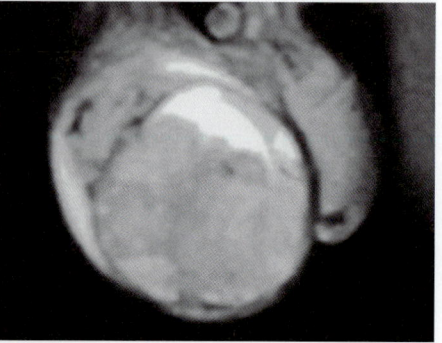

（2）超音波検査

透光性試験は慣れれば簡単であるが，なかなか機会がないと難しいし一抹の不安もあると思う．そのようなときにはやはり超音波検査が有用である．甲状腺などの検査を行うような高周波数の表在用プローベがあると診断は確実に可能で，腫瘍が実質成分で構成されていれば精巣癌を疑う．通常の腹部超音波検査でも評価は可能だが，よい画像は得にくい．

表 4-G-3　精巣癌の TNM 分類

原発腫瘍（T）
根治的精巣摘除術後に原発腫瘍の拡がりを分類し，これを根拠に病理学的病期を設定する． • pTX：原発腫瘍の評価が不可能である ＊ • pT0：原発腫瘍を認めない（たとえば精巣における組織学的瘢痕） • pTis：精細管内胚細胞腫瘍（上皮内癌） • pT1：脈管侵襲を伴わない精巣および精巣上体に限局する腫瘍；腫瘍は精巣上体白膜に浸潤するが，鞘膜に浸潤しない • pT2：脈管侵襲を伴う精巣および精巣上体に限局する腫瘍，または精巣上体白膜をこえて進展し鞘膜に浸潤する腫瘍 • pT3：脈管侵襲の有無にかかわらず，精索に浸潤する腫瘍 • pT4：脈管侵襲の有無にかかわらず，陰嚢壁に浸潤する腫瘍 ＊注：pT4 を除いて，原発腫瘍の拡がりは根治的精巣摘除術によって分類される．精巣摘除術が行われないその他の分類には，TX を用いることもある．
所属リンパ節（N）
• NX：所属リンパ節の評価が不可能 • N0：所属リンパ節に転移を認めない • N1：所属リンパ節に 1 個でかつ腫瘤の最大径が 2cm 以下の転移を認めるか，または，最大径が 2cm 以下の多発性転移を認める • N1：所属リンパ節に 1 個でかつ腫瘤の最大径が 2cm 以下の転移を認めるか，または最大径が 5cm 以下の多発性転移を認める • N3：所属リンパ節に 1 個でかつ腫瘤の最大径 5cm 以上の転移を認める
遠隔転移（M）
• MX：遠隔転移の評価が不可能 • M0：遠隔転移なし • M1：遠隔転移あり 　- M1a：所属リンパ節以外のリンパ節転移または肺への転移 　- M1b：非所属リンパ節および肺以外への遠隔転移
血清腫瘍マーカー（S）
• SX：腫瘍マーカー検査が評価不能または実施していない • S0：腫瘍マーカー値が正常値内 • S1：乳酸脱水素酵素（LDH）<1.5×N＊ および 　- ヒト絨毛性ゴナドトロピン（hCG）（mIU/mL）<5,000，および 　- α-フェトプロテイン（AFP）（ng/mL）<1,000 • S2：LDH 1.5～10×N＊ または 　- hCG（mIU/mL）5,000～50,000，または 　- AFP（ng/mL）1,000～10,000 • S3：LDH>10×N＊ または 　- hCG（mIU/mL）>50,000，または 　- AFP（ng/mL）>10,000 ＊注：N は LDH 法の正常値の上限を表す．

（UICC International Union Against Cancer：TNM Classification of Malignant Tumors 7th ed. ed by Sobin LH, et al, Wiley Blackwell，2009 より改変）

陰嚢内容腫瘍の場合には，別途の手順に従って診断を進めればよい．

(3) 触　診
　精巣の一部に硬結が触れるという場合には，精液瘤や慢性精巣上体炎と精巣癌の鑑別が必要となるが，判断はやや難しい．実は触診でもこれらを判断することは可能である．丁寧に触って精巣自体の一部に硬結があれば精巣癌の疑いとなり，精巣上体などの周囲の付属器に硬結が触れれば精液瘤を疑う．しかし，これらの判断を身体所見のみで行うには少し経験を必要とするので，しっかりと判断できる表在性超音波検査を行う必要がある．

　陰嚢内容の無症候性硬結に関しては陰嚢内容腫大よりも判断が難しいので，専門医に相談したほうが安心かもしれない．

5 陰茎癌の診断 (図4-G-6)

　陰茎に腫瘍か潰瘍性病変をみたときには陰茎癌も考慮する．

　腫瘍性病変の際には尖圭コンジローマ，潰瘍性病変の場合には感染症との鑑別が必要だが，やはり悪性腫瘍はそれなりの経過をたどることが多く，しばしば悪臭を伴うことがあり，鑑別のポイントとしていることが多い．

　腫瘍マーカーとしてSCCをチェックするが，基準値内のことが多く，やはり身体所見で疑う必要がある．生検が必要となるので，疑わしい場合には専門医紹介とする．陰茎癌の際にしばしば鼠径リンパ節の腫脹をみることがあるが，転移による腫脹ではなく二次感染によるものであることが多い．

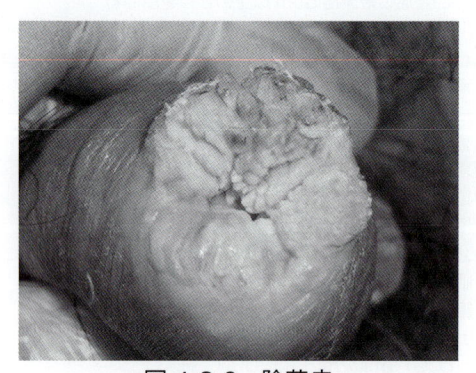

図 4-G-6　陰茎癌

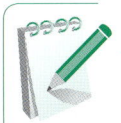

> **MEMO**
>
> 夏になると「血尿が出た」と訴えて受診する患者が増える．単なる濃縮尿で，濃黄色をそのように自覚するわけだが，真の肉眼的血尿と聞き分けるのはやや困難である．実際には真の肉眼的血尿を疑わせるポイントがいくつかある．
> - トイレの便器に血がぽたぽたとついた．
> - 血の塊が混じっていた．
> - ティッシュで拭いたら色がついた．
> - 排尿の最初と最後で尿の色が違った．
>
> などは，真の肉眼的血尿である可能性の高い訴えである．

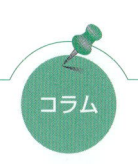

コラム　血尿が消えた肉眼的血尿

　同じような話は何度かある．以前勤務医だった頃の話であるが，老夫婦が「肉眼的血尿が出た」と言って受診した．少し前に同じ症状で受診があり，そのときのカルテを見てみると，受診時には顕微鏡的血尿もなく念のために行った腹部超音波検査でも尿路に腫瘍陰影は指摘できていなかった．担当した医師の診断は「本人の間違いか…，症状再度出たら受診か？」といったような内容であった．夏場に「血尿が出た」と受診する患者が，高度に濃縮された尿を勘違いしている場合が多く，確かに初診時の状況からはそのように感じられた．

　初診時の診療内容を確認してみても特記事項はなく，ただ腹部超音波検査施行時の尿貯留量が目算 100mL ほどだったのが少し気になる程度だった．

　筆者のところに再診した際にも顕微鏡的血尿はなく，やはり検尿したのちの腹部超音波検査では膀胱内に明らかな腫瘍はみられなかったが，このときは肉眼的血尿が確かにあると判断し，患者に頑張って 1 時間ほど尿をためてもらったのちに再検すると，膀胱左壁にはっきりと膀胱腫瘍が確認できた．結果的に事なきを得た患者だったが，薄氷を踏む思いである．

　本文中にも記載したが，このように明らかな肉眼的血尿があるにもかかわらず受診時にまったく血尿がないのは，むしろ腫瘍の存在を疑う気持ちでもよい．

　微妙な訴えのときに真の血尿と判断するポイントはいくつかあるが，それは MEMO を参照してほしい．

4-H 過活動膀胱 overactive bladder・神経因性膀胱 neurogenic bladder

- 過活動膀胱は尿意切迫感を訴える疾患で，症状から診断する．
- 類似疾患もあり，鑑別診断で，ほかの疾患でないか明らかな併発なければ過活動膀胱 overactive bladder（OAB）として加療する．

1 過活動膀胱（図4-H-1）

（1）診　断

　過活動膀胱（OAB）は急に強い尿意を感じる状態のことで，診断に際しては自覚症状のみで判断してよい．「急に尿意を感じて，トイレまで間に合わないような感じがある」という訴えの場合は，たいていOABである．除外疾患が指定されているので，それらには注意を払っておく必要がある（表4-H-1）．

　"そんな人はいっぱいいるんじゃないか"という疑問があるが，実際にそのとおりで，過活動膀胱状態の患者は大変多い．

　OABは悪化すると切迫性尿失禁を呈するが，OABに尿失禁合併の有無は必須ではない．過活動膀胱様症状を呈する疾患の除外が必要であるが，初診時から鑑別を急ぐ必要性は低い．問診を中心に尿沈渣を行って膿尿や血尿の有無を確認しておけばよい．

　尿沈渣で膿尿がみられれば膀胱炎の合併なので抗菌薬投与を行うが，血尿のみしか確認できな

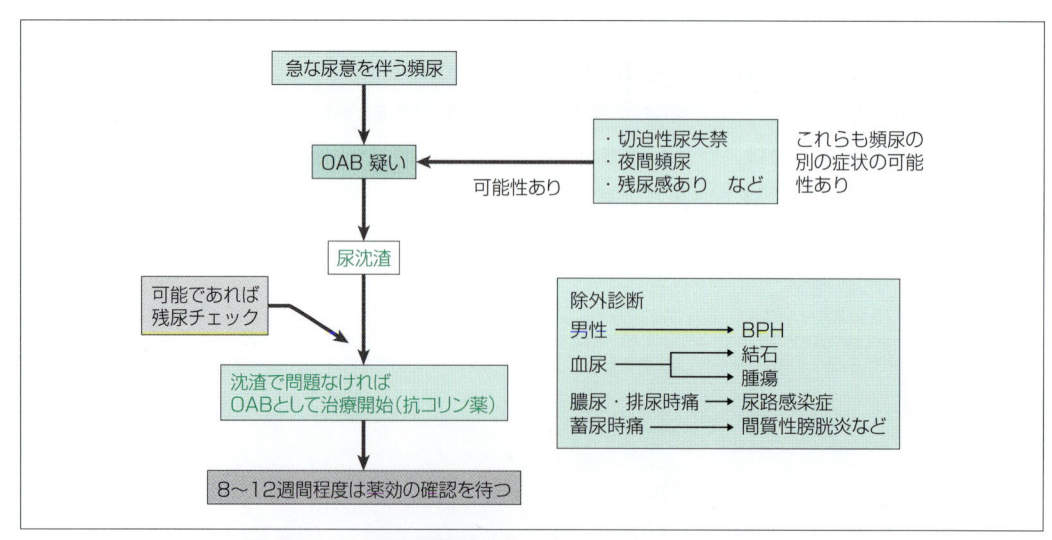

図4-H-1　過活動膀胱マネジメントのフローチャート
OAB：overactive bladder 過活動膀胱，BPH：benign prostatic hyperplasia 前立腺肥大症

表 4-H-1　過活動膀胱の除外疾患

膀胱の異常	膀胱癌，膀胱結石，間質性膀胱炎
膀胱周囲の異常	子宮内膜症，子宮筋腫など
前立腺・尿道の異常	前立腺肥大症，前立腺癌，尿道結石
尿路性器感染症	膀胱炎，前立腺炎，尿道炎
その他	尿閉，多尿，心因性頻尿

（日本排尿学会：過活動膀胱診療ガイドライン．p.6, 2005 より改変）

い場合はやや悩ましい．中年期以降の女性に顕微鏡的血尿を合併することはかなり多いので，基本的には参考程度にとどめることになるが，上皮内癌が時に頻尿をきたすので，今回初めて血尿を指摘されたというような場合には尿細胞診だけは施行しておくようにしている．

●残尿感，夜間頻尿などの訴えにも注意

急に強い尿意を感じる状態が OAB ということであるが，これはあくまで成書での表現で，実際の患者はいろいろな表現を使うので注意が必要である．

「トイレに間に合わないことがある」「尿がもれそうになる」というような表現はまだ定義に近いが，「最近，残尿感がある」「最近，排尿の回数が多い」「夜に尿で起きるようになった」など排尿回数が増えているような主訴の場合にも広く疑う必要がある．"夜間頻尿"の場合を例にとると，これだけでは OAB の症状とはいえないようにも思えるが，OAB 患者は日頃から早め早めに排尿をする習慣がついている場合も多く，寝ているときにその傾向が強くなったりするものである．こういった隠れ OAB にも注意が必要である．

(2) 治　療

OAB の治療は抗コリン薬の内服が中心となる．現在では各種の抗コリン薬が使用できるようになっており，それぞれの内服薬に若干の違いがあるとされているが，実際の使用に際してそれを実感することは困難である．患者の訴えに合わせて使用することになるが，注意が必要なのは，十分な効果がある場合でも効果の発現には相当の日数を要することである．最低でも 4 週間，できれば 8～12 週間の使用後に効果を判定する必要がある．やはり，処方を開始する最初の診療の際にこのことを患者にきちんと伝えておくとよい．

しばらく OAB の治療を行っても症状が軽快しない場合には，他疾患の合併を考慮する必要がある．

特に，悪性腫瘍の診断の遅れは問題となるので，尿路上皮癌の除外のために腹部超音波検査と尿細胞診を施行するが，腹部超音波検査では同時に膀胱内結石や水腎症の有無を確認しておく．

> **MEMO**
>
> 2012年10月よりβ₃刺激薬ミラベクロン（ベタニス®）が長期処方可能となった．膀胱刺激をしっかり取り，かつ抗コリン薬にみられた口渇などの副作用が著しく減少し，患者の服薬コンプライアンスも良好である．
> 当院ではOABの第一選択にしているが，手応えが大きく，諸先生方にもお勧めしたい．

❷ 神経因性膀胱 (図4-H-2)

（1）定　義

　従来から重要疾患であった神経因性膀胱も国際尿禁制学会 International Continence Society（ICS）のOABの概念をきっかけに大きく臨床的立場が変化してきた．

　排尿に関する神経の問題で，膀胱などの下部尿路の機能的問題が起こった状態のことを広く神経因性膀胱とよんできたが，まったく異なる疾患，すなわち過活動も低活動膀胱もひとくくりにしているために泌尿器科医以外の医師からはやや理解してもらえない疾患だったかと思う．

　現在，神経因性膀胱の疾患概念のうち症状を問題とする過活動型の排尿機能障害は大きくOABということで切り出されているので，残った疾患群は症状だけにとどまらない腎機能障害や尿路感染症を繰り返す厄介な膀胱機能障害患者群のことをイメージしてもらえればよいと思われる．

　しかし，前述のように神経因性膀胱には膀胱機能が過反射を起こしているものと，低活動により尿排出がうまくできないものが含まれている．

（2）治　療

　実際の治療にあたっては，①腎機能保持，②QOLの改善，の順番で考える必要がある．図4-H-3に参考資料を掲載する．

（3）代表的な神経因性膀胱

　最もしっかり対応しないといけないものが，脊髄損傷の際にみられる排尿筋と尿道括約筋の協調不全である．これは上部尿路への影響がきわめて大きいため早急に対応する必要がある．これに関しては，P.123「溢流性尿失禁」の項を参照されたい．それ以外の過活動型や低活動型の場合には，尿路感染症と腎機能を確認しながら残尿の減少をめざし，過活動型の場合には抗コリン薬を中心とした対応，低活動型の排尿障害にはα遮断薬とコリン作動薬などの排尿筋圧を上げる薬剤の投与を試み，それでも残尿が減らない場合には間欠導尿の導入を試みる．

> **MEMO**
>
> ・薬効をすぐに判断してはいけない．
> ・治療には気候の変動にも注意，味方につけることも．

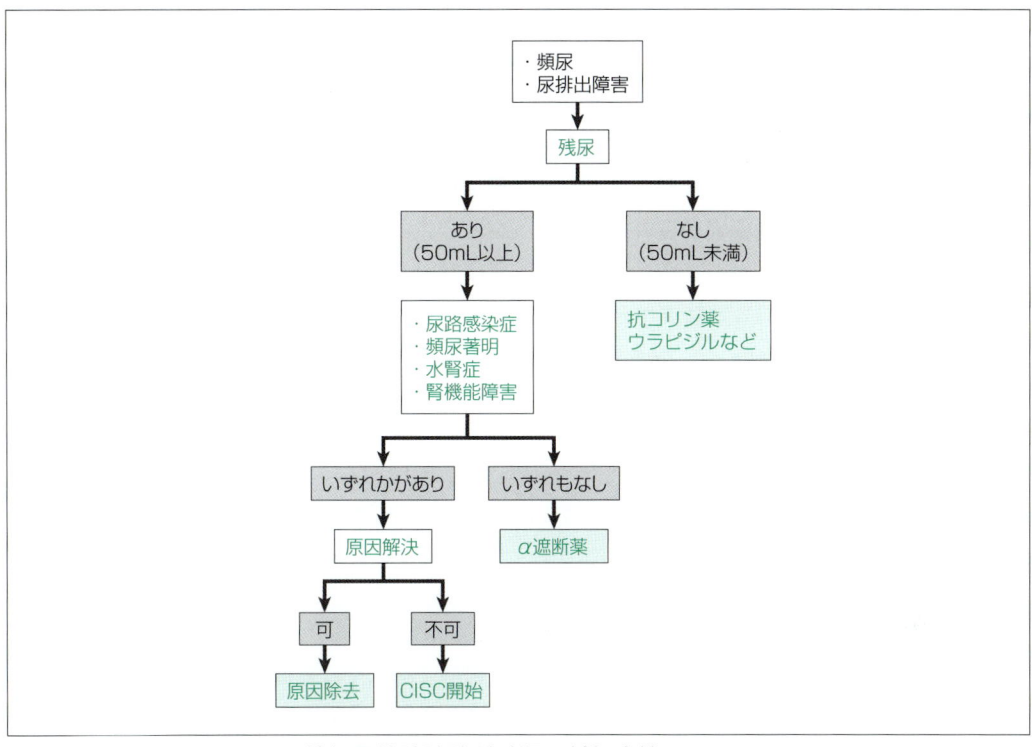

図 4-H-2　神経因性膀胱診断手順と対処方法のフローチャート
CISC：clean intermittent self-catheterization 清浄間欠的自己導尿

図 4-H-3　尿道関連神経支配

> **コラム**

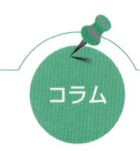

パーキンソン病と抗コリン薬

　治療の困難な神経因性膀胱やパーキンソン病は高い頻度で排尿障害を発症するが，いわゆる過活動タイプの機能障害が多い．こういった場合には抗コリン薬で膀胱排尿筋圧の緊張を取るのが望ましいのだが…．多くの抗コリン薬はパーキンソン病で禁忌となっているので投与できない！　まずはα遮断薬で治療を開始して症状の推移を見守ることになるのだが…．十分な効果のない場合は，$β_3$刺激薬を投与している．

> **コラム**

認知症と抗コリン薬

　使用に関してはこれもジレンマ．認知症では機能性尿失禁がよくみられるが，OABに伴う切迫性尿失禁もしばしばみられる．抗コリン薬の一部はやはり認知症に対して悪い影響を与える可能性が指摘されており，いくら認知症症状を悪化させないとしても第一選択薬として積極的に使用することにはためらいがある．実際には認知症の症状は機能性尿失禁の割合が高いことが多いので内服治療に頼るよりは，早くから介護の力を借りることも視野に置いておく必要があるだろう．

> **コラム**

神経因性膀胱

　神経因性膀胱は，おおざっぱな呼び名で，症候群とも違う怪しい（？）疾患であり，泌尿器科の疾患を理解するうえでかなりの混乱原因となる．
　神経が原因となる膀胱機能障害の総称だが，尿が出なくなる低活動型膀胱と，尿が漏れてしまう過活動型膀胱といったまったく反対の状態が両方とも「神経因性膀胱」として同じ呼び名で呼ばれていた．現在では蓄尿障害をきたす過活動型の一部が過活動膀胱として切り離されたが，現状でもその他の各膀胱障害のことをまとめて呼んでいるような混乱がある．筆者の私見ではさらにそれぞれの膀胱機能障害について名前をつけてもらえると，コンサルトなどがあったときに返事に病名を書きやすいのだが…と感じている．

4-I 尿失禁 urinary incontinence

- 切迫性と腹圧性は症状から鑑別可能，溢流性（慢性尿閉）には注意する．
- 機能性尿失禁（特に認知症）にはむやみに投薬治療しない．
- 3カ月たって症状改善がなければ専門医受診を検討する．

1 診断：治療

　他章でも述べたように，日常臨床における尿失禁は，①切迫性尿失禁 urge incontinence，②腹圧性尿失禁 stress incontinence，③溢流性尿失禁 overflow incontinence，④機能性尿失禁の4つに分類できる（表 4-I-1）．

　切迫性尿失禁は膀胱の蓄尿障害，腹圧性尿失禁は骨盤底筋群脆弱化による膀胱の解剖学的位置異常，溢流性尿失禁は膀胱容量を超えて尿が貯まることによってそれぞれ発症する．また機能性尿失禁は膀胱機能が正常であるにもかかわらず膀胱機能以外の身体・精神機能障害が原因となって起こる尿失禁の総称である．

　診断はやはり問診が中心となる．

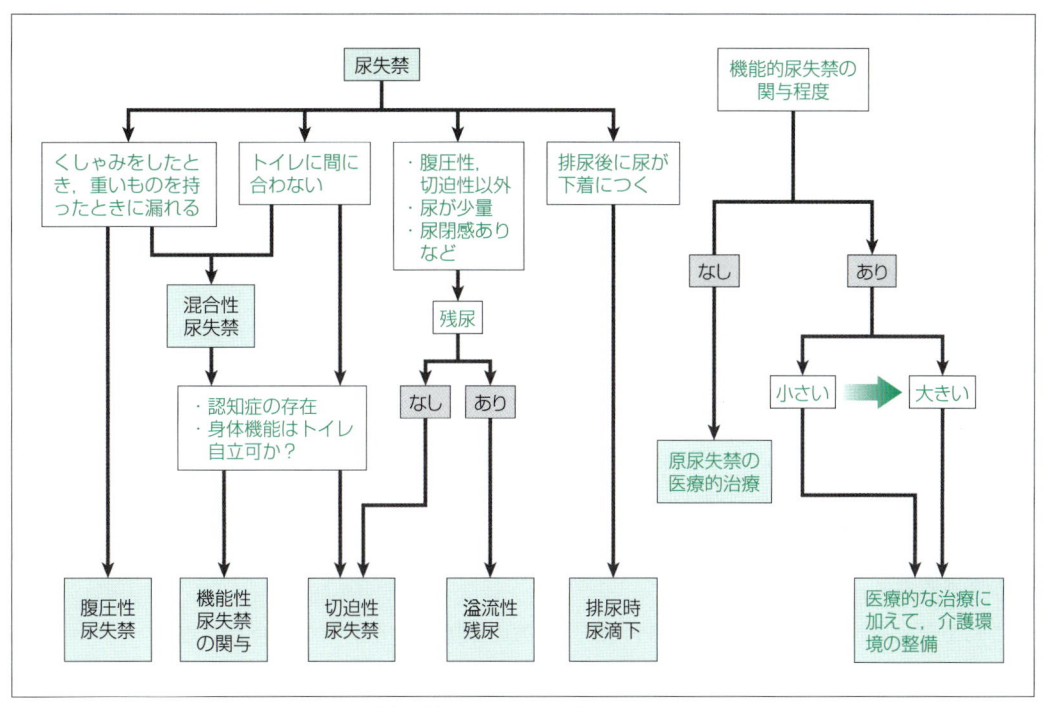

図 4-I-1　尿失禁マネジメントのフローチャート

表 4-I-1 各尿失禁の特徴

	原因	症状	診断	治療
切迫性尿失禁	排尿反射の過反射，過刺激などが原因	尿意を伴い，トイレまで間に合わない	問診による	抗コリン薬，膀胱訓練
腹圧性尿失禁	膀胱の解剖学的位置変化（下降）	尿意はない．咳をしたり走ったりといった腹圧上昇時に尿漏れ自覚	問診 場合によってはパッドテスト，視診で膀胱瘤を確認する	・骨盤底筋体操 ・干渉低周波装置による刺激 ・手術療法
溢流性尿失禁	慢性〜急性尿閉の進行による尿溢流	断続的な少量の尿漏れ（微弱な排尿反射を伴うことあり）．特に急性の場合には尿閉塞感や下腹部膨満感あり	腹部超音波検査で尿貯留確認．水腎症の確認も必要	早急に残尿を解除．腎機能も確認する（腎機能が悪化しているときには腎後性腎不全の対応も）．カテーテル留置，間欠導尿，下部尿路通過障害のときには手術なども考慮
機能性尿失禁	膀胱以外の身体・精神機能などのトラブルによる正常な排尿機会の消失	特定の症状はない．単独で存在しないと考えてもよい	特定のものはない．ほかの尿失禁に混じって，どのくらい関与しているかという視点で考える	介護力なども十分発揮する必要がある

❷ 切迫性尿失禁（図 4-I-2）

（1）定　義

　膀胱の蓄尿障害によって発症する．外的な刺激が増した状態か，内的な神経のバランスが悪くなって排尿側に傾いたときの2つの原因が考えられる（表 4-I-2）．

　外的な膀胱粘膜側からの刺激が増した状態として，膀胱炎（主に急性），膀胱結石や膀胱尿管移行部まで下りてきているような尿管結石，膀胱癌や間質性膀胱炎などがあげられる．前立腺肥大症の頻尿や切迫性にも一部関連していると考えられている．

　内的な神経側の原因として発症するには，過活動膀胱，膀胱反射が増すような神経因性膀胱などが考えられる．

　これをそれぞれに分けて考えるわけだが，両方の原因を伴うような場合もある．

（2）診　断

　診断は「トイレまで間に合わない」「下着を下ろそうとすると漏れる」などの患者からの訴え

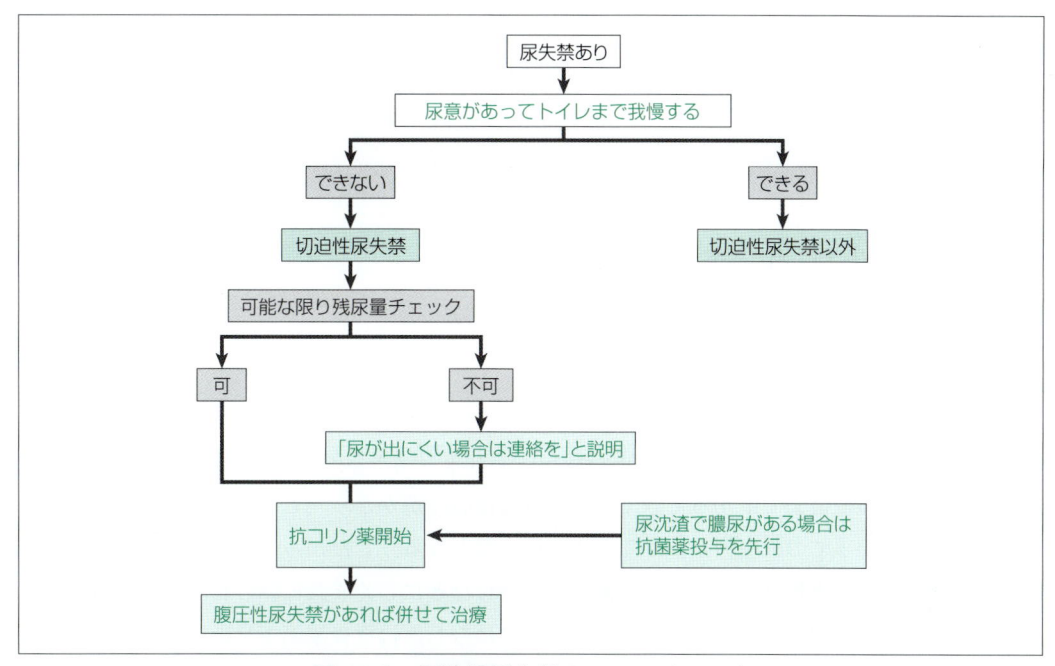

図 4-I-2 切迫性尿失禁のフローチャート

表 4-I-2 切迫性尿失禁の代表的な原因

刺激が増した状態	神経が原因の場合
・急性膀胱炎 ・慢性膀胱炎 ・膀胱結石 ・慢性前立腺炎 ・前立腺肥大症	・神経因性膀胱 ・過活動膀胱

でほぼ確定する．失禁の際に尿意を伴っていることが前提となる．

また，過活動膀胱と同じ鑑別診断が必要なので診断に際しては過活動膀胱に対するアプローチも参考になる．

（3）治　療

治療に際して，膀胱側からの刺激が増している場合は原因を取り除く方向で考える必要がある．急性膀胱炎によると思われるときには感染症の治療を，膀胱結石による場合には結石の除去を行う必要がある．

神経が原因の場合には抗コリン薬の投与が第一選択となる．実際の患者にはこのグループが多

> **MEMO**
>
> ここでも，β_3刺激薬の投与はよいと考えている．

く，尿沈渣で膿尿や血尿などがない場合にはほぼこのグループに属する．この際に，やはり抗コリン薬の効果はすぐに出現しないことも多いので最初にきちんと説明しておく必要がある．

切迫性尿失禁と診断して治療を行い，3カ月たって改善しない場合には専門医への紹介を考慮する．

❸ 腹圧性尿失禁 (図 4-I-3, 4)

(1) 定 義

骨盤底筋群の脆弱化によって骨盤底が緩み，膀胱の位置が下がることによって発症する．膀胱が骨盤腔内の定位置にあれば急激な腹圧がかかっても尿道側からの圧力で尿禁制が保たれるが，膀胱が外尿道口の位置まで下がってきている場合には腹圧がかかったときに下からの圧力がかからず尿道口に向かってのみ圧力がかかるために尿失禁となる．したがって腹圧性尿失禁患者はほとんど女性である．男性は，前立腺の手術をした場合などにごくまれにみられるのみである．手術の既往のない男性が腹圧性尿失禁を訴えるときにはむしろ排尿後尿滴下を疑う必要がある．

(2) 診 断

失禁の際に尿意を伴わない．腹圧がかかるとき，たとえば"くしゃみをしたとき""笑ったとき""重いものを持ったとき""走ったとき"などに尿意を伴わずに失禁を自覚していればほぼ確定する．

さらにパッドテスト（表 4-I-3）で尿失禁量を確認すると自覚できる．

(3) 治 療

●骨盤底筋体操（図 4-I-5）

手術をすれば軽快するが，ほとんどの場合で最初に骨盤底筋群の強化を考える．最も簡単にできるのは骨盤底筋体操（図 4-I-5）で，これは1日何回もどんどんやるように指導している．尿失禁の状態に加えて，本人の性格や病識にもよるが，あまり時間を決めてやったりするとハードルを高く感じてしまう人も多いようである．また，効果出現がすぐに現れないので継続するには相応の忍耐も必要となる．

要は回数をしっかりと行えばよいので，筆者の場合には1日に何回行うか目標を決めたり，「1日に100回やってください」などと相手に応じて説明してかなり自由に行ってもらっている．

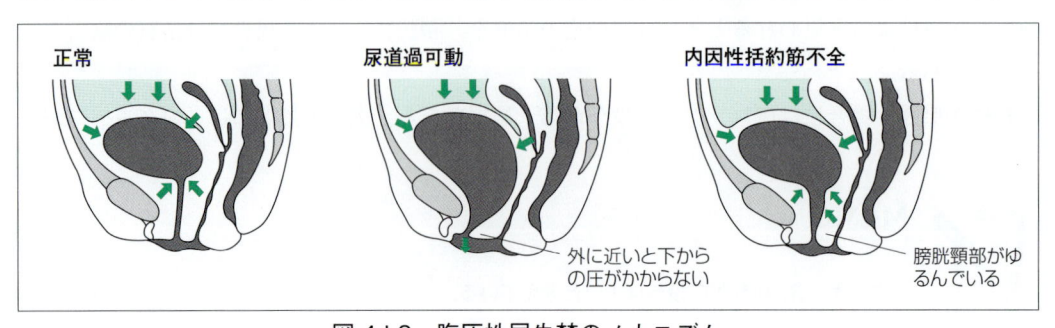

図 4-I-3　腹圧性尿失禁のメカニズム

```
                    尿が漏れるとき
                    ・くしゃみまたは咳をしたとき
                    ・重いものを持ったとき
                    ・縄跳びをしたとき
                    ・笑ったとき
                    ・走ったとき
                    ・ベッドから起き上がったとき
                         │
              ┌──────────┴──────────┐
             あり                    なし
              │                      │
          腹圧性尿失禁           腹圧性尿失禁以外
              │
       ┌──────┴──────┐
   可能であれば視診で    できればパッドテスト
   膀胱癌の有無を確認
       │
   ┌───┴───┐
  なし      あり
   │        │
 ・骨盤底筋体操  + 干渉低周波装置
 ・スピロペント併用？  （専門医）
   │
 3カ月で変化なし
   │
 手術目的で専門医へ    あれば専門医へ
```

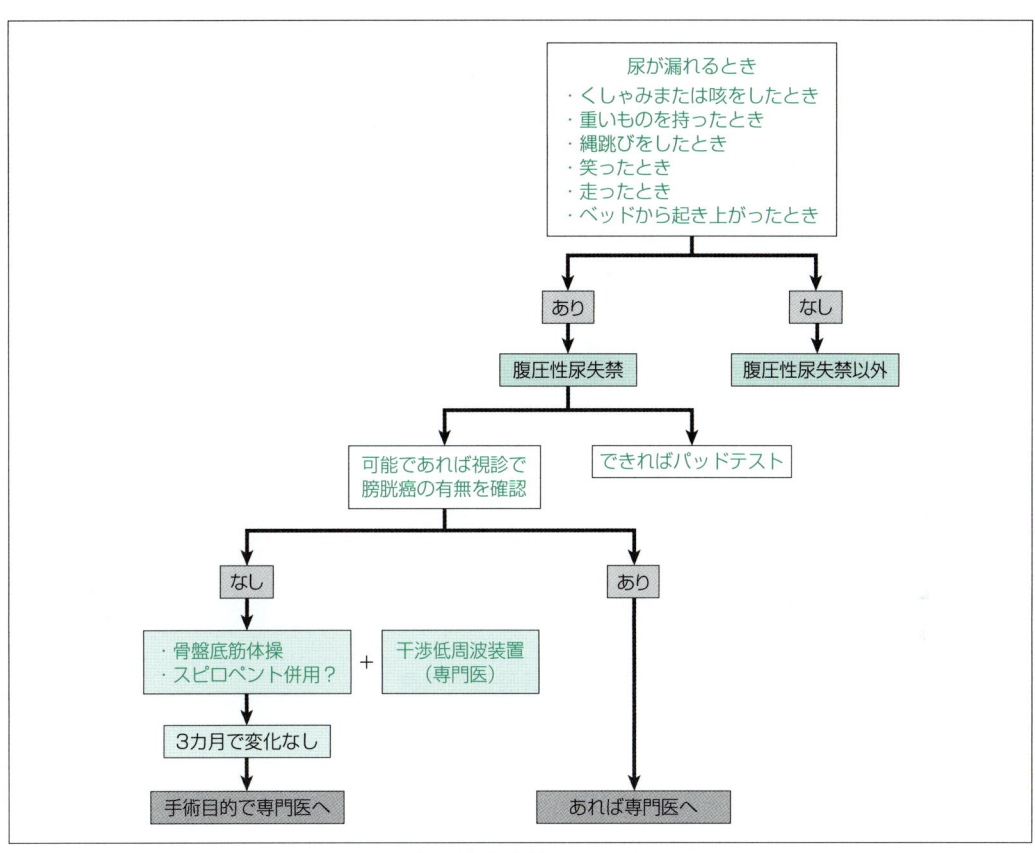

図 4-I-4　腹圧性尿失禁のフローチャート

朝起きて排尿せずにいて午前中にするのが望ましい．

1．排尿せずにパッドを装着する．
　（パッドは重量を測定しておく）

2．約500mLの水またはお茶を約15分かけて飲む．

最初の15分間	・座ってテレビを見たり，ラジオを聴いたりして，ベッドで寝ないこと
後の30分間	・散歩をする．急ぎ足で走行もしたほうがよい．階段昇降，途中でジャンプ10回 ・咳10回，屈伸10回をすること ・流水にて手洗い1分間すること

3．飲水後1時間してパッドをはずして重量を測定する．
4．パッド重量（後）－パッド重量（前）＝尿失禁量

記入欄
セルフパッドテストを3回行い平均を出してください．

1回目	g	
2回目	g	平均　　g
3回目	g	

あなたの重症度の目安

5g以下	軽症
5〜10g	中等症
10〜50g	重症
50g以上	きわめて重症

表 4-I-3　尿失禁のセルフパッドテスト（腹圧性尿失禁用）

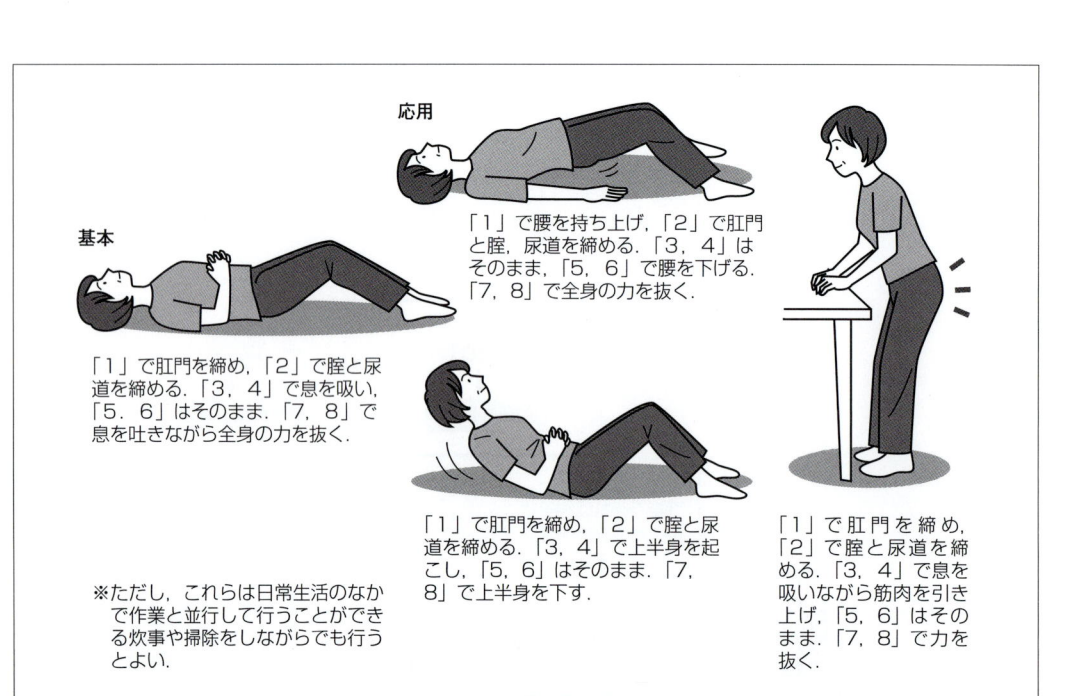

図 4-I-5　骨盤底筋訓練

●干渉低周波刺激

さらに泌尿器科の場合には，干渉低周波装置で骨盤底筋に刺激を当てて治療を行う．泌尿器科でなければ干渉低周波装置はないと思われるので，骨盤底筋体操を3カ月ほど行い，体操が毎日できているにもかかわらず尿失禁に変化がみられない場合には専門医へ手術目的などで紹介することになる．

●手術療法

腹圧性尿失禁は手術によって症状の改善が期待できる尿失禁である．数カ月の骨盤底筋体操や，干渉低周波刺激などの保存的治療で症状が改善しなかった場合に手術療法が勧められる．

手術はそれなりの効果が期待されるので，専門医に紹介することになる．手術方法がいくつか存在するが，これも施設によって用いられる方法が若干違うようなので情報を入手しておく必要がある．

• tension-free vaginal tape（TVT），trans-obturator tape（TOT）（図 4-I-6）

長く行われてきたステイミー手術は縫合糸により膀胱頸部を吊り上げて行う手術で，効果はあるものの再発などの問題で長期成績は十分ではなかった．

最近では，膀胱頸部は吊り上げる必要はなく，腹圧がかかったときにずり落ちることのないよう支えるだけでよいとの理論から，ハンモック状にテープなどを用いて膀胱頸部が落ちてこないように支えるような手術が行われる．これは膀胱吊り上げ術より成績が勝ることがわかってきたので，現在ではほとんどが TVT，TOT とよばれるこれらの手術に代わっている．

図 4-I-6　tension-free vaginal tape（TVT）

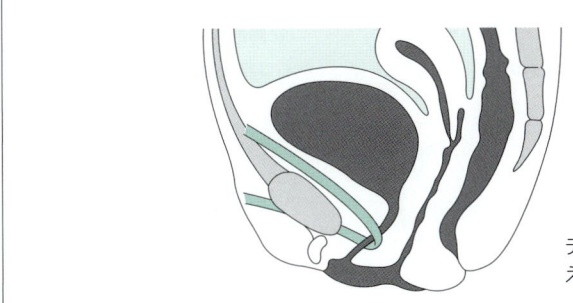

テープで膀胱が下がってこないように支える．上に引っ張り上げるわけではない．

④ 混合性尿失禁（参考）

腹圧性尿失禁と切迫性尿失禁の両方がみられる状態で，両方の対応，すなわち抗コリン薬を内服しながら骨盤底筋体操などを行う必要がある．

⑤ 溢流性尿失禁（図4-I-7）

(1) 定　義

溢流性尿失禁は充満した膀胱から尿が溢れ出ている状態である．膀胱容量は正常〜拡張している場合と極端に低下している場合がある．前者は前立腺肥大症などによる下部尿路通過障害と低活動型膀胱などに起こる場合で，後者は放射線照射によって膀胱が硬く萎縮を起こした場合などが代表的である（表4-I-3）．

(2) 診　断

問診のみからの診断はやや困難だが，多くの場合には残尿感や下腹部の緊満感を伴いながら継続的少量ずつの尿失禁をみる．尿失禁を伴い，超音波検査で膀胱が充満している状態を確認するとほぼ確定するが，このときに水腎症の有無も確認しておく．

急性尿閉と慢性尿閉に伴う場合があり，急性の場合は強い尿意も伴い判断しやすいが，慢性尿閉に伴うものは症状もゆるやかである．しかし，慢性尿閉に伴う溢流性尿失禁は経過も長いため上部尿路への影響が出ている場合も多く，腎後性腎不全の原因となるので，いずれの場合も積極的な介入が必要となる．

下部尿路通過障害による溢流性尿失禁の場合，原因として前立腺肥大症が多くなる．この場合，一度導尿で尿閉状態を解除したのちに，α遮断薬などを投与して経過を観察し，もし再び尿閉を繰り返して尿の溢流をみるようであれば手術を考慮して専門医へ紹介とする．

溢流性尿失禁が前立腺肥大症などの下部尿路通過障害によるもの以外の場合には，膀胱の機能が損なわれていることにより尿閉状態が起こっていることが多く，基本的に手術療法は無効である．

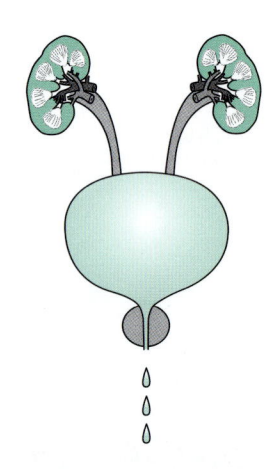

① 前立腺肥大など	② 膀胱コンプライアンスの低いもの	③ 膀胱コンプライアンス（膀胱緊張）の高いもの
通過障害などによる急性尿閉によるときは自覚症状が強く，慢性尿閉に伴うときは腎不全に注意．	膀胱は大きく，蓄尿量も増えている．上部尿路への影響は，進行するまで出ないことが多く，CISCで症状は改善される．	膀胱が硬くて伸展しないのですぐに充満する．憩室も多い．上部尿路への影響が早くから出る．

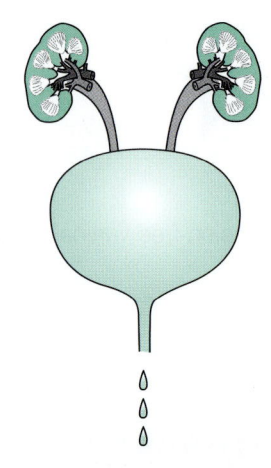

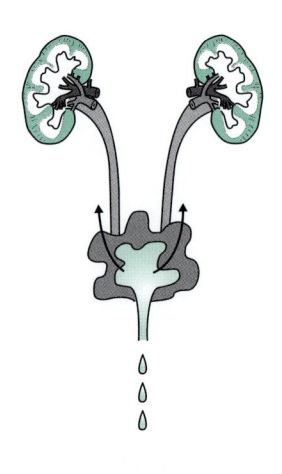

図 4-I-7　溢流性尿失禁のメカニズム
CISC：clean intermittent self-catheterization 清浄間欠自己導尿

表 4-I-3　溢流性尿失禁の主な原因

下部尿路通過障害	末梢神経障害	膀胱容量低下
・前立腺肥大症 ・前立腺癌 ・尿道狭窄症	・糖尿病 ・骨盤内手術後	・骨盤内放射線照射後など

　これらの溢流性尿失禁に対する最も確実な方法は清浄間欠自己導尿 clean intermittent self-catheterization CISC の指導で，治療効果は高い．尿路カテーテルの留置も選択肢となるが，長期にわたると合併症もみられるようになるので可能な限り回避したい．
　間欠的自己導尿はカテーテル留置に比べて優れた治療方法（図 4-I-8）だが，問題はその手技が導入のハードルとなることである．行う場合には尿量などを参考に3～5回/日ほど行う．高齢などで間欠導尿が無理な場合にはやむをえず尿路カテーテルの導入を検討することになるが，その際，女性の場合には通常の尿道カテーテルでもよいが男性で留置が長期にわたる場合には膀胱瘻が望ましいとされる．やむなく，男性で尿道カテーテル留置が長期にわたる場合には外尿道口の損傷と発熱の出現に注意する．

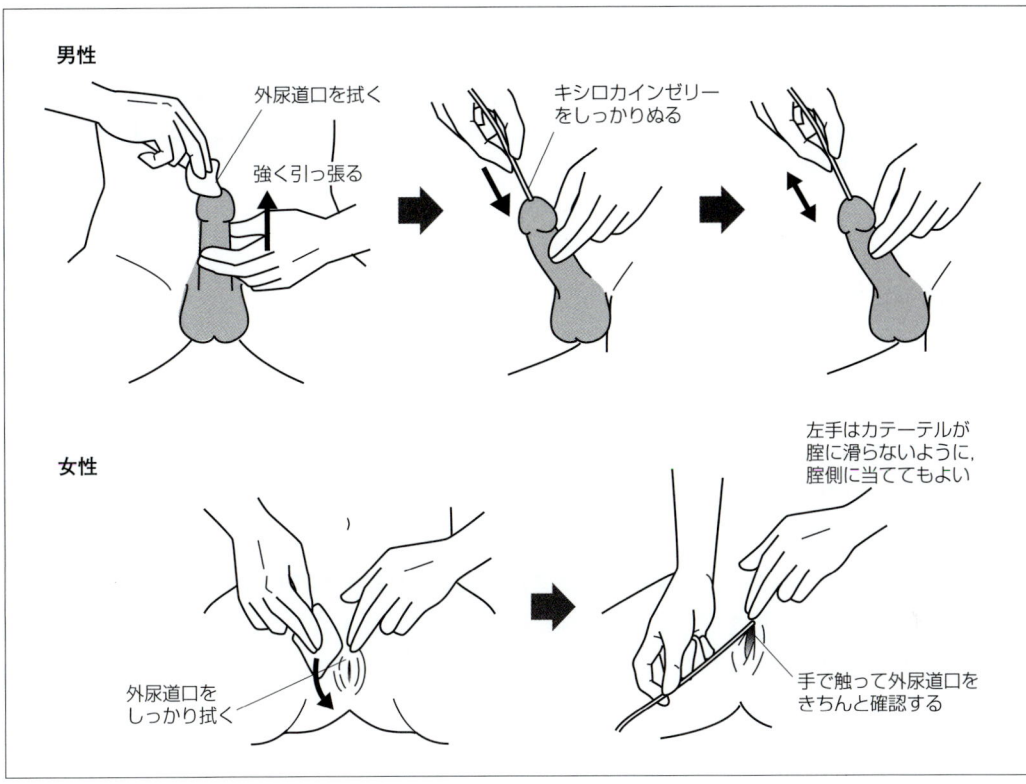

図 4-I-8　自己導尿

> **MEMO**
>
> CISCは睡眠前に行うと夜間排尿をぐっと減らすことが可能である．また，回数に関しても理想的な回数が無理でも，1日1回でもできる範囲で行うべきである．

コラム　CISC時の消毒が面倒である

　この話をする際にいつも思い出す一人の男の子がいる．
　彼はHinman症候群という特別な神経因性膀胱患者で，1日に7回の導尿を行っていた．
　小学4年生の彼は学校にカテーテルを持って行っていたのだが，消毒薬の消費スピードが遅いのである．心配になって尋ねてみると「消毒はしていない」とのことだった．驚いたことに，丸めたネラトンカテーテルをポケットに入れ，ゼリーをそのままつけて学校でも導尿していた．
　その子は私が診ていた4年間で一度も感染を起こすことなく過ごしていた．個人差もあるのだろうが，尿路感染を防ぐには菌の混入よりもしっかりと尿排出（尿流）を保つことが大事だと教えられた患者であった．

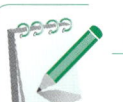

> **MEMO**
> 高齢のCISCの患者にどうしても感染が治らない人がいる．このような場合，感染を防いだり治したりすることを考えるよりも，しっかりCISCを行う（尿排出を行う）ように指導したほうがよい．

❻ 機能性尿失禁

　膀胱機能は正常であるにもかかわらず，身体機能の低下や精神機能の低下により尿失禁がみられる状態である．日頃意識しない排尿行動であるが，実はかなり複雑な過程で行われている（図4-I-9）．身体機能的な機能性尿失禁として，四肢の麻痺や欠損・変形，体の痛みなどでスムーズな排尿動作がとれない場合などが考えられる．

　身体機能の低下が原因になっていると想定される場合には，生活環境の整備や介護が重要となる．トイレ部屋を広くしたりトイレをポータブルに変更したりするのも一つの方法となる．自宅や施設などでの生活の状態を聞き出し，個別に排尿の障害になっているような環境が推定されたら改善の余地がないかどうか検討する．また，排尿の解除に際して介護の力も必要となる場合が多いので可能かどうかも検討する．

　精神機能低下による機能性尿失禁は主に認知症の場合にみられるが，この場合は認知症が原因でトイレの場所が思い出せないとか尿意を認識できないといったことが原因となる．

　これに関しても介護による対応が主になる．排尿の完全自立は困難であることも多いが，排尿誘導や定時排尿で排尿を促し，膀胱内に残っている尿を調節することによって尿失禁の軽快を試みる必要がある．

　これら機能性尿失禁は単体で発症するというより，その他の各尿失禁にある程度かかわりながら存在していると理解したほうがよい．機能性尿失禁の問題は内服薬や処置などで改善しないと

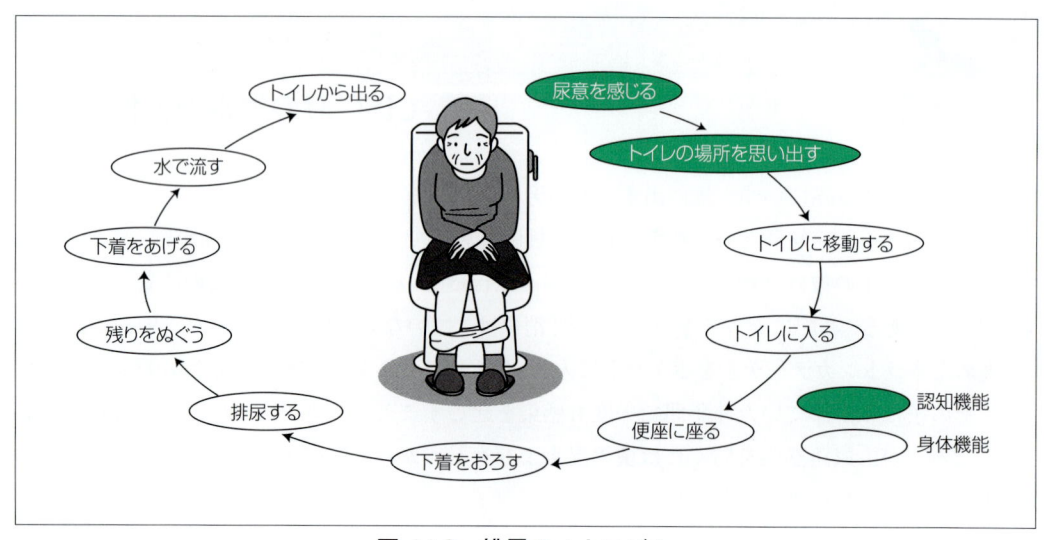

図 4-I-9　排尿のメカニズム

いうことで，機能性尿失禁の割合が大きくなればなるほど医療以外の要因も取り入れながら対応にあたる必要がある．医療的なアプローチだけでは治療に限界があり，機能性尿失禁にやみくもに薬の内服などの医療による介入だけを行うと，症状がいつまでたっても解決せずに患者が治療をあきらめたり，種々の副作用が出て困ったりする．

❼ 排尿後尿滴下

尿が漏れるるという患者に関しても，訴えによく耳を傾けてみると案外，排尿後尿滴下をさしていることが多い．これは厳密には尿道機能の低下によるもので尿失禁には含まれない．薬の内服では改善しないので用手的な対応などで工夫する．

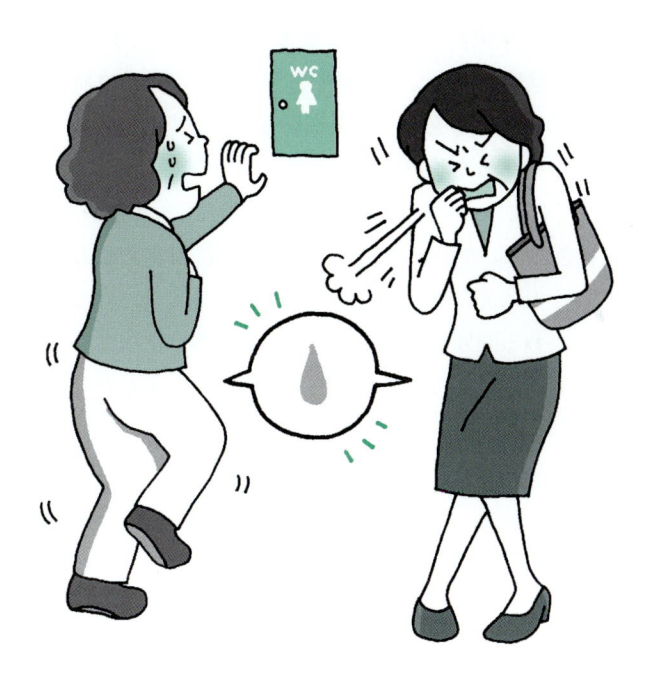

4-J 勃起障害 erectile dysfunction（ED）

- 勃起障害 erectile dysfunction（ED）を自覚する患者には治療を行う．
- 20歳代に発症した患者で回復しないEDの場合には動脈性EDの可能性を考慮する．
- メタボリック症候群の治療の際には常にEDの存在を考慮する．

❶ 定　義

　勃起障害（ED）に悩む男性患者は大変多い．わが国においても約1,130万人以上が自覚しているとされる．欧米での調査をもとに記すと，基礎疾患がある患者に関しては高血圧症患者で4人に1人，糖尿病患者で3～4人に1人などとなっている．また喫煙者の40％がEDを自覚している．さらに，ほかの危険因子として加齢や脂質異常，肥満や前立腺肥大症などが知られており（表4-J-1），いくつかの内服薬もEDの原因となることが指摘されている（表4-J-2）．

　まったく性交渉ができなくなった時点をEDと考えている患者が多いが，少しでも勃起力が弱い，性交渉の途中で萎えてしまうといった状態はすべてEDで，希望があれば治療の対象となる．

　ED内服薬は保険収載されていないので，治療は基本的に自費診療となる．諸検査は保険で行い，治療は自費診療というのは混合診療にあたるので，行ってはいけない．

　勃起障害は性交渉にかかわる問題ではあるが，なじみの薄い泌尿器科系の疾患と考えるよりは動脈や海綿体などの循環器トラブルによる疾患と考えるべきかもしれない．

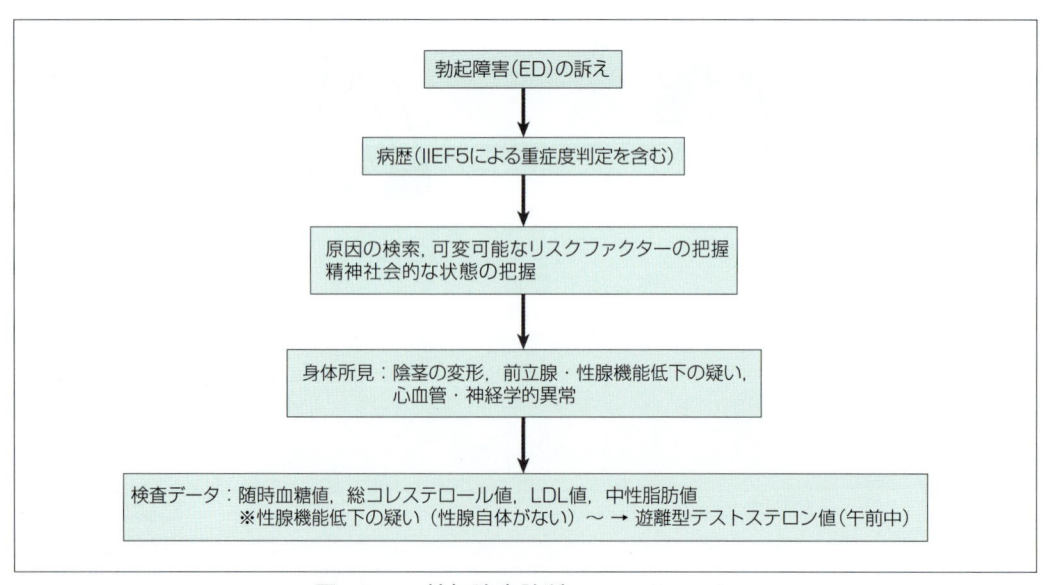

図 4-J-1　勃起障害診断フローチャート

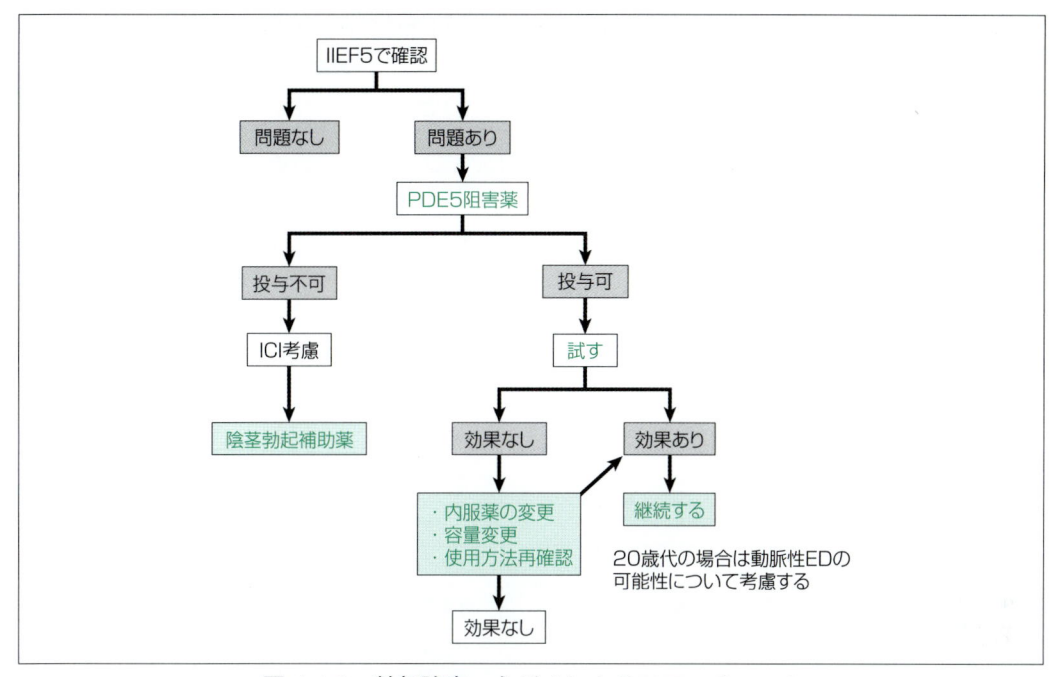

図 4-J-2　勃起障害マネジメントのフローチャート
IIEF5：International Index of Erectile Function，PDE5 阻害薬：phosphodiesterase inhibitor，
ICI：intracavernous injection 海綿体注射

表 4-J-1　勃起障害の大まかな原因

心因性	・過緊張 ・仕事のストレスなど
器質性	・加齢 ・高血圧症 ・糖尿病 ・脂質異常症 ・動脈硬化症 ・前立腺肥大症 ・慢性前立腺炎

❷ 診　断

（1）IIEF5

　診断は問診が中心となる．多くの項目を確認していくスコア票 International Index of Erectile Function（IIEF）があるが，実際の臨床に使用するときにはかなり時間がかかるので簡便な IIEF5（**表 4-J-3**）を用いることが多い．

（2）陰茎，陰嚢内容

　できる限り陰茎と陰嚢内容の診察も行ったほうがよいことは間違いないが，局所身体所見から診療に決定的な情報が得られることは少ないので，プライマリケアの現場では陰茎の変形や痛み

表 4-J-2　勃起障害を引き起こす可能性のある薬剤

薬剤の分類	薬剤の種類	一般名	勃起障害度
降圧薬	サイアザイド系利尿薬	ヒドロクロロチアジド	+++
	ループ利尿薬	フロセミド	+
	K保持性利尿薬	スピロノラクトン	+++
	中枢性交感神経制御薬	メチルドパ	+++
		クロニジン	++++
	末梢性交感神経制御薬	レセルピン	+++
	α遮断薬	プラゾシン	++
	αβ遮断薬	ラベタロール	++++
	β遮断薬	アテノロール	+++
		プロプラノロール	++++
	Ca拮抗薬	ニフェジピン	++
	ACE阻害薬	エナラプリル	++
抗うつ薬	三環系抗うつ薬	イミプラミン	+++
	SSRI	パロキセチン	+
抗精神病薬	フェノチアジン系	フロメタジン	++++
抗てんかん薬	イミノスチルベン系	カルバマゼピン	+++
睡眠薬	バルビツール酸系	フェノバルビタール	+++
抗潰瘍薬	H2受容体拮抗薬	シメチジン	+++
	抗ドパミン薬	スルピリド	+++
抗男性ホルモン薬	抗アンドロゲン薬	クロルマジノン	++++
	LH-RHアナログ	リュープロレリン	++++
	フィブラート系	クロフィブラート	+++

```
+     症例報告
++    頻度低い
+++   頻度中等
++++  頻度高い
±     勃起障害（ED）と勃起促進作用報告
```

ARB：アンジオテンシンⅡ受容体拮抗薬，SSRI：選択的セロトニン再取込み阻害薬，ACE阻害薬：アンジオテンシン変換酵素阻害薬

がないか，陰嚢内容の腫大・萎縮や疼痛がないか，などの問診だけでもある程度代替できると考えている．

（3）基礎疾患

　EDの原因や基礎疾患（表4-J-1）の有無をどこまで調べるかということもなかなか悩ましい部分ではあるが，初診時から詳しい検査は必要ないと考えている．罹患率が増える年代では検診などで1年に1度ほどは採血を行っていることも多く，またプライマリケアの現場ではすでに他疾患で受診している状況での相談であることも想定されるので，そういった場合には過去の検査結果を参考にすればよい．糖尿病の有無やコレステロール値などを確認して血圧などを測定す

表 4-J-3　IIEF5

最近 6 カ月で			
1. 勃起を維持する自信の程度はどれくらいありましたか？	非常に低い	1
	低い	2
	普通	3
	高い	4
	非常に高い	5
2. 性的刺激による勃起の場合，何回挿入可能な勃起の硬さになりましたか？	まったくなし，またはほとんどなし	1
	たまに	2
	時々（半分くらい）	3
	おおかた毎回	4
	毎回またはほぼ毎回	5
3. 性交中，挿入後何回勃起を維持することができましたか？	まったくなし，またはほとんどなし	1
	たまに	2
	時々（半分くらい）	3
	おおかた毎回	4
	毎回またはほぼ毎回	5
4. 性交中，性交を終了するまで勃起を維持するのはどれくらい困難でしたか？	ほとんど困難	1
	かなり困難	2
	困難	3
	やや困難	4
	困難でない	5
5. 性交を試みたとき，何回満足に性交ができましたか？	まったくなし，またはほとんどなし	1
	たまに	2
	時々（半分くらい）	3
	おおかた毎回	4
	毎回またはほぼ毎回	5

IIEF5 による重症度分類
　重症 5〜7 点，中等症 8〜11 点，軽症〜中等症 12〜16 点，軽症 17〜21 点，ED なし 22〜25 点

る．この際に，高血圧症や尿糖陽性などの隠れた異常が見つかることもしばしばある．男性ホルモンなどの分泌低下が疑われるような症状があれば場合によっては精査を行ってもよいと思われるが，標準検査としては必要ないと考えている．

（4）若年発症例

　初診時に注意が必要なのは 20 歳代の若年発症の例である．性交渉に対する過剰意識や過度の緊張などの心因性の場合が多いが，内陰部動脈狭小化による陰茎海綿体への血液流入量低下がみられることもあるので注意が必要となる．この場合はバイパス手術などが有効となる可能性があ

るので留意したい．20歳代のED患者に関してはPDE5阻害薬を投与して，効果がみられないか，PDE5阻害薬からの離脱が困難な様子であれば手術療法の可能性を考慮して専門医紹介とする．

③ 治　療

治療は内服薬が中心で，通常PDE5阻害薬が第一選択となる（表4-J-4）．食事に関しては影響の差があるが，空腹時が望ましい．性行為の何分前に服薬するかはTmaxを参照されたい．

内服にて動脈が拡張して陰茎海綿体に流入する血液が増加，勃起時の陰茎硬度が上昇する．内服薬で多くの患者に効果が期待できるが，効果の出ない場合にはもう一度内服タイミングの確認を行い，内服方法に問題がなければ別の種類のPDE5阻害薬への変更か，増量を検討する．

PDE5阻害薬にて最終的に効果が得られない場合には，血管拡張薬の陰茎海綿体への自己注射や手術による人工海綿体の挿入などが選択肢としてあるので専門医への紹介とする．

表4-J-4　勃起障害の内服薬

	食事の影響	最高血中濃度までの時間 Tmax (h)	半減期 T½ (h)
バイアグラ®50mg	＋＋＋	0.9	3.35
シアリス®20mg	＋（ないことはない）	3	13.6
レビトラ®20mg	＋＋（脂質に注意）	0.75	3.98

コラム：ED治療薬の内服説明方法

基本的には現在手に入る3種類の薬はどれも効果的である．

しかし，それぞれに若干の特徴があるのできちんと説明してから処方するとより効果が期待できる．

3種類の薬とも治療効果は高く，極論するとどれでも同等と思われる．しかし，体調や服薬のタイミングなどによっても効果が変わるので"1回効果がなかった"といって判定するのは早すぎる．また，何度か使っているうちにリハビリ効果が出てくることもあるので期待したい．

4-K LOH症候群（男性更年期障害）

> ○ うつ病との関連に注意を払い，遊離型テストステロン値を測り診療を進める．

❶ 定　義

近年，マスコミなどでも取り上げられることが多く，意外に多くの人が知っている．専門医で治療を行う傾向にあるが，うつ症状を扱っている診療所であれば対応方法は知っておいてよいと思われる．

男性更年期障害ともいわれ，精巣からのテストステロン分泌の低下によると考えられる種々の症状を呈する．主な症状としては，性欲低下や勃起障害 erectile dysfunction（ED），イライラ感や仕事などのやる気低下，頭痛や肩こりなどがあげられる．

細かいようだが，ED治療と同様に治療薬として用いられるテストステロン注射剤はLOH症候群に対しての保険適用はない．性腺機能低下症（類宦官症）として診療を進める向きもあるが，筆者は混合診療の可能性もあるので推奨しない．2013年4月の時点で，基本的には自費での対応だと考えている．

❷ 診　断

診断は問診とテストストロン値の測定による．

大うつ病と気分変調性障害などの精神科疾患との鑑別・合併の有無に注意を払う必要がある．これらを確認するために，まず精神科的な問診を並行して行う必要がある．このときにうつ病の存在が疑われた場合には同時に精神科疾患への対応も必要となる．筆者はMINI（Mini-International Neuropsychiatric Interview）を用いて簡易構造化面接を行い，大うつ病気分変調性障害の除外を試みている．そのうえで，加齢男性性腺機能低下 late-onset hypogonadism（LOH）症候群としての問診を行うが，これにはAMSスコア（表4-K-1）を用いる．これでLOH症候群の存在が疑われた場合には，テストステロンの測定を行う．注意点は以下の2点である．

- 遊離テストステロンを測定する．
- 遊離テストステロン測定の採血は午前中に行う．

総テストステロン値を確認するか，遊離テストステロンを測定するかに関して，現在わが国でのガイドラインでは遊離テストステロンの測定が推奨されている．テストステロン値は日内変動があるので，午前中の値で評価を行う（表4-K-2）．

遊離テストステロン値が8.5pg/mL未満の場合にはLOH症候群の存在を疑って治療の検討をする．

遊離テストステロン値8.5～11.8pg/mL未満の場合にはLOH症候群の疑いがあるが，境界型で，

表 4-K-1　ハイネマンの AMS スコア

名前				様	歳
症状	なし	軽い	中等度	重い	非常に重い
点数	1	2	3	4	5
1. 総合的に調子が思わしくない （健康状態，本人自身の感じ方）					
2. 関節や筋肉の痛み （腰痛，関節痛，手足の痛み，背中の痛み）					
3. ひどい発汗 （思いがけず突然汗が出る．緊張や運動とは関係なくほてる）					
4. 睡眠の悩み （寝つきが悪い，ぐっすり眠れない，寝起きが早く疲れがとれない，浅い睡眠，眠れない）					
5. よく眠くなる，しばしば疲れを感じる					
6. いらいらする （当り散らす，些細なことにすぐ腹を立てる，不機嫌になる）					
7. 神経質になった （緊張しやすい，精神的に落ち着かない，じっとしていられない）					
8. 不安感 （パニック状態になる）					
9. 身体の疲労や行動力の減退 （全般的な行動力の低下，活動の減少，余暇活動に興味がない，達成感がない，自分をせかさないと何もしない）					
10. 筋力の低下					
11. 憂うつな気分 （落ち込み，悲しみ，涙もろい，意欲がわかない，気分のむら，無用感）					
12.「人生の山は通り過ぎた」と感じる					
13. 力尽きた，どん底にいると感じる					
14. ひげの伸びが遅くなった					
15. 性的能力の衰え					
16. 早朝勃起（朝立ち）の回数の減少					
17. 性欲の低下 （セックスが楽しくない，性交の欲求が起こらない）					
合計					
男性更年期障害の程度 17〜26 点：なし，27〜36 点：軽度，37〜49 点：中等度，50 点以上：重度					

表 4-K-2 遊離テストステロン値

8.5pg/mL 未満	LOH 症候群の治療
8.5～11.8pg/mL 未満	グレーゾーン
11.8pg/mL 以上	問題なし

患者にその旨などを説明して場合によっては治療の対象とする．

遊離テストステロン値が 11.8pg/mL 以上の場合には LOH 症候群の診断とはならないがテストステロン値は日内変動のほかにも，日々変化している．症状が強く，LOH 症候群の可能性が捨てきれない場合には，もう一度だけ再検査してみるようにしている．

③ 治　療

基本的にはエナント酸テストステロンを投与する．

投与スケジュールは，125mg を 2～3 週間ごとあるいは 250mg を 3～4 週間ごととする．

治療の継続に関しては 3 カ月ほどの間に効果を評価して，効果がみられるようであれば継続していくことになる．数カ月治療を継続すると治療の必要がなくなっていく患者も多いと感じている．

テストステロンの投与に関しては，40 歳以降の患者が対象となる．テストステロンの投与による造精機能などに関する懸念が残るために挙児希望のある患者への投与は基本的には避けるべきだと指摘されている．この場合には，女性の更年期障害に使用されるような漢方薬で対処する．

テストステロン投与に際しては，以下の禁忌基準に注意が必要である．

前立腺癌，治療前の前立腺特異抗原 prostate specific antigen（PSA）値が 2.0ng/mL 以上，中等度の前立腺肥大症，乳癌，多血症，重度の肝機能障害，重度の腎機能不全，うっ血性心不全，重度の高血圧症，夜間睡眠時無呼吸症候群，40 歳未満．

コラム　やはり自費か？ LOH 症候群の医療

ED 治療薬と同様に，LOH 症候群の治療のファーストラインであるテストステロンの注射剤は現在保険収載がない．漢方薬で治療を行うとすると保険治療が可能だが，たとえば漢方薬が効果なかった場合にテストステロン注射に切り替えを行うといった場合，厳密には治療歴をさかのぼって，過去に関連するすべての医療が自費扱いにならないと整合性がとれない．これは混合診療が認められていない現在，かなり悩ましい問題である．

また，関連するホルモン環境や画像診断などが必要でも，将来的にテストステロンの補充が前提にあるならば原則的にはすべて自費での診療が必要となるが，これでは患者の負担はかなり大きなものになってしまう．悩ましい．

4-L 小児泌尿器科

> ○ 夜尿症，包茎の相談が最も多い．
> ○ 繰り返す，あるいは難治性の尿路感染症には注意．

　実際に多い相談は包茎と夜尿症となる．この両者は実際には心配ないことも多いので，両親の心配に配慮しながら必要なことを行うとよい．プライマリケアで十分に対応可能と思われる．

　小児泌尿器科においても先天性疾患と緊急疾患を疑う場合には専門医への紹介が優先される．先天性疾患については身体所見と繰り返す尿路感染症などがきっかけで診断されることが多いので，尿路感染症を繰り返したり原因のはっきりしない発熱をみた場合には尿路奇形の可能性を一応考慮する．

　嵌頓包茎による包皮の絞扼は緊急性の高い疾患で，小児期に広くみられる．診断の遅れが致命的な失敗になるわけではないので焦る必要はないが，患者の苦痛は早めに取り除いたほうがよいのはいうまでもない．精索捻転症は思春期に増えてくる病気で泌尿器科領域での重要な緊急性疾患の一つであるが，可能な限り素早く専門医に紹介すべきである．受付〜待合の時間も無駄である．

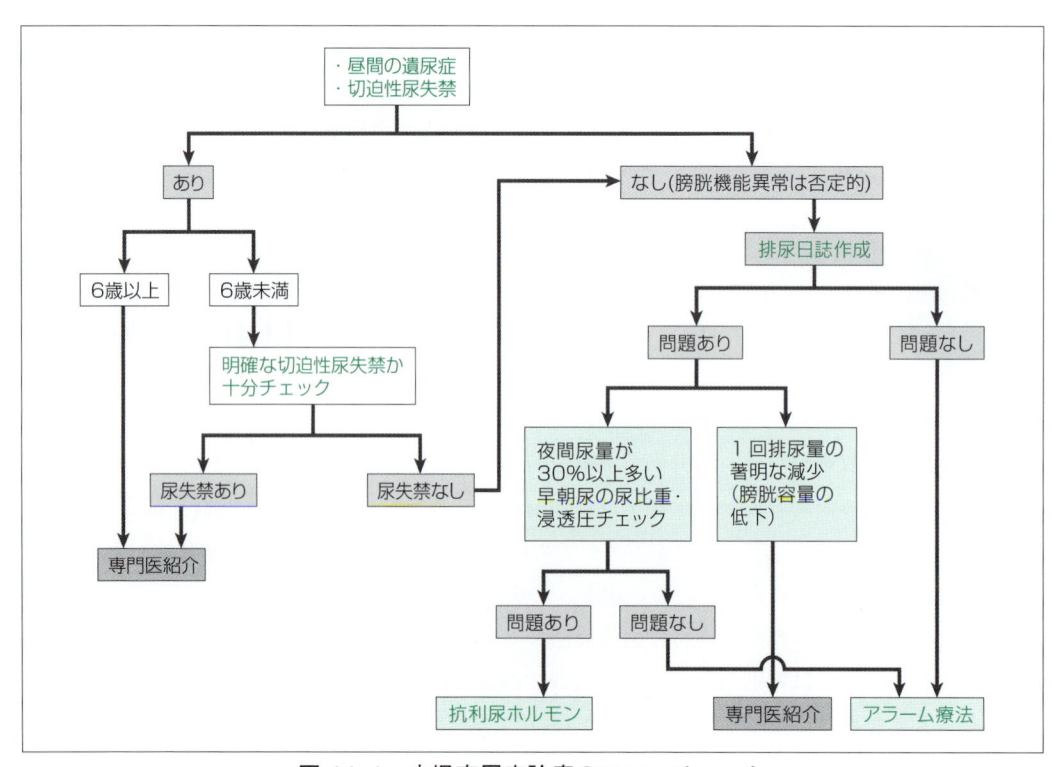

図 4-L-1　小児夜尿症診療のフローチャート

❶ 夜尿症（図4-L-1）

子どもの夜尿症で相談に来る親は多いが，夜尿症自体は多くの子どもにみられるので，極端に心配する必要はないことも多い．しかし，夜尿症が子どもに与える心因的なストレスはかなり高いとの指摘もあり，可能な限り対応しておくほうがよいと考えられる．

（1）鑑別鑑定

まず，夜尿症だけの場合と切迫性尿失禁など昼間の排尿障害症状の合併がある場合に大別される．

●昼間の排尿障害の合併

昼間の尿失禁がみられる場合には神経因性膀胱の可能性があるので泌尿器科的な精査が必要となる．よくみられる神経因性膀胱の原因として尿道狭窄症があり，特に男児にしばしばみられるので注意を払う．尿流量検査で最大尿流量率が低下して閉塞型を呈していれば疑うことができ，排尿時膀胱尿道造影や内視鏡検査で確定を行うが，これは専門医の領域と思われる．切迫性尿失禁があるような夜尿症患者の場合には紹介を考慮する．トイレに間に合わないかどうか，が大切である．

●合併のない夜尿症

一方，切迫性尿失禁がみられないような夜尿症の場合には，膀胱機能障害によるものの可能性は低くなる．この場合に原因を探ることはしばしば困難だが，膀胱蓄尿機能，排尿中枢の未発達や抗利尿ホルモンの分泌不全などが指摘されている．

緊急性のある場合は少ないので排尿日誌を作成し，夜間の排尿量は，オムツを使用して起床時の重量測定を行い確認する．

排尿日誌から1日総尿量，夜間尿量，最大膀胱容量，および排尿回数に注意を払う．

夜間尿量が30％以上であれば，夜間の多尿を疑い抗利尿ホルモンの関与を考える．その場合には早朝尿の比重や浸透圧を測定して，それぞれの値が1.020以下か800mOsm/L以下であれば状況に応じて抗利尿ホルモンの投与を考慮する．1回膀胱容量が低下している場合には，膀胱排尿機能が発達十分でない可能性があるので抗コリン薬や三環系抗うつ薬の処方をしているようである（ただし筆者は両者とも行っていない．特に抗うつ薬を投与するというと親は嫌がる場合が多い）．小児の膀胱容量は（30 + 年齢 × 30）mLで概算できるとされる．昼間に十分な1回尿量が確認できれば膀胱機能障害はないと思われる．

（2）対　応

夜尿症を防ぐために親が夜間に子どもを起こしている例はまだ散見されるが，これは睡眠や利尿リズムに影響が出るため避けたほうがよいとされる．

また，夜尿症ガイドラインではアラーム療法が有用とされる．アラーム療法に関しては，効果は期待されるものの，根気強く続けることができるかどうかがポイントとなる．現時点では保険による入手は不可であるので，ネットなどで自分で輸入して使用することになる．

実際に宿泊学習などで短期間だけでも夜尿症を防ぎたいようなときには，当日夜の水分摂取制限などの必要な生活指導を行い，場合によっては抗利尿ホルモンの投与を行ったりすることもある．

> **MEMO**
> アラーム療法は軽い刺激で半覚醒を促し尿失禁を防ぐ方法で，有用である．
> 実際には毎日使用のハードルが高いようである．

❷ 尿失禁

　夜尿症との関連もあり，ある程度の年齢になっても明らかな尿失禁のがある場合には精査の対象となるが，幼児期にははっきり尿意を訴えないことも多いので尿失禁の有無の判定が難しい場合が多く，どのタイミングで精査・治療に介入するかはなかなか難しい．

　一つの目安として小学校に上がっても尿失禁が続くときには要注意で，これくらいの年齢になっても切迫性尿失禁（尿意を感じてトイレに行くまでに我慢できずに漏れてしまう状態）があれば膀胱機能障害を考えて専門医に紹介する必要があるのは前述のとおりである．

　このときに可能性があるのは尿道狭窄症と尿管瘤などだが，尿道リング状狭窄症には特に注意が必要である．

　尿管瘤は腹部超音波検査で膀胱内に風船状の腫瘤が確認され，場合によっては同側の水腎症がみられる．尿道狭窄症は尿流量検査で閉塞型を示し，排尿時膀胱尿道検査を行って排尿時尿道の形態的変化を確認する必要がある．

　尿流量検査や排尿時膀胱尿道検査は通常のプライマリケアでの施行は困難と思われるので「学童期以降の切迫性尿失禁は専門医に紹介すること」と覚えておくとよい．

❸ 小児昼間遺尿（頻尿）症

　大変頻度の高い病気で，小学校に上がったような何らかの環境変化の時期に一致して昼間だけ頻尿や尿失禁などの排尿障害症状を訴える例である．いわゆる心因性頻尿の一つの形と考えてよい．

　夜尿症の頻度は低いことや休日には症状があまり前面に出ないこと，何かに集中していると症状が出ないことなど，症状出現にむらがあることが特徴的である．

　基本的には時間の経過とともに軽快する．

❹ 包　茎 （図 4-L-2）

　小児期にはほぼ全員が仮性〜真性包茎なので，基本的には急いで対応する必要性はない．ただし，排尿時に包皮の風船状拡張がみられる場合や包皮炎を繰り返す場合には治療が必要となる．

　治療として，高度の排尿障害がみられるような場合にはやはり手術も選択肢の一つかとは思われるが，頻度は非常に低い．包皮炎を繰り返す例や真性包茎で両親が治療を希望したような場合，近年ではステロイド軟膏を包皮の狭い部分に塗布して包皮の弾力性を引き出し，包皮輪の拡張を助けることで治療を行う場合が多い（図 4-L-3）．

　包皮をめくると亀頭と包皮が癒着している場合があるが，これは成長とともに自然にはがれて

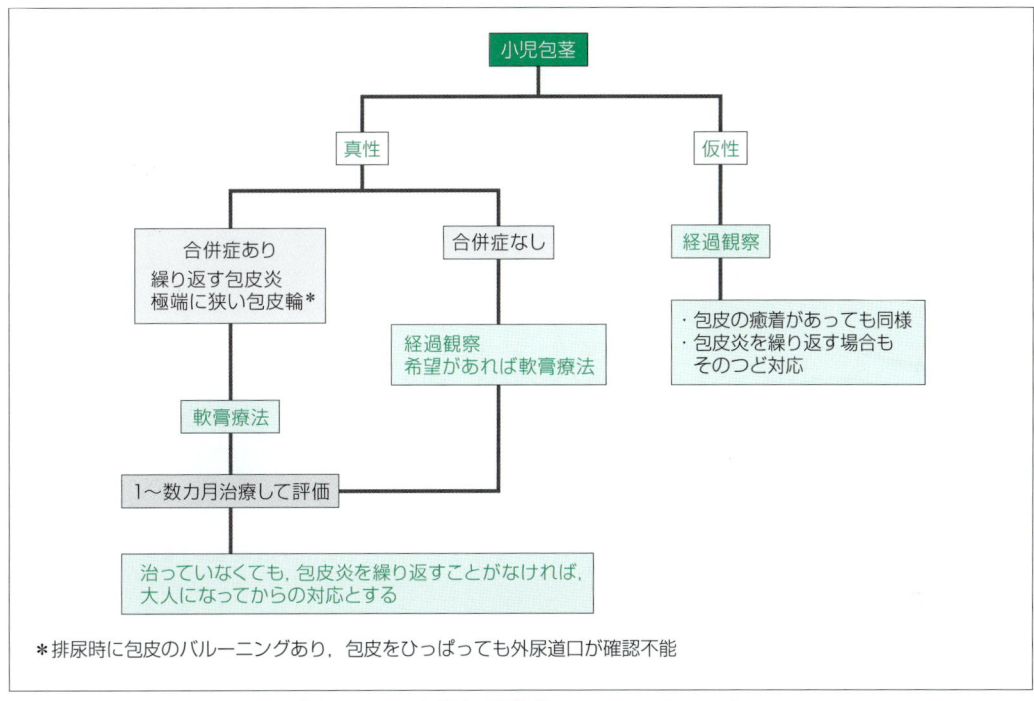

図 4-L-2　小児包茎診療のフローチャート

くるので心配ない．癒着が全周性に及ぶと恥垢がたまってしまい皮膚から透けて見えるため，親が「できものができた」と相談することがあるがもちろん心配ない．癒着を引っ張るとはがれて治癒するが，痛くて多少の出血を伴うので筆者は頼まれたとき以外は行わない．もし剝離を行った場合には再癒着を防ぐ意味などでしばらくはリンデロン VG® などを使用する．

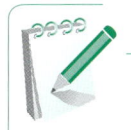

> **MEMO**
>
> 小児の完全包茎はリンデロン VG® 塗布などによりほとんどが改善する．

❺ 亀頭包皮炎

しばしば男児に，包皮のかゆみや発赤・腫脹で相談となる．後述する．

❻ 腎盂尿管移行部（PUJ）狭窄症

小児期から成長期にかけて繰り返す尿路感染症や背部痛などで発症する．腹部超音波検査で患側の水腎症がみられることで疑う．無症候でたまたま見つかることもあり，いくつかの発症機転が示されている．小児の水腎症は基本的に早く専門医に紹介したほうがよい．

狭いところに軟膏を塗布する

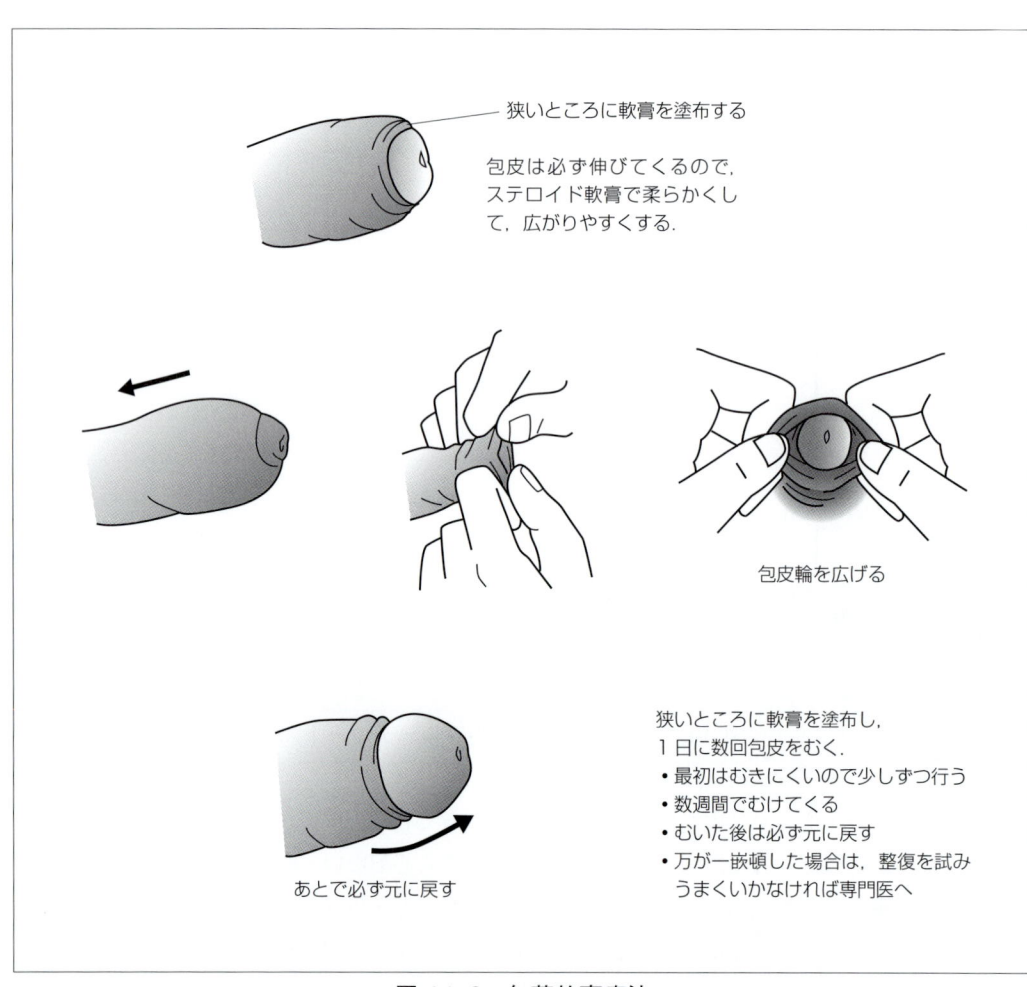

包皮は必ず伸びてくるので，ステロイド軟膏で柔らかくして，広がりやすくする．

包皮輪を広げる

あとで必ず元に戻す

狭いところに軟膏を塗布し，1日に数回包皮をむく．
- 最初はむきにくいので少しずつ行う
- 数週間でむけてくる
- むいた後は必ず元に戻す
- 万が一嵌頓した場合は，整復を試みうまくいかなければ専門医へ

図 4-L-3　包茎軟膏療法

❼ 膀胱尿管逆流症（図 4-L-4）

　小児期から成長期にかけて繰り返す尿路感染症や腎盂腎炎などで発症する．高度の逆流症の場合に腹部超音波検査で水腎症が見つかることもあるが，軽度〜中等度では非排尿時には画像診断上は形態的な変化がみられない場合も多い．排尿時膀胱尿道造影で逆流が確認されると診断となるが，検査のためには専門医へ紹介となる．繰り返す腎盂腎炎や原因不明の発熱をみたときに存在を疑ってみる．

❽ 尿道下裂（図 4-L-5）

　軽度のものであれば問題ないと思われるが，重度の場合には将来的に QOL の妨げとなるので手術による治療を考慮する．いずれにしても専門医紹介が望ましい．

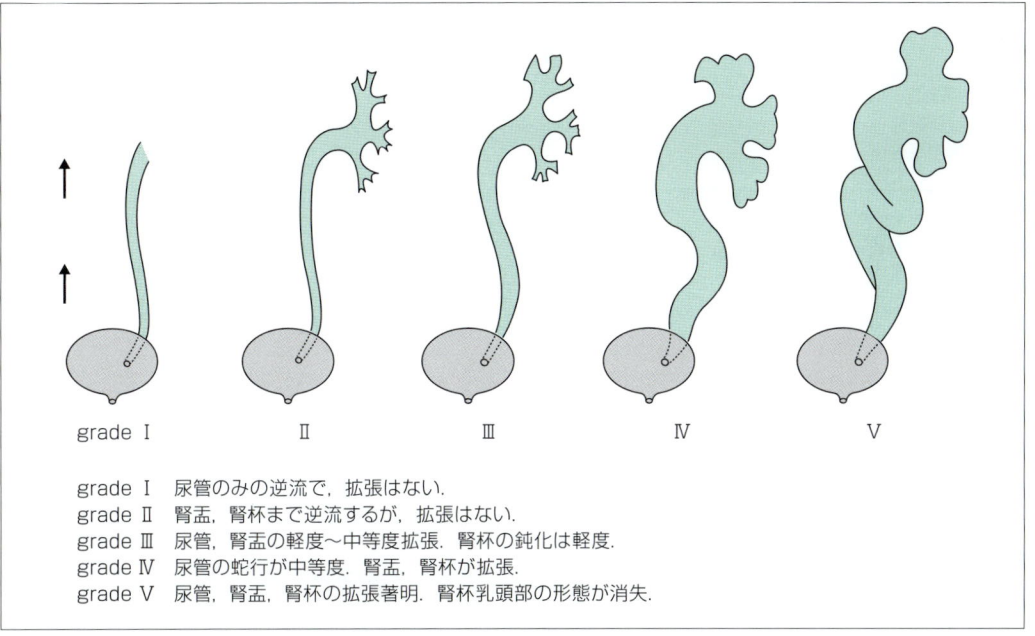

図 4-L-4　膀胱尿道逆流症の分類

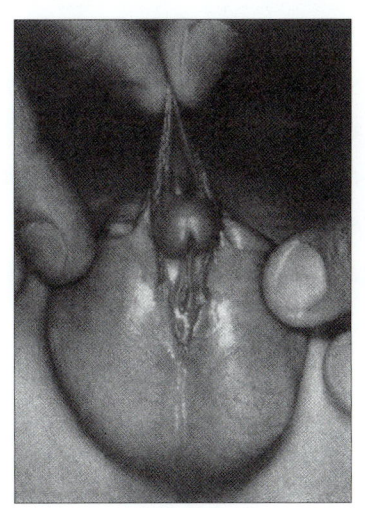

grade Ⅰ　尿管のみの逆流で，拡張はない．
grade Ⅱ　腎盂，腎杯まで逆流するが，拡張はない．
grade Ⅲ　尿管，腎盂の軽度〜中等度拡張．腎杯の鈍化は軽度．
grade Ⅳ　尿管の蛇行が中等度．腎盂，腎杯が拡張．
grade Ⅴ　尿管，腎盂，腎杯の拡張著明．腎杯乳頭部の形態が消失．

a．近位型尿道下裂

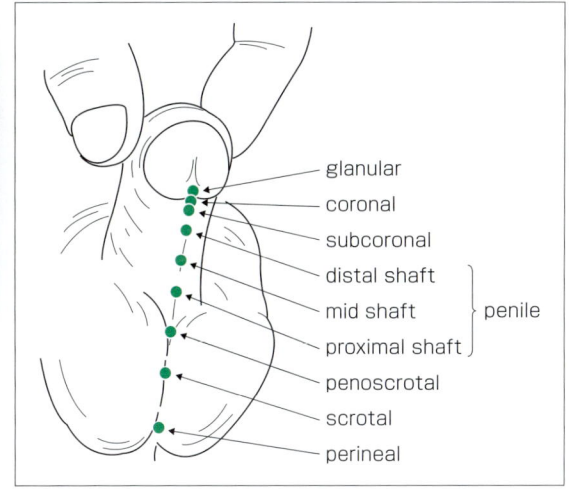

b．尿道下裂の分類

図 4-L-5　尿道下裂
（山口孝則：新泌尿器科学．p.137，南山堂，2001より）

❾脊髄稽留症候群

　幼児期には排尿障害がはっきりしないものの，成長期に入った時期に頻尿や尿失禁などの排尿障害がみられるようになる．

表 4-L-1　小児陰嚢内容痛

	痛みの出現	痛みの程度	発熱	その他
急性陰嚢症 ・精索捻転症 ・精巣上捻転症	急	極強	なし〜微軽度	専門医へ紹介（間違っても可）
精索静脈瘤	慢性間欠性	軽〜中	なし	左＞右
急性精巣上体炎	急	強	あり	尿路感染に伴うことが多い
急性精巣炎	急	強	あり	流行性耳下腺炎に伴う

⑩ 二分脊椎

非常に高度の膀胱機能害を呈する．厳密な尿路管理が必要となることが多く，多量の残尿と腎機能障害を発症する．基本的には間欠導尿の適応となることが多い．

⑪ 陰嚢内容痛 (表 4-L-1)

小児に陰嚢内容痛をきたした場合には以下を考える．
- 急性陰嚢症（精索捻転症など）：左右どちらかの陰嚢内容に急に激しい痛みが出現した際に疑う．
- 精索静脈瘤：左側に多いが，左右どちらかの陰嚢内容に鈍痛を自覚する．
- 精巣上体炎（まれ）：急に左右どちらかの陰嚢内容痛を訴えるが，発熱を伴うことも多い．通常，青年期以降にみられるが時に子どもにもみられることがある．

⑫ 陰嚢内容腫大

- 陰嚢水瘤・精索水瘤：いずれも無痛性で発熱を伴わない，両者は基本的に同じもので発生部位の違いによる．通常，交通性で，立位か腹圧がかかったとき（泣いたとき）などに大きくなる．
- 精巣腫瘍：無症候性，幼児期に発生する．
- 精索静脈瘤：少年〜青年期に発症する．無痛性だが，鈍痛を自覚することも多い，立位で腹圧をかけると大きくなる．
- 精索捻転症：急激な痛みを特徴とする．陰嚢内容はねじれて挙上している印象．
- 急性精巣炎・急性精巣上体炎：片側陰嚢内容の急激な痛みあり，通常，発熱を伴う．急性精巣炎は流行性耳下腺炎に併発，急性精巣上体炎は尿路感染に続いて発症する．

⑬ 停留精巣

停留精巣の罹患率は出生時には5%程度であるが，成長とともに減少して1年で1%ほどになる．精巣が本来の位置になく，途中に停滞している状態で，腹腔内，鼠径管内，鼠径管外（鼠径管よ

り遠位で正常の位置には届いていない）に位置している状態である．

　停留精巣の問題点としては，不妊症と悪性腫瘍の発生が指摘されている．片側性では半分から8割強，両側性ではほぼ全例に無精子や乏精子症を認める．両側性の場合には手術を施行しても最大半分程度の患者にしか精液所見が正常化しないとされる．

　悪性化は下降していないものほど危険性が高く，腹腔内精巣の場合は悪性化しやすいとされ，また身体所見からの診断も不可能なので注意が必要となる．身体所見上精巣を触知しない場合には腹腔内精巣を疑って早い段階に専門医への紹介が必要となる．

　停留精巣は1～2歳頃までに手術を施行して治療を行うことがガイドラインで推奨されている．

⑭ 移動性精巣

　精巣は正常の位置に届いているが，陰嚢内への固定が不十分なために鼠径部などに精巣が移動してしまう状態で，基本的に手術の適応はない．触診で陰嚢外に精巣を触知する場合には用手的に陰嚢内まで精巣が届くように引っ張ってみて，届いたのちにしばらく陰嚢内に留まるようであれば移動精巣と判断する．

4-M 泌尿器科心身症

> ○泌尿器科領域にも心身症としての対応が必要になる場面が多い．どの程度，心因的な要因が症状に影響しているかを考慮しながら診療にあたることは，難しいが大切である．

❶ 排尿障害

"膀胱は心の窓"との言葉にもあるように，排尿は心理状態と大きく関与する．おおざっぱにいってしまえば，すべての排尿障害症状には心因的な要素が影響してくると考えている．QOL疾患という前提が大きい以上，本人が気にするかしないかは最も本質的な問題であるともいえる．

(1) 頻 尿

心因性頻尿は過活動膀胱 overactive bladder（OAB）同様の症状を訴える．特徴として，症状にむらがあり特定の事をしていると発症したり逆に治まったりする．特に夜間には頻尿症状が消失してしまうことが多い．

(2) 尿 閉

反対に尿排出障害をみることもあり，特に強い排尿障害をみるときには慢性尿閉の状態にまで進むこともある．この場合は，2次的に神経因性膀胱となっていることも考えることができる．診断は困難である．

(3) 慢性前立腺炎，間質性膀胱炎

これらも相互に影響を与え，心身症的な要因が症状の悪化に影響する．
※うつ病や神経症患者の多くは（うつ病で2～3割ともいわれる），排尿障害を伴い，OAB症状が多い．

❷ 勃起障害 erectile dysfunction（ED）

心因性勃起障害は原因として重要である．当院で行った心因性勃起障害の原因別分類でも原因は多種にわたるが，いわゆる初めての性交渉の際に緊張しすぎて勃起できないような場合のほかに，挙児希望のストレスが意外に多い．問診からは，仕事のストレスや家庭内の間接的なストレスが原因として疑われる例はあったが，本人はそのように認識していないケースも目立つ．治療としては通常の勃起障害と同様にPDE5阻害薬の効果も期待できるのでまずは試してみる必要がある．またケースによってはカウンセリングも必要となる．

4-N そのほかの泌尿器科疾患

❶ 腎動脈瘤

　腎動脈に発生する動脈瘤で，腹部超音波検査で検出できるが，ドプラー以外では腎囊胞との鑑別は容易ではない．腹部造影CT検査でも診断できるが，やはりプライマリケアでの診療には限界もある．

　肉眼的血尿や疼痛が継続する患者に腎囊胞を認めた場合には，念のためにドプラー超音波検査か腹部CT検査で確認することで対応する．

❷ 腎臓動静脈瘻

　腎動脈に発生する先天性の形態異常で，肉眼的血尿の原因となる．

　腹部超音波検査で検出できるがドプラー超音波検査以外では腎囊胞との鑑別は容易ではない．やはり，腹部造影CT検査でも診断できるが，同様にプライマリケアでの診療には限界もある．

　肉眼的血尿が継続する患者に腎囊胞を認めた場合には，念のためにドプラー超音波検査か腹部CT検査で確認することで対応する．

❸ 形成性陰茎硬化症（ペイロニー病）

　陰茎海綿体は硬い構造物であるが，これの一部がひときわ硬くなってしまう病気である．

　自覚症状としては，海綿体に"ぐりぐり"が触れるようになり，場合によっては広がってくる．ぐりぐり＝硬結の範囲が広くなってくると勃起時につっぱったり痛みを感じたりするようになる．また，この部分の陰茎海綿体は伸縮性を失ってしまうので勃起時の陰茎変形が出現する．より悪くなるとU字型になり性交渉の際に腟への挿入が困難となる．

　身体所見では，非勃起時に海綿体を少し強めに触ると患者の訴える場所に硬結を触知する．また勃起時に陰茎の変形が以前より強くなっていることを聞き取ることもある．

　硬結の発症する原因は不明だが，有病率は比較的多いとも指摘されており自然軽快する例もあるとされる．しかし，自然史には不明の部分も多いので，相談のあった患者は治療の対象としている．

　基本的には専門医への紹介が無難だとは思われるが，初期治療は内服薬（ビタミンなど）が中心となるので特に難しいことはない．進行例では海綿体白膜への手術が行われている．

❹ 亀頭包皮炎 (図4-N-1)

(1) 小 児

　しばしば男児に包皮のかゆみや発赤・腫脹で相談となる．多くの場合には包皮炎である．
　視診で炎症が確認されれば，リンデロンVG®などを使用して治療する．炎症がひどくて十分軟膏が塗布できないようなときには抗菌薬の内服を併用する．

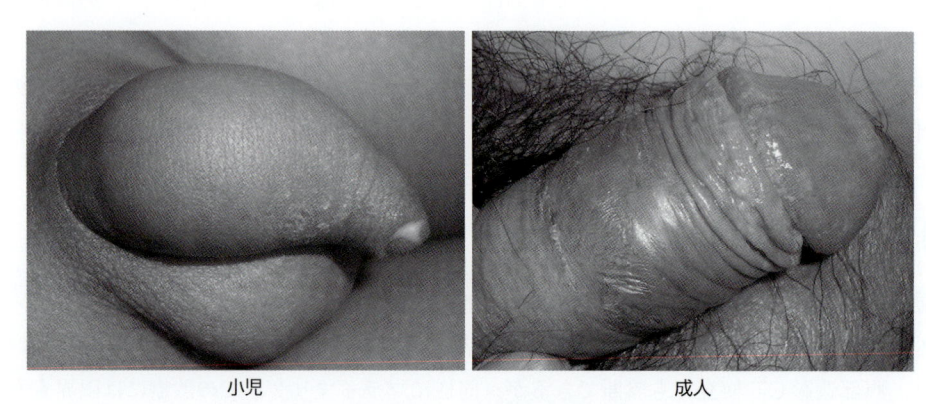

小児　　　　　　　　　　成人

図4-N-1　亀頭包皮炎

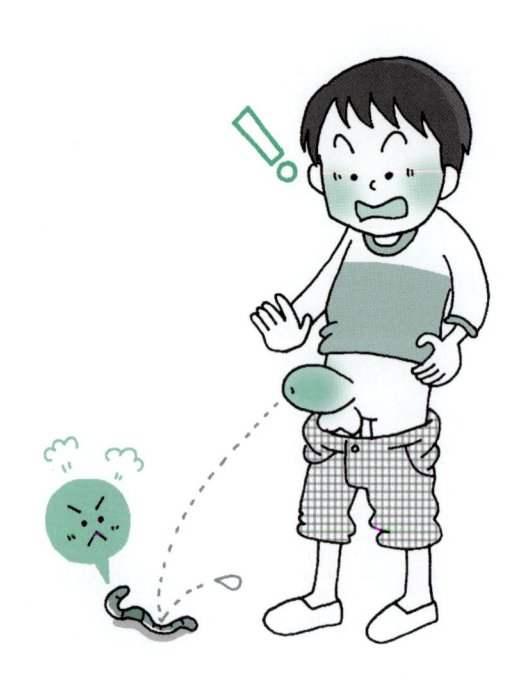

（2）成　人

　成人にもしばしば包皮炎は起こり，包茎とは関係なく起こる．見た目が派手に炎症を起こしていることも多いが，通常，治療で速やかに軽快する．性感染症との直接的な関係は不明だが，オーラルセックスを行ってから2〜4週間で発症することが多く，口腔内の雑菌により炎症が助長されている印象がある．

　このような成人の亀頭包皮炎に対してはリンデロンVG®などの使用は推奨されず，抗菌薬単体の軟膏（アクアチム®，バラマイシン®）で治療する必要がある．

5 Lichen sclerosis

　男性外性器に発生する，原因不明の皮膚の炎症である．慢性の炎症を繰り返し，包皮が固くなって包茎が悪化，排尿や性交渉に影響をきたす．

　しばしば治療に難渋し悪化する．基本的には抗アレルギー薬の投与やステロイド軟膏の使用などで対症療法的に対応することになるが，男性の場合には包茎の手術を施行することもある．

6 固定薬疹 （図 4-N-2）

　陰茎は固定薬疹の好発部位の一つで，しばしばみられる症状である．亀頭部を中心に原因のわからない皮疹をみた場合には疑う必要がある．

　「疲れたら出てくる」などの訴えときには鎮痛薬や一般感冒薬など特定の内服薬がないか，必ず確認する．

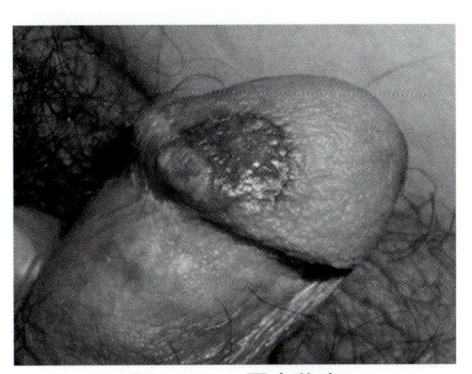

図 4-N-2　固定薬疹

文献

1) 松本哲郎（日本化学療法学会 UTI 薬効評価基準見直しのための委員会）：尿路性器感染症に関する臨床試験実施のためのガイドライン 第1版．日化療会誌，57，511-525，2009．
2) 松本哲郎，濵砂良一，石川清仁ら：JAID/JSC 感染症治療ガイド 2011．日本感染症学会，2012．
3) 松本哲郎，濵砂良一，石川清仁ら：尿路感染症主要原因菌の各種抗菌薬に対する感受性．日化療会誌，58，466-481，2010
4) 日本性感染症学会：性感染症診断・治療ガイドライン 2011．日性感染症会誌，22（別冊），2011．
5) 日本泌尿器科学会，日本 Endourology・ESWL 学会，日本尿路結石症学会：尿路結石診療ガイドライン．金原出版，2002．
6) 浪間孝重：泌尿器科領域における急性腹症，診断と治療．超音波検査技術，27，514-518，2002．
7) Nickel JC, Pontari M. Moon T, et al：A randomized, placebo-controlled, multicenter study to evaluate the safety and efficacy of refecozib in the treatment of chronic nonbacterial prostatitis. J Urol, 169, 1401-1405, 2003.
8) 日本排尿機能学会男性下部尿路症状診療ガイドライン作成委員会：男性下部尿路症状診療ガイドライン．ブラックウェルパブリッシング，2008．
9) 日本泌尿器科学会：前立腺肥大症診療ガイドライン．リッチヒルメディカル，2011．
10) 日本泌尿器科学会：前立腺癌診療ガイドライン．金原出版，2012．
11) Schröder FH, Hugosson J, Roobol MJ, et al：Screening and prostate-cancer mortality in a randomized European study. N Eng J Med. 360, 1320-1328, 2009.
12) 日本排尿機能学会過活動膀胱診療ガイドライン作成委員会：過活動膀胱診療ガイドライン．ブラックウェルパブリッシング，2005．
13) 泌尿器科領域の治療標準化に関する研究班：EBM に基づく尿失禁診療ガイドライン．じほう，2004．
14) 日本性機能学会・ED 診療ガイドライン 2012 年度版作成員会：ED 診療ガイドライン―2012 年度版．リッチヒルメディカル，2012．
15) Neveus T, Eggert P, Evans J, et al：Evaluation of and treatment for monosymptomatic enuresis：a standardization document from the International Children's Continence Society. J Urol, 183, 441-447, 2010.
16) Hayashi Y, Kojima Y, Mizuno K, et al：A Japanese view on circumcision：nonoperative management of normal and abnormal prepuce. Urology, 76, 21-24, 2010.
17) 日本小児泌尿器科学会学術委員会：停留精巣診療ガイドライン．日小泌会誌，14，117-152，2005．
18) 西沢 理 編：排尿障害のすべて．永井書店，2007．

Chapter

5

エマージェンシーへの対応

　泌尿器科エマージェンシーは感染症性と外傷性，急性陰嚢症に分けられる．プライマリケアでは診断が重要で，診断がついたら緊急に専門医へ紹介する．

5-A 尿閉 urinary retention

- 尿が出ないという訴えだけでは尿閉状態かどうか判断することは困難で，しばしばいろいろな状態を含む．
- 急性尿閉と慢性尿閉で考え方が異なる．

「尿が出ない」という訴えのときに考える状態は，いわゆる尿閉状態のほか，乏尿，膀胱炎・前立腺炎や過活動膀胱などによる尿意過敏状態および心因性などである．少量でも採尿できれば，尿路感染症の有無を確認しつつ腹部超音波検査で膀胱内の尿貯留の有無を確認する．残尿がみられないのに「尿が出ない」という場合には心因性か感染症，過活動膀胱による刺激症状増加による偽症状である．この場合にはそれぞれの原因に従って対応する必要がある．

導尿に際して男女それぞれ若干のコツについては P.174，図 6-A-1 を参照．

1 原　因

尿閉には，急性尿閉と尿閉状態が遷延している慢性尿閉の状態がある．急性尿閉は下腹部膨満感を強く訴えて苦しむが，慢性尿閉は極端な尿閉症状を自覚しないことも多い．

```
                        尿が出ない
                            │
                       腹部超音波検査
                            │
                          残尿
                      ┌─────┴─────┐
                     あり          なし
                      │            │
                    尿閉      ・過活動膀胱，尿路・性器感染症
                      │        などによる膀胱刺激症状
                    水腎症     ・乏尿は？
                  ┌───┴───┐    ・心因性？
                 あり    なし
                  │      │
         慢性尿閉（通常，尿意は弱い）   急性尿閉（通常，尿意が強い）
         ・腎機能チェック              ・導尿にて尿排出を試みる
         ・両側水腎症の場合，腎不全    ・原因薬剤は中止する
           →尿閉解除にて利尿期の         （一般感冒薬，アルコール摂取，抗ヒスタミン薬など）
             可能性あり                ・下部尿路通過障害を伴うことも多いので，α遮断薬の開始
         ・尿閉解除の必要があるが，自信が ・繰り返すようなら，専門医へ紹介
           なければ専門医へ紹介
```

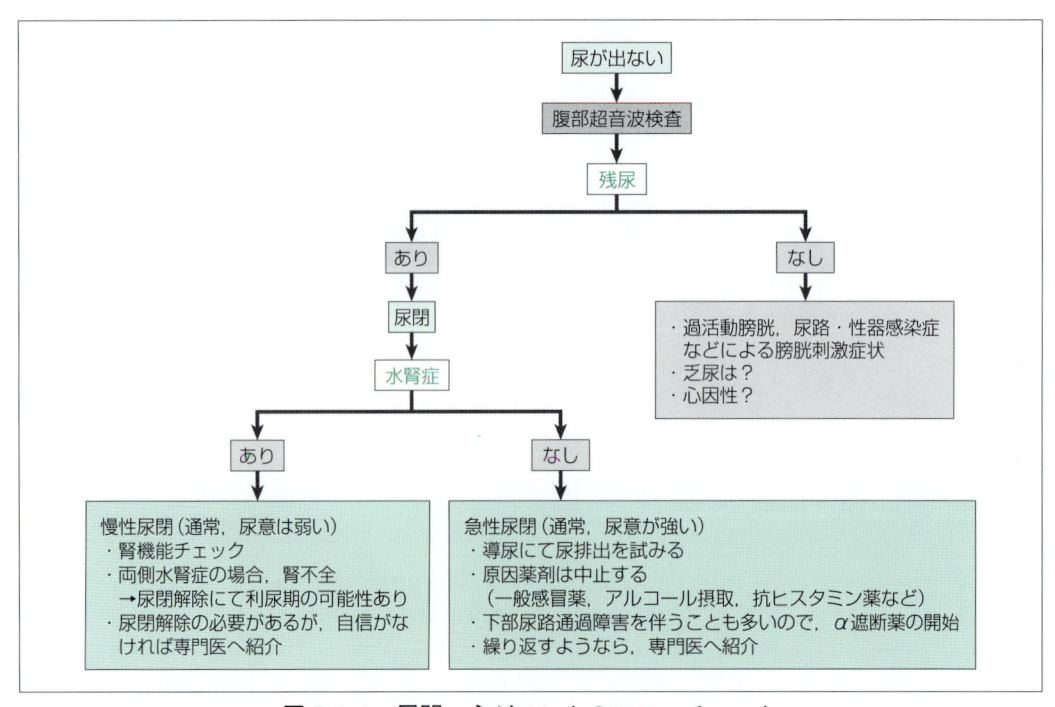

図 5-A-1　尿閉マネジメントのフローチャート

表 5-A-1 抗コリン薬による排尿困難・尿閉の発生頻度

一般名（商品名）	排尿困難	尿閉
オキシブチニン塩酸塩（ポラキス）	1.9%	頻度不明
プロピベリン塩酸塩（バップフォー）	1.7%	0.4%
イミダフェナシン（ウリトス，ステーブラ）	1.1%	頻度不明
酒石酸トルテロジン（デトルシトール）	1%未満	0.3%
コハク酸ソリフェナシン（ベシケア）	0.1〜5%	頻度不明

　急性尿閉は薬剤が発症のきっかけとなる場合が多い（表 5-A-1）．一般感冒薬によるものが最も多いが，ほかにも抗ヒスタミン薬や抗不整脈薬の一部や抗うつ薬などでも排尿筋圧が弱まり，尿閉となる．原因として次に多いのはアルコール類の過剰摂取である．慢性尿閉の原因で多いのは男性の下部尿路通過障害や偽活動型神経因性膀胱，あるいは薬剤性である．

❷ 尿閉の診断所見と対応

（1）尿沈渣で膿尿なし＋腹部超音波検査で膀胱内尿貯留著明，尿沈渣採取不可＋膀胱内尿貯留著明

　膀胱内に尿貯留がみられる，このような場合がいわゆる尿閉状態である．導尿にて尿閉状態を解除する．この際に急速な尿排出を行うと副交感神経反射が起こって血圧が下がったり気分が悪くなったりすることがあるので，気分が悪くないか確認しながら 18Fr 程度のカテーテルで行うとよい．通常は 500〜1,000mL ほどの尿が採取されるが，膀胱容量が小さくなっているときにはもっと少ない場合もある．

（2）尿沈渣で膿尿なし＋膀胱内尿貯留なし

　この場合は尿閉とはいえないが，本人からの訴えとしては「尿が出ない」という場合も多い．心因性頻尿か乏尿状態，あるいは慢性前立腺炎などによる膀胱刺激状態を考えて対応する．尿の貯留がないので実際には導尿などの処置の必要はない．男性の場合に過刺激状態があった場合には，やはり前立腺炎は確認しておきたい．前立腺炎は多くの場合で尿沈渣には膿尿を呈さないので尿検査のみでは存在を見逃してしまう可能性がある．

（3）尿沈渣で膿尿あり＋膀胱内尿貯留なし

　この場合も尿閉ではない．女性では膀胱炎，男性では前立腺の炎症などによる刺激症状が原因と考えて対応する．抗菌薬の投与が中心となる．

（4）尿沈渣で膿尿あり＋膀胱内尿貯留著明

　この場合も尿閉だが，尿閉状態の膀胱に尿路感染が起こっている状態で，通常の尿閉よりマネジメントに注意が必要である．

こういった場合には，一時尿閉を解除しても（前立腺が腫れたりしていて），また尿閉を起こしやすいこと，通過障害により膀胱炎が上部尿路へ波及して腎盂腎炎などを起こす可能性が高いこと，などに注意が必要となる．複雑性尿路感染症でもあるので，速やかに尿閉の解除を行いながら尿培養を提出して抗菌薬投与を開始する必要がある．

❸ 尿閉解除後の処置

診察時に必ず腹部超音波検査で水腎症の有無を確認，同時に採血をして腎機能障害の有無を確認しておく．

いずれも緊急に対応する必要があるが，特に慢性尿閉の際には腎後性腎不全の存在に注意を払う．腎不全の場合には尿閉解除により利尿期に入る可能性もあるので補液を十分に行う．程度にもよるが，腎不全をきたしてしまっている場合には入院して持続的に加療を行う必要があることも多いので，自信がなければ専門医に紹介したほうがよい．

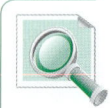

Clinical Pearl

- 実際に尿がたまっているかどうかは，自・他覚症状だけでは判断が困難なことが多い．
- 急性尿閉は解除により尿閉前の排尿状態に戻ることが多いが，慢性尿閉は導尿で解除を行っても原因を取り除かない限り必ず再発する．
- 急性尿閉を解除する際には，カテーテルによる急激な排尿を行うと迷走神経反射が起きて血圧が下がることがある．解除は急いで行う必要があるが，急激に行う必要はない．カテーテルの太さで流出を調節する．

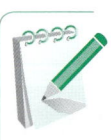

MEMO

- 実際に尿がたまっているかどうかの判断は，腹部超音波検査が有用である．
- 慢性尿閉を解除する際，腎後性腎不全の利尿期に注意が必要である．

5-B 血 尿 hematuria

- 肉眼的血尿のみではショック状態などの緊急性がある場合は少ない．
- 緊急度の高さは血塊によって通過障害が起こらない限り，原疾患に対する緊急性による．

① 緊急性を見分ける

　血尿は派手な自覚症状だが，緊急性のある場合は少ない．肉眼的血尿のみで考えた場合，まずは血尿の原因を知ることが必要で，その結果，急速進行性腎炎，膀胱破裂や尿道外傷などが原因疾患として考えられる．緊急性が高いものに関しては早急な対応が必要である．腫瘍に関しては腎腫瘍の破裂など，ごく一部に例外はあるものの，膀胱癌から激しい出血がある場合などでも，膀胱タンポナーデを起こさない限り緊急性の度合いは低い．膀胱タンポナーデといわれる状態，激しい出血が続いて急激に膀胱内に貯留する状態のときは緊急的な対応が必要となる．出血による凝血塊が膀胱の出口に詰まって排尿ができなくなったところに，尿と血液が急激に膀胱内に充満することによって強い膀胱膨満感が出るので，膀胱タンポナーデが起こると患者はかなりつらい．

② 対　応

　すぐにカテーテルを留置すれば少し楽になるケースもあるが，膀胱充満感などを訴えるほど強い状態のときには通常，すぐに血塊によってカテーテルが再閉塞する．この状態を解除するには硬性内視鏡か，かなり太いカテーテル（できれば3孔先穴カテーテルなど）を挿入して生理食塩水で膀胱内を洗浄し，血塊を吸引しなくてはならない．この作業は専門医でも1時間ほどかかるかなり困難な作業であるので，膀胱タンポナーデをみた場合（肉眼的血尿がみられ，膀胱内に尿

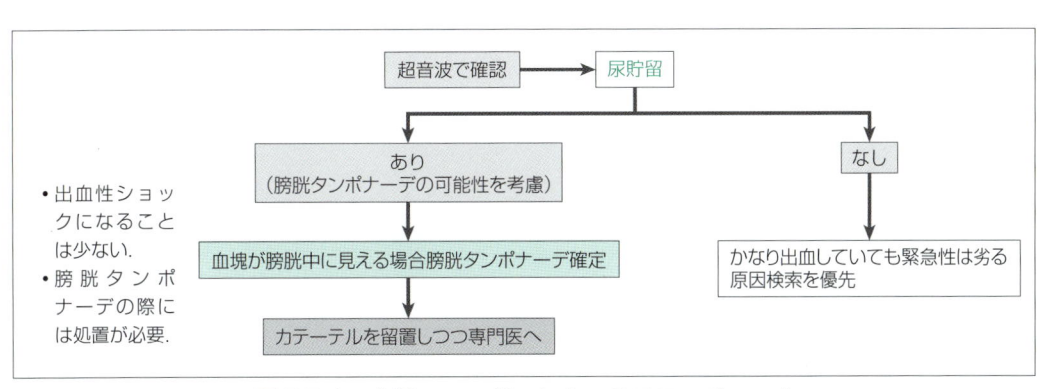

- 出血性ショックになることは少ない．
- 膀胱タンポナーデの際には処置が必要．

```
                    超音波で確認 → 尿貯留
                            │
                ┌───────────┴───────────┐
              あり                      なし
    （膀胱タンポナーデの可能性を考慮）
              │                        │
    血塊が膀胱中に見える場合        かなり出血していても緊急性は劣る
    膀胱タンポナーデ確定            原因検索を優先
              │
    カテーテルを留置しつつ専門医へ
```

図 5-B-1　血尿エマージェンシーのフローチャート

貯留が著明で，超音波検査で膀胱内に塊がみられるような肉眼的血尿）には応急的にカテーテルを留置しつつ専門医に相談するのが望ましい．しかし，このような場合にでもすぐにバイタルに影響するようなケースは少ない．

ちなみに，排尿時痛を伴う血尿は尿路感染症によるものと考えられるので，かなり激しい出血でも感染のコントロールができれば軽快していくので，発熱などがない限り緊急性は低い．

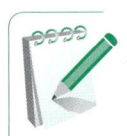

> **MEMO**
> 出血の程度よりも，派手な出血に感じることも多い．

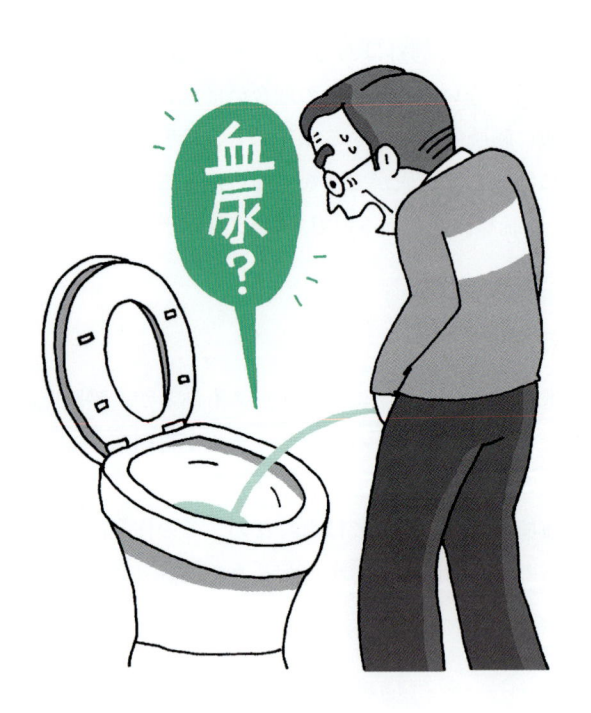

5-C 急性陰嚢内容痛（急性陰嚢症，精索捻転症視診）

- 陰嚢の急激な痛みを呈する疾患は多い．
- 確定診断に自信がなければ，迷わず専門医へ紹介

　急性陰嚢症の前提は，"はっきりしない場合には速やかに専門医に搬送"である．

　精索捻転症治療のゴールデンタイムは短く，一般的には6～8時間ほどと考えられている．これは移動時間や後方医療機関での手術準備時間を加味すると，ほとんど時間がないということにほかならない．

　特に，10～20歳代の急性陰嚢症ではこの原則をしっかりと覚えておきたい．

　急に陰嚢内に痛みが出る疾患を表 5-C-1 に示す．

（1）鼠径ヘルニア（嵌頓）

　鼠径ヘルニアは注意深く診察することによってある程度判断可能である．鼠径部に連なるヘルニアの有無を確認する．

（2）精巣外傷

　外陰部を痛打したりして痛みを伴うときには，精巣外傷の確認が必要である．打撲のエピソードとともに陰嚢皮下出血を認めることにより疑う（皮下出血は時にはっきりしないこともある）．精巣は可動性に富むため，比較的外傷の起こりにくい臓器であるが，ボールが当たったり蹴られたりして下方からの力が加わると外傷が起こる可能性があり，特に自動二輪の運転手が事故により発症することが多いとされている．

　精巣挫傷の場合には保存的に経過をみることが可能だが，精巣破裂は緊急処置が必要となるのでしっかり診断する必要がある．身体所見では陰嚢に皮下出血を認め，多くの場合には腫大，ま

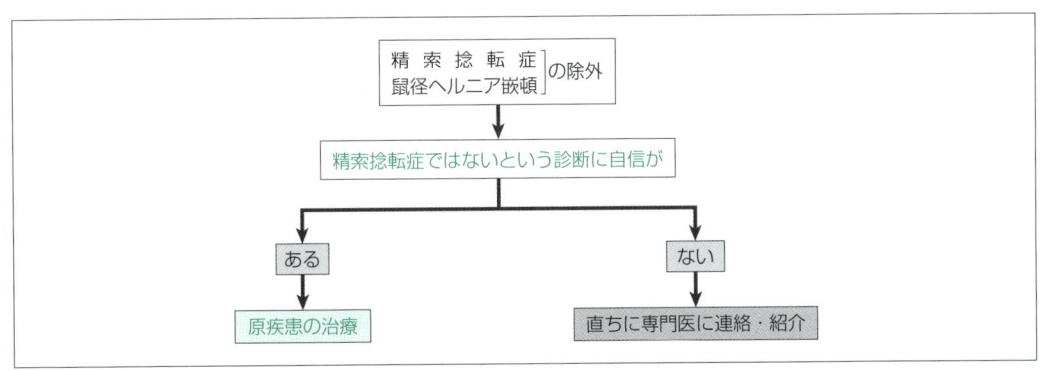

図 5-C-1　急性陰嚢症のマネジメントのフローチャート

表 5-C-1　急性陰嚢症をきたす疾患

- 鼠径ヘルニア嵌頓
- 精巣外傷
- 精巣梗塞
- 精巣垂捻転症，精巣上体垂捻転症
- 精索捻転症
- 急性精巣上体炎
- 急性精巣炎

た局所の圧痛・疼痛を認め，触診してみると精巣の緊張が失われてぐにゃりと感じることが特徴だが，判断は難しい．鑑別には高周波超音波検査が有用で，精巣白膜の連続性が失われ，一部精巣実質が飛び出しているような所見を呈する場合もある．精巣破裂の場合には精巣白膜の縫合修復が必要となるので専門医へ紹介する．

(3) 精巣梗塞

精巣梗塞はきわめて診断が困難で，身体所見から判断することは不可能である．あえていうとほかの急性陰嚢症のどれにも当てはまらないときに疑う．

(4) 精巣垂捻転症，精巣上体垂捻転症

精巣垂捻転症と精巣上体垂捻転症はともに経過観察でよい状態だが，精索捻転症との鑑別がしばしば困難である．注意深く診察すると，精索捻転症と異なり精巣自体の位置に問題はないこと，疼痛部は陰嚢の中でもさらに限定的であることがわかり，精巣の横にしばしば疼痛を伴う小さな米粒〜大豆大の硬結を触れる（表 5-C-2）．また，病変が皮膚に透けて青色に見えるブルードットサインとよばれるものがあるようだが，筆者は実際に見たことはない．

(5) 精索捻転症

精索捻転症（図 5-C-2）は緊急対応が必要な，本当の急性陰嚢症である．これを見逃すと大変なことになるので"疑わしきは紹介"の大原則がある．精索が捻転しても圧の高い動脈血は精巣内に流入するが，静脈への還流が妨げられるため精巣内に急激に血液が貯留し腫脹，激烈な疼痛

表 5-C-2　精索捻転症類似疾患の鑑別

		精索捻転症	付属小体捻転症	精巣上体炎
症状	発症	突発的	突発的	亜急性
	発熱	あっても軽度	あっても軽度	しばしば高熱
	腹膜刺激症状	あり	なし	なし
理学所見	視診	挙位挙上	ブルードットサイン	発赤など
	触診	精巣全体の腫大，圧痛	局所の硬結，圧痛	精巣上体の腫大
	精巣挙筋反射	消失	あり	あり
検査所見	膿尿	なし	なし	あり
	炎症反応	時に陽性	陰性	陽性

（浅沼　宏，佐藤裕之，江崎太佑，他：精索捻転症（小児・思春期）臨泌 65, 10, 2011 より改変）

図 5-C-2　精索捻転症視診　　　　　　図 5-C-3　精索捻転症

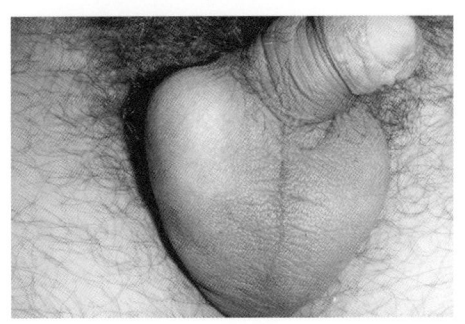

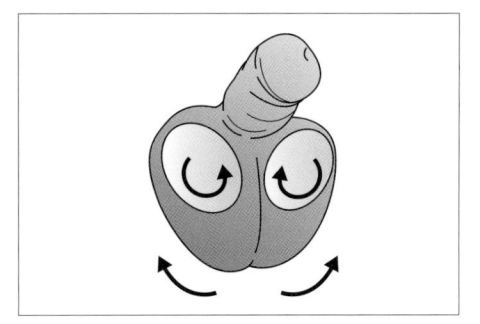

を呈する.

　通常，捻転は内転するとされ，左側の精巣は向かって時計回りに，右側の精巣は反時計回りに回転して強烈な痛みを呈する（図 5-C-3）．精巣は痛みのためにちょっと触れることもできないほどだが，触診では緊満した精巣を触れる．精索がねじれているため，短軸方向に精巣が向きを変えて陰嚢上部のほうに吊り上がっていることが多い．精巣を用手的に拳上させると疼痛が悪化するとされる Prehn's sign（急性精巣上体炎では疼痛が軽快）が所見として有名だが，しばしば経験する疾患ではないので陽性かどうかを判定するのは現実的には困難である．

　精索捻転症治療のゴールデンタイムは 6〜8 時間とされるが，これは発症から受診時までの時間も加味すると実際にはほとんど後方医療機関へ搬送する時間がないほどである．これを過ぎると精巣は黒く壊死状になり，術中にしばらく待っても精巣への血流再開がみられず摘出となることが多い．最近の報告では，術中所見で精巣の色が保たれており精巣温存可能と判断された例でも経過中に精巣萎縮をきたす例は，12 時間以内であれば 5% 程度だが，1 日たつと 80% ほどにみられるとされている．

　精索捻転症はその回転方向が決まっているので，用手的に反対方向に精巣を回転させると捻転が解除されて痛みが急に改善することがある．用手解除が可能であれば一気に精巣温存の可能性が高くなると考えられるので，勇気が必要だがチャレンジしてほしい．精巣は上のほうに横軸方向にねじれているので下方に軽く引っ張りながら回転の逆方向へねじってみる．うまくいけば，その場で痛みが軽快する．もしそれで痛みが軽快するようであれば，それ自体が精索捻転症を強く疑わせる所見でもあるので，もし疼痛が解除されて時間の確保ができたとしても，一応泌尿器科に相談する．

　用手解除はともかく，急性陰嚢症の診断は専門医でもしばしば鑑別に悩む場合があるので，プライマリケア医では確定できずに専門医に相談を行っても何の問題もない．診断に迷った場合には「精索捻転症の可能性が除外できないので！」ということで，遠慮せずに速やかに紹介するとよい．

　精索捻転症は受診時に痛みが解除されていることも多い．こういった例に関して予防的に固定するかどうかは議論の余地のあるところだが，筆者は明らかな精索捻転症の場合には予防的固定術を行うことがある．疑わしいと思ったら，治っていても専門医紹介が無難である．もし紹介を嫌がるようだったら，次に痛みがいつ出るかわからないので，そのときには最初から泌尿器科を受診することと説明しておく．

（6）急性精巣上体炎

　急性精巣上体炎は，陰囊内容の強い圧痛とともに発熱を伴う．注意深く診察すると精巣の横にある精巣上体が腫れて，あたかも片側陰囊内に精巣が2つあるように触れる．

　通常，尿路感染を伴っているので尿沈渣で確認しつつ，抗菌薬投与を行う．また，性交渉があれば，淋菌，*Chlamydia* 感染の有無を確認する．

（7）急性精巣炎

　急性精巣炎は流行性耳下腺炎との関連で発症する．耳下腺炎の発症に引き続いて陰囊内容痛がみられてきた場合には疑う．ムンプスウイルスに特効薬はないので，原疾患と同様に保存的対応が中心となる．成人発症，両側例などには後に精巣萎縮が起こり不妊の原因になることもある．

5-D 仙痛発作，尿路結石症
urolithiasis

- 痛みのあるときには，患側の水腎症を確認する．
- ツボへの刺激も有用．

尿路結石による仙痛発作はかなり激烈である．

1 診 断

4章でも触れたが，尿路結石の場合の仙痛発作は左右がはっきりと自覚でき，多くの場合には背部痛，時に鼠径部や下腹部の痛みとなる．このとき，基本的には腹部超音波検査で水腎症が確認できる．疼痛があるが，水腎症がはっきりしない場合には結石以外のほかの原因を疑ったほうがよい．

2 対 応

(1) NSAIDs の投与

仙痛発作の対応に最も有効なのは NSAIDs の投与で，坐剤が即効性があり望ましい．結石の仙痛発作は上部尿路の閉塞による腎被膜の伸展とされており，NSAIDs の投与は尿量抑制につながるため効果がよりみられると考えられる．疼痛の初期から積極的に投与したほうがよい印象がある．

(2) ツボへの刺激

疼痛のコントロールには自宅で簡便にできる方法が望ましく，そのために意外と効果的なのがツボへの刺激である．2カ所のツボが知られ（P.83，図4-C-3），疼痛時に指圧で"強く"刺激するとよい．強くお勧めする．

(3) 水分摂取は急性期を過ぎてから

しばしば，結石排石のために水分摂取を勧められているケースもあるが，これは急性期の対応としてはむしろ逆効果で，尿量の増加により痛みを増強させてしまう懸念がある．水分摂取を行っているとまれに急に痛みが軽減することもある．排石の可能性もあるが，急激な上部尿路圧の上昇により尿路の破裂が起こって尿が尿路外へ流出して内圧が下がっている可能性もある．

水分の積極的な補給は急性の仙痛発作が治まったのちに行うとよい．

MEMO

補液は個人的には絶対的禁忌としている．20年間行ったことはない．行う際にもルート確保の意味以上のスピードは禁忌と考えている．

5-E 尿路・男性性器感染症のエマージェンシー

- 複雑性尿路感染に発熱を伴うと要注意
- フルニエ壊疽は超エマージェンシーである

　泌尿器科領域で緊急を要する感染症は比較的まれだが，注意は必要である．

　男性では急性前立腺炎，女性では急性腎盂腎炎が発熱を伴う代表的な泌尿器科領域の感染症だが，通常，経過は良好である．ただし，いずれの感染症も複雑性感染症（基礎疾患や原因となる状態がある）の場合には難治性となり，時に緊急的な対応が必要となる．そして，こういった泌尿器科的緊急感染症は，複雑性感染症であることもしばしばみられるので，発熱のある尿路感染症をみた場合には原疾患の存在に注意を払う必要がある．

　端的にいうと，腹部超音波検査で水腎症が確認されるかどうかがポイントとなり，もし何らかの所見があった場合にはエマージェンシー感染である可能性も高くなる．水腎症がある場合は専門医を紹介する．

❶ ウロゼプシス（尿性敗血症 urosepsis）

　急性腎盂腎炎，急性前立腺炎および急性精巣上体炎は頻度も高く，また極端な高熱を呈する代表的な泌尿器科領域の感染症である．実はこれらの感染症は菌血症をしばしば伴うことがあり，状態によっては敗血症へ進展する可能性がある．

　これらの疾患をみた際には，ウロゼプシスの発生に注意を払いつつ治療を行う．この際，最低限尿培養検査を行い，可能であれば血液培養も行う．

❷ 膿腎症

　上部尿路に通過障害がみられる水腎症に加えて感染が起こっている状態で，閉鎖空間に膿がたまっているので高熱が持続して全身状態が悪化する．

　緊急に尿路通過障害を解除（排膿）しなければ感染症のコントロールはできない．結石など，尿路通過障害の原因がはっきりしており解除できる場合には速やかに解除する．解除できない場合には腎瘻などで尿路変更を行い，排膿を行う必要がある．

❸ フルニエ壊疽（図 5-E-1）

　最も重要な泌尿器科エマージェンシー疾患の一つで，一瞬でも診断や対応を躊躇したり遅れた場合には死亡する．

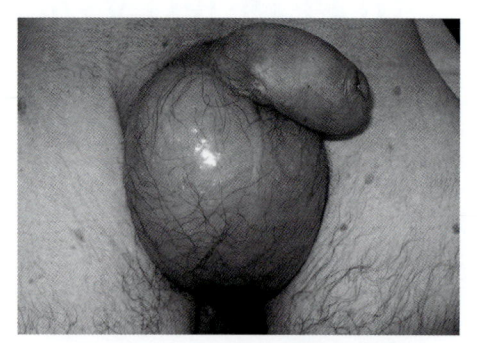

図 5-E-1　フルニエ壊疽の視診

　男性の外性器を中心として発症する壊死性筋膜炎のことをフルニエ（Fournier）壊疽とよぶ．陰嚢，会陰部や外性器は不潔に陥りやすいため感染症を起こしやすい．また皮下組織は血流に乏しく浅筋膜が体幹部へ連続しているため，容易に炎症が外性器外へと進展する．
　通常の壊死性筋膜炎と異なり，フルニエ壊疽は糖尿病やアルコール過剰摂取者あるいは透析患者など，基礎疾患を有する易感染性の患者に多く発症するとされている．
　外性器の皮膚に境界不明の淡赤色の病変が出現する．早い場合では数時間後に発熱がみられるとされるが，受診時にすでに高熱をみることも多い．その後，急激に皮膚が暗赤色になり疼痛や腫脹を伴ってくる．この時点で広範囲なデブリードメントの施行と強力な抗菌薬の投与が必要となってくるので，全身管理と外科処置のできる医療機関でないと救命はできない．高熱患者で外陰部に淡赤色や暗赤色の皮膚病変をみた場合は躊躇なく専門医のいる病院へ紹介する．
　フルニエ壊疽の重症度指標があるので示しておく（表 5-E-1）．

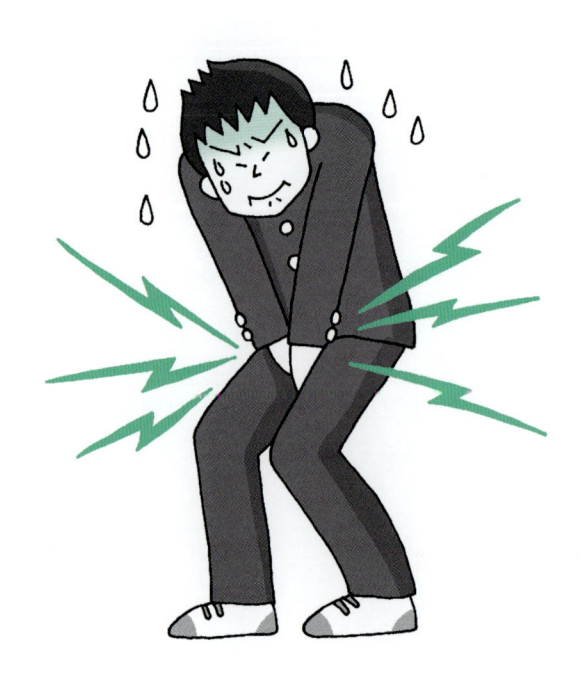

表 5-E-1　フルニエ壊疽の重症度指数

A. Fournier's gangrene severity index (FGSI) score

因子／点数	−4	−3	−2	−1	0	+1	+2	+3	+4
体温（℃）	>41.0	39.0〜40.9	—	38.5〜38.9	36.0〜38.4	34.0〜35.9	32.0〜33.9	30.0〜31.9	<29.9
心拍数（／分）	>180	140〜179	110〜139	—	70〜109	—	55〜69	40〜54	<39
呼吸数（／分）	>50	35〜49	—	25〜34	12〜24	10〜11	6〜9	—	<5
血清ナトリウム値（nmol/L）	>180	160〜179	155〜159	150〜154	130〜149	—	120〜129	111〜119	<110
血清カリウム値（nmol/L）	>7.0	6〜6.9	—	5.5〜5.9	3.5〜5.4	3〜3.4	2.5〜2.9	—	<2.5
血清クレアチニン値（nmol/L）	>3.5	2.0〜3.4	1.5〜1.9	—	0.6〜1.4	—	≦0.6	—	—
ヘマトクリット値（％）	>60	—	50〜59.9	46〜49.9	30〜45.9	—	20〜29.9	—	<20
白血球数（×1,000/μL）	>40.0	—	20.0〜39.9	15.0〜19.9	3.0〜14.9	—	1.0〜2.9	—	<1.0
静脈血の重炭酸値（nmol/L）	>52	41〜51.9	—	32〜40.9	22〜31.9	—	18〜21.9	15〜17.9	<15

B. Uludag Fournier's gangrene severity index (UFGSI)

	因子／点数	−4	−3	−2	−1	0	+1	+2	+3	+4
a. 生理学的因子	体温（℃）	>41.0	39.0〜40.9	—	38.5〜38.9	36.0〜38.4	34.0〜35.9	32.0〜33.9	30.0〜31.9	<29.9
	心拍数（／分）	>180	140〜179	110〜139	—	70〜109	—	55〜69	40〜54	<39
	呼吸数（／分）	>50	35〜49	—	25〜34	12〜24	10〜11	6〜9	—	<5
	血清ナトリウム値（nmol/L）	>180	160〜179	155〜159	150〜154	130〜149	—	120〜129	111〜119	<110
	血清カリウム値（nmol/L）	>7.0	6〜6.9	—	5.5〜5.9	3.5〜5.4	3〜3.4	2.5〜2.9	—	<2.5
	血清クレアチニン値（nmol/L）	>3.5	2.0〜3.4	1.5〜1.9	—	0.6〜1.4	—	<0.6	—	—
	ヘマトクリット値（％）	>60	—	50〜59	46〜49	30〜45	—	20〜29	—	<20
	白血球数（×1,000/μL）	>40.0	—	20.0〜39.9	15.0〜19.9	3.0〜14.9	—	1.0〜2.9	—	<1.0
	静脈血の重炭酸値（nmol/L）	>52	41〜51	—	32〜40	22〜31	—	18〜21	15〜17	<15
b. 播種スコア	フルニエ壊疽を泌尿生殖器領域および／または直腸肛門領域に確認した場合	1点追加
	フルニエ壊疽を骨盤領域に確認した場合	2点追加
	フルニエ壊疽を骨盤領域を越えて確認した場合	6点追加
c. 年齢スコア	年齢≧60歳の場合	1点追加
	年齢＜60歳の場合	0点追加

5-F 嵌頓包茎 paraphimosis

○生命にかかわるものではないが，処置は早いほうが対応しやすい

　真性包茎の際に無理に包皮をむいて翻転へさせて戻らなくなると循環障害を起こして包皮が腫脹する．用手的に整復を試みる（図 5-F-1，2）．

　両手指を包皮の首がしまった部分に引っかけて引っ張りながら親指で押し込む．痛みが強ければ局所麻酔なども併用する．

　痛みが強いので，場合によっては局所麻酔薬などを投与する．嵌頓が整復されれば数日で包皮の腫れは引いてくる．

　専門医に紹介できる環境でなければ，プライマリでも施行可能である．

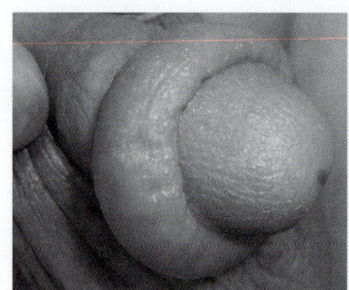

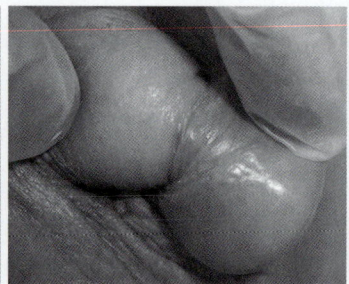

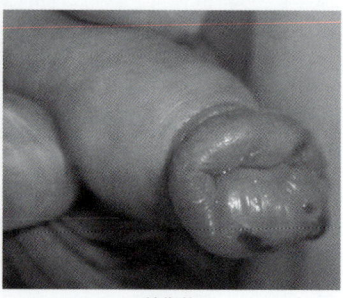

整復後

図 5-F-1　嵌頓包茎

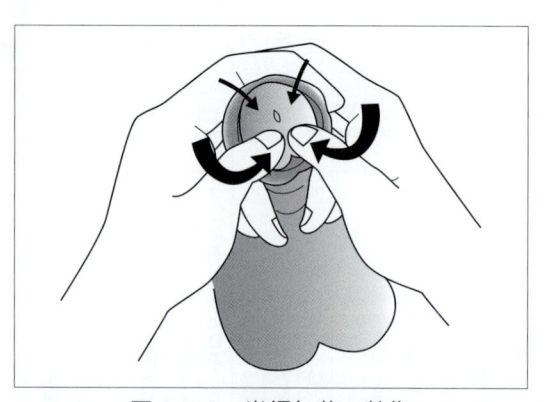

図 5-F-2　嵌頓包茎の整復

5-G 陰茎持続勃起症 priapism

- 虚血性と非虚血性がある．
- 虚血性陰茎持続勃起症のほうが比べものにならないくらい緊急度は高く，直ちに専門医に紹介する．

非虚血性（動脈性）と虚血性（静脈性）に分かれる（表5-G-1）．
非虚血性は緊急性が低いものの，虚血性は緊急処置の適応となる．
非虚血性持続勃起症は，動静脈にバイパスができて流入血液が増えて起こるもので，中途半端な勃起が持続的に起こり，通常，痛みの程度は低い．

一方，虚血性持続勃起症は何らかの理由（静脈血栓など）で血液循環が滞った状態で，強く勃起が起こってかなりの痛みを伴う．速やかに解除しないと疼痛による苦しみばかりか勃起機能も荒廃する．

静脈性のみならず，動脈性の場合もやはり専門医を紹介する．

表5-G-1 陰茎持続勃起症

	虚血性持続勃起症 (ischemic priapism) low flow type	非虚血性持続勃起症 (nonischemic priapism) high flow type
原因	静脈など，流出路の閉塞による	動静脈瘻など動脈血流入超過による勃起
勃起状態	完全	不完全
疼痛	かなり強い	なし，あっても軽度
緊急性	緊急な対応が必要	可及的早急に，緊急ではない
既往	薬剤性（統合失調症治療薬，抗うつ薬，降圧薬），慢性骨髄性白血病など血液疾患	会陰部の打撲など
血液ガス分析	静脈血	動脈血が主体
超音波ドプラ検査	血流に乏しい	乱流などの所見
治療	脱血・海綿体洗浄，交感神経刺激薬の陰茎海綿体内注射，シャント手術	経過観察，塞栓術，外科的結紮術など
予後	36時間以上勃起が続いた例ではEDは避けられない．6時間程度で海綿体組織に異常	ED発症率は治療後に15〜20%ほど

ED：erectile dysfunction 勃起障害

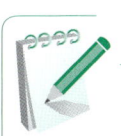

MEMO

虚血性は基礎疾患に伴い発症することが多く，非虚血性は外傷による動静脈瘻などにより発症する．

5-H 腸腰筋膿瘍

○ 発熱で疼痛を伴う，一見原因不明な後腹膜腔の膿瘍である

　腸腰筋膿瘍は腰痛や不明熱の原因として時にみられる．
　患者は痛みのために，独特の歩行で診療室を訪れる．
　腹部超音波検査では診断が困難なことも多く，CTやMRIが診断の中心となる．
　psoasサインは後腹腔炎症の症状とされ，虫垂炎の診療などにも重要だが，当疾患の鑑別にも有用である．
　プライマリケアの現場では，膿瘍による発熱や炎症反応の上昇，独特の身体所見から疑う以外にない．膿瘍のドレナージを含む専門医での治療が基本となる．

5-I 尿路・男性性器外傷

❶ 腎外傷

側腹部や背部に強い力が加わったときに起こることがある．

腎外傷の分類図に従い分類される．緊急の度合いは異なるものの，入院治療が基本となる．診断がついた段階で専門医へ紹介となるので，診断がポイントとなる．

基本的には肉眼的血尿があれば疑うが，顕微鏡的血尿にとどまることや血尿を認めない可能性もあるので注意が必要である．

正確な評価は造影腹部 CT 検査により行われるが，血腫の有無などは腹部超音波検査で評価可能である．

重症例ではバイタルサインの変化や意識レベルの変化に注意が必要である．

❷ 膀胱破裂

膀胱充満時に下腹部に強い外力がかかると起こることがある．外力が加わったのちに肉眼的血尿を自覚する．

このような患者で，腹部超音波で腹水の増加や膀胱周囲への液体貯留がみられれば疑われる．

腹腔内破裂と腹腔外（骨盤腔）破裂に分けることができる（表 5-I-1）．

急にバイタルが変化するほどの出血にはならないことも多いが，出血の程度によっては全身状態の悪化も懸念される．また，腹腔内破裂の場合には腹膜炎の発症，腹腔外破裂の場合にも骨盤膿瘍などの合併症に注意が必要となる．

破裂部位を縫合修復することによって治療する．程度によってはカテーテル留置によって保存的に治癒することも可能だが，感染症を発症すると事態が急に悪化する可能性があるので，基本的には専門医へ紹介となる．

表 5-I-1 膀胱破裂

	状 態	超音波所見
腹腔外	腹膜の一部も同時に破れる．尿は腹腔内に流入	腹水が貯留しているようにみえる
腹腔内	尿は膀胱周囲にとどまる	膀胱周囲の低エコー領域の存在

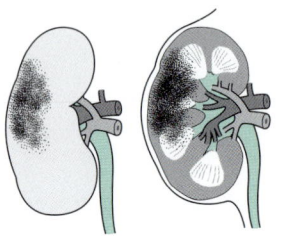

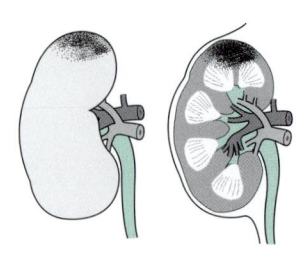

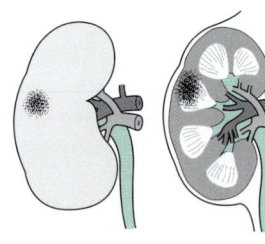

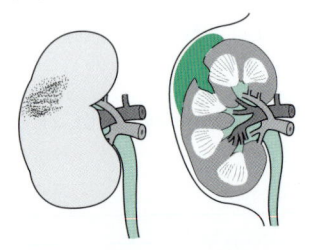

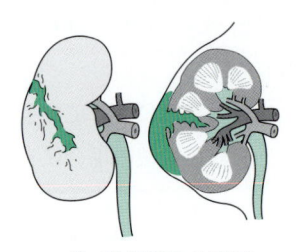

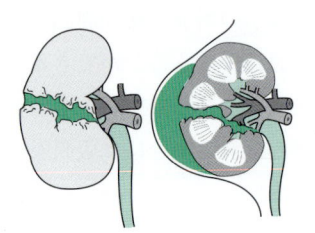

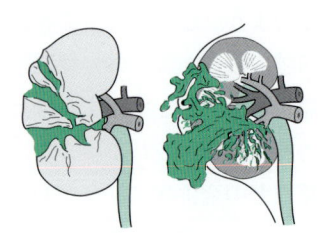

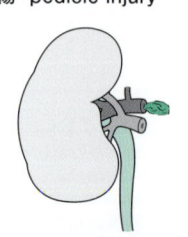

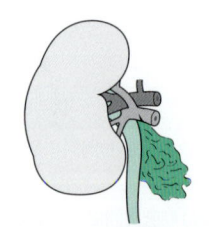

図 5-I-1　日本外傷学会腎損傷分類
（日本外傷学会腎損傷分類委員会：日本外傷学会腎損傷分類・日外傷会誌 11：32-33，1997 より）

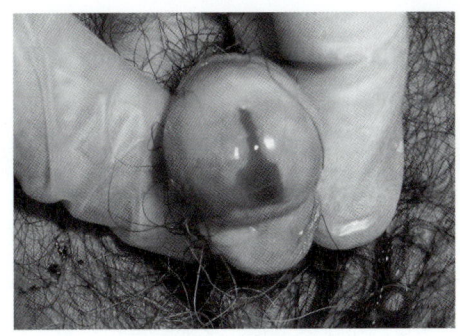

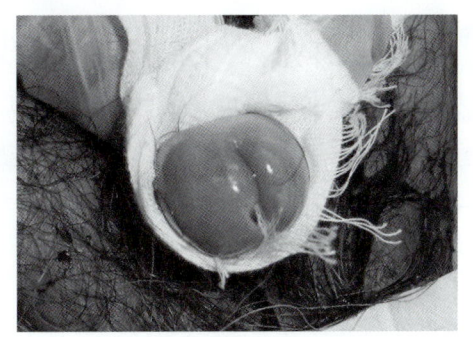

図 5-I-2　尿道損傷　　　　　　　図 5-I-3　尿道損傷ガーゼ

❸ 尿道損傷（図 5-I-2）

　基本的に男性に発症する．尿道カテーテル操作に伴って起こることが最も多いが，時に特異な自慰や会陰部の痛打で起こることがある．外尿道口からかなりの量の出血をみることも多いが，焦らずに対応する．

　中枢側には括約筋があるので，男性の場合には陰茎をガーゼで中等度強の強さで縛って止血し（図 5-I-3），専門医紹介とする．専門医では透視下などでカテーテルの再挿入を試みる．

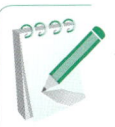

> **MEMO**
> - 尿道損傷は会陰部の痛打によるものか，カテーテル操作など異物の尿道挿入により発症する．
> - 一度発症すると，カテーテルの膀胱内への挿入はきわめて困難となる．

❹ 尿道断裂

　尿道は軟な臓器なので尿道の断裂はなかなか遭遇するものではない．通常，骨盤骨折などに伴って発症し，外尿道口からの出血がみられる．自排尿がある場合には部分断裂と思われるが，尿閉の場合には完全断裂の疑いが強くなる．

　膀胱瘻で尿路変更を行い，尿道の再建を速やかに試みる必要があるので，直ちに専門医に紹介する．

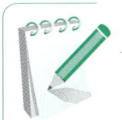

> **MEMO**
> - ほとんどが男性の疾患で，女性は骨盤骨折に伴うような場合のみとなる．
> - 自排尿がみられないような場合に，より緊急性が高まる．

❺ 陰茎折症（陰茎折症視診）(図5-I-4)

「陰茎が折れた！」というのは衝撃的であるが，これもまれに経験する．

陰茎海綿体白膜の断裂によって起こるので勃起状態のときにしか発症しない．性交渉か自慰の際に無理な外力が加わると"ポキン"と断裂音がして陰茎が萎えてくる．同時かしばらくして皮下に出血を認め，陰茎が茄子のようになってくる．

ただの陰茎皮下出血では保存的に治療することで十分であるが，陰茎折症の際には速やかな陰茎海綿体白膜の縫合が必要となるので専門医に紹介する．ポイントは，受症時に勃起していたかどうか，断裂音の有無があったかどうかである．

疑った場合には専門医へ紹介とする．

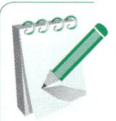

> **MEMO**
> - 保存的に治癒するケースもあるが，基本的には手術が必要なので緊急に専門医に紹介する．
> - 陰茎折症は必ず勃起時に起こり，ほとんどの人は断裂音を自覚している．

❻ 陰茎切断

アルコールや薬物依存症，精神科疾患による異常行動によって引き起こされる．

もちろん可及的に圧迫止血を行い，専門医に搬送する必要がある．陰茎が残っていた場合には再接着を考慮することになる

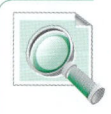

> **Clinical Pearl**
> 指などの再建と同じように，陰茎も再建を試みるべきである．

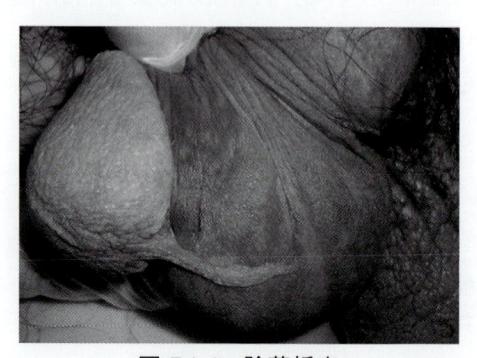

図5-I-4　陰茎折症

❼ 精巣外傷

精巣は可動性に富むため外傷は起こりにくいが，下方からの外力がかかったときに骨盤との間で損傷を発生する場合がある．

多くの場合は単なる挫傷に終わるが，まれに精巣破裂をきたすこともある．

外傷後・陰嚢内容痛を自覚，時に腫脹や出血を認める．単なる挫傷の場合は精巣白膜が保たれているため精巣は緊満し，むしろ痛みの強い場合が多い．精巣白膜が断裂し精巣実質が出てしまう精巣破裂は触診のみによる診断が困難ではあるが，しばしば精巣を柔らかく触知する．また精巣破裂は自動二輪による受傷が多いため，受傷後の症状出現には注意を要する．

精巣挫傷は保存的に対処療法で十分だが，精巣破裂は緊急手術が必要なため，可能性が除外できない場合，専門医に相談する．

文献

1) Fitzpatrick JM, Desgrandchamps F, Adjali K, et al：Management of acute urinary retention：a worldwide survey of 6074 men with benign prostatic hyperplasia. BJU Int, 109, 88-95, 2011.
2) Sessions AE, Rabinowitz R, Hulbert WC, et al：Testicular torsion：direction, degree, duration and disinformation. J Urol, 169, 663-665, 2003.
3) Lehman E and Kremer S：Fracture of the penis. Gynecol Obstet, 171, 148-150, 1990.
4) 日本泌尿器科学会，日本Endourology・ESWL学会，日本尿路結石症学会：尿路結石診療ガイドライン．金原出版，2002.
5) 浪間孝重：泌尿器科領域における急性腹症，診断と治療．超音波検査技術，27, 514-518, 2002.
6) Yilmazlar T, Ozturk E, Ozguc H, et al：Fournier's gangrene：an analysis of 80 patients and novel scoring system. Tech Coloproctol, 14, 217-223, 2010.
7) Montague DK, Jarow J, Broderick GA, et al：American Urological Association Erectile Dysfunction Guideline Update Panel. Urological association guideline on the management of priapism. J Urol, 170, 1318-1324, 2003.
8) 日本外傷学会臓器損傷分類委員会：腎損傷分類2008（日本外傷学会）．日本外傷会誌，22, 265, 2008.
9) Diakovic N, Plas E, Martinez-Pineiro L, et al：Guidelines on Urological Trauma, European Association of Urology. 6-34, 2012.

Chapter 6

非専門医でもできる処置・検査のコツ

裏ワザ的なコツを紹介する.

6-A 導尿，尿道カテーテル挿入

- 最も基本的な操作だが，誤操作も多い．
- 出血をみたら中止する．

　導尿に際する男女それぞれのコツに関して図 6-A-1 に示す．

　男性の場合には陰茎をしっかり引っ張り，少なくとも前方へ 90 度，できれば少し頭側へ引っ張ることがコツとなる．

　女性の場合には，両方の膝を立てて外尿道口をしっかり確認する．

　カテーテル挿入に際する共通のコツとして，カテーテルの口径が小さいとコシが弱くなってしまい，かえって挿入困難な場合があること，十分な量の潤滑剤としてのゼリーを使用することなどがある．また，挿入困難な場合には，たびたびカテーテルを抜いて先端を確認し，もし先端に血液が付着していたら決して無理をして再挿入を試みてはいけない．尿道を傷つけてしまったことが考えられるので，大出血を起こす前に無理をせずに専門医に紹介したほうがよい．

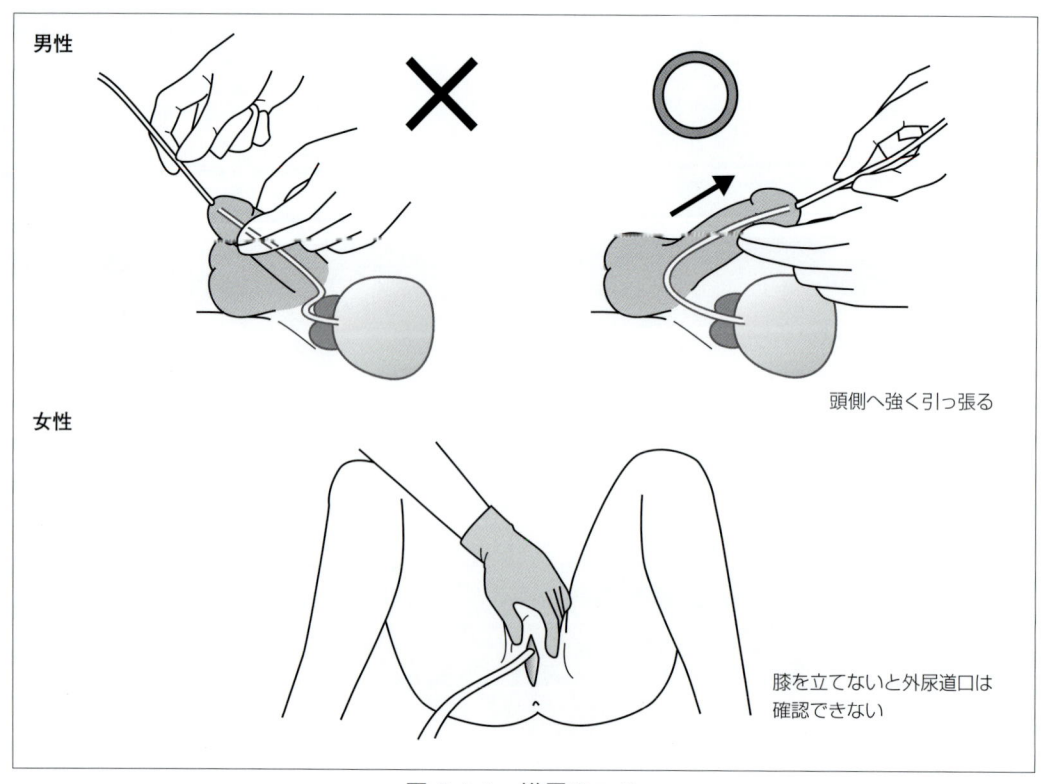

図 6-A-1　導尿のコツ

6-B 超音波検査による前立腺・膀胱の見方，残尿量の評価方法など

> ○ 泌尿器科診療において超音波検査は，聴診器代わりに重宝する．

① 膀胱の観察は蓄尿時に行う

　膀胱内の病変を超音波検査で検索するときには，基本的には蓄尿時に確認することが必要である．患者によっては，「十分たまっている」と言っても実際には十分たまっていないことがあるので注意が必要である．

　尿が十分たまっているときに膀胱がどのように見えるかをイメージしておくとよい（図6-B-1）．

② 前立腺の大きさの確認

　前立腺の大きさや形態を確認する際にも，膀胱内に尿がたまっている必要がある．腹部超音波検査では前立腺癌の診断は不可能なので，前立腺疾患に対する有用性は前立腺肥大症の際に前立腺の形状や膀胱突出の程度などを確認して治療の参考にする程度にとどまる．

　さらに前立腺の大きさの概算を縦（cm）×横（cm）×奥行（cm）×0.52で求める．

　正常は10〜15（cm^3）程度と考えられる．

③ 残尿量の確認

　残尿量を確認する場合には，排尿後30分以内には行う必要がある．プローベを恥骨上から走査し，恥骨の下へ超音波を潜らせるようにして膀胱に尿がたまっているかどうかを確認する．もし残尿がみられるようであれば，最大径を求めて残尿量を類推する．残尿量は，縦×横×奥行×0.5 mLで算出する．わが国では50 mL以上のときに有意であると判断する．

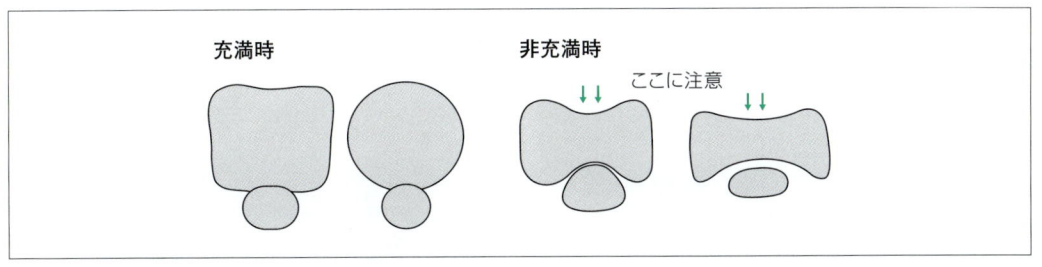

図6-B-1　充満膀胱の見え方

6-C 尿路カテーテル管理のコツ

- 尿路カテーテルも在宅，外来ではよくみる処置である．
- 発熱と尿量の変化に注意する．

❶ 留置カテーテル

　尿路カテーテルは基本的には一時的な使用が前提で，長期留置には適していない．長期留置は尿路感染症が必発で（閉鎖回路による感染の回避などは机上の空論にすぎない），物理的な炎症なども起こってくるので可能な限り回避する．

　急性期を過ぎた場合には可能な限り抜去し，残尿が多量にみられるようであれば本人か家族による間欠導尿を行えば理論上はカテーテル留置の必要性はない．

　しかし実際には，すべての場合で間欠導尿が可能なわけではないので，やむなく留置カテーテルを使用する場面も多い．この際に特に男性には外尿道口の炎症による尿道裂傷（図6-C-1，2）の回避が必要で，このためには十分な観察と予防が必要である．ガーゼで陰茎とカテーテルをくるむように覆って固定したりすることが多い．また，男性の場合には精路感染症が発症してしまうと難治性となってしまうので，発熱に注意しながら急性前立腺炎と急性精巣上体炎の発症に留意しておく必要がある．

　このようなことを回避するためには，膀胱瘻が有用である．男性の場合には外性器や尿道への負担と精路への複雑性感染症をある程度回避することができる．また，上澄みを排出しているので，沈殿物によるカテーテルの閉塞トラブルの回避にも役立つことがある．

　カテーテル留置中は，カテーテル閉塞がない限りは膀胱内圧が低圧に保たれ上部尿路の尿流は問題ないはずで，腎盂腎炎は回避できる．しかし，もしカテーテルが閉塞したときには尿の停滞が起こり，一気に腎盂腎炎の危険が高まる．不純物によるカテーテル閉塞が原因となることも多いが，カテーテル自体が折れてしまっていることも多いのでまずは注意する．カテーテルを背中

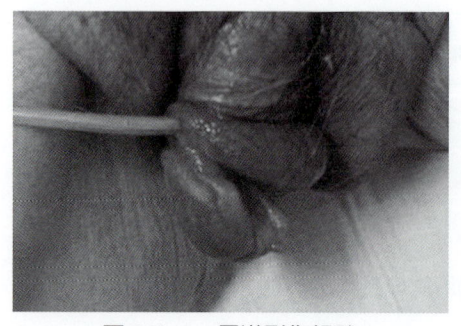

図6-C-1　尿道裂傷視診

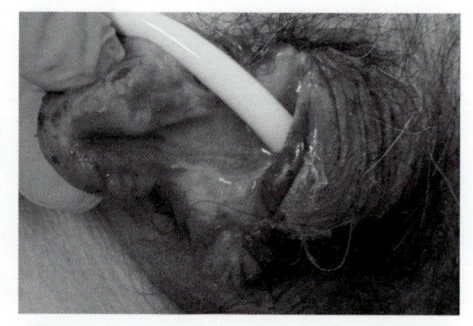

図6-C-2　カテーテル操作に伴う尿道損傷

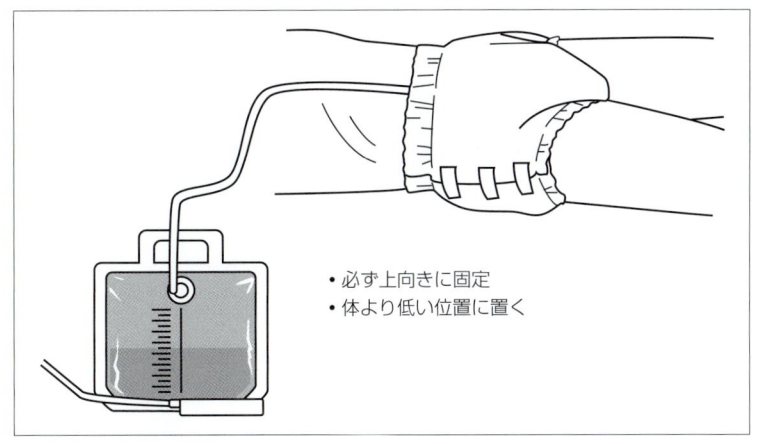

図 6-C-3　カテーテルとバッグのつなぎ方

・必ず上向きに固定
・体より低い位置に置く

側の下から出したり，ズボンを通して下から出しているのを見かけることがあるが，カテーテル折れの危険性が高い．このようなときには，たとえ見たときに折れていなくても正しいと思われる方法を指導する．カテーテルは腹部側を通してバッグにつなぐほうがよい（図 6-C-3）．カテーテルトラブルの発症は，急に尿量が減ったり，カテーテル周囲から尿が漏れて下着やオムツなどを汚すようになることがサインである．

❷ カテーテル留置尿路感染症（CA-UTI）

　前述のように長期の尿路留置カテーテルでは慢性の感染症を回避することは不可能である．長期にわたる留置患者で尿路感染症を併発していない患者をまだ見たことがない．カテーテル留置尿路感染症 catheter associated-urinary tract infection（CA-UTI）は複雑性尿路感染症にあたり，カテーテルを抜去しない限りは感染症から離脱することは無理なので，カテーテル抜去ができない患者に関してはやみくもな抗菌薬の投与を試みてはいけない．幸いこのような状況での慢性膀胱炎は，有発熱尿路感染症の潜在的状態ではあるが，通常 QOL に大きな影響はない．防御ラインを一つ下げて尿管以上の上部尿路感染症を回避することができれば実質的な問題は最小限に抑えることができる．つまり，カテーテル留置中の患者に関しては，カテーテル留置を継続する限り，どんなに炎症が強くて尿がドロドロになっても抗菌薬の投与はせず，発熱やひどい血尿などが出現した際に起因菌の感受性抗菌薬を投与することになる．もし可能であれば，有症状時には一時的にでも十分な回数の間欠導尿を検討する．

❸ カテーテルトラブル

　長期の留置に伴う慢性尿路感染症や，長期臥床による尿砂などの出現により，すぐにカテーテルが閉塞してしまうことがある．特に夏場に増えることが多い．
　これを回避することはなかなか困難で，考えられる対応方法を別表にする（表 6-C-1）．

表 6-C-1　カテーテルの混濁予防

- 膀胱瘻への変更
- 尿量増やす？
- 太いカテーテルへの変更
- 100％クランベリージュース
- アンジオテンシンⅡ受容体拮抗薬？
- 膀胱洗浄？？

いずれの方法も決定的なものではないので，ケースごとに試行錯誤をしている．エビデンスには乏しい．

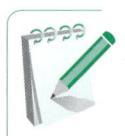

MEMO

カテーテル挿入時にカテーテルやバッグが紫色になることがしばしばある．細菌感染症によるもので臨床的意味は低い．CA-UTIに準じて対応すればよい．（図6-C-4）

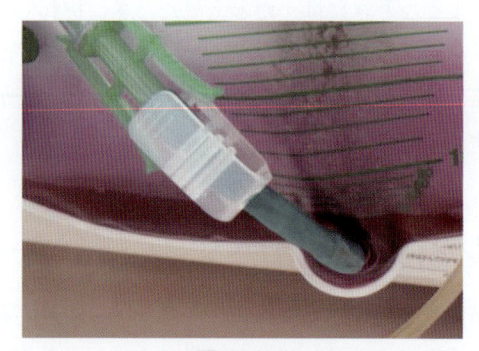

図 6-C-4

文献

1) 藤田喜一郎，本間之夫：尿道カテーテル留置に伴う問題への対処方法.
2) 竹内和男：ここまで分かる腹部の超音波診断—12. 腎尿路結石症および副腎病変の超音波診断. 綜合臨牀, 59, 2155-2165, 2010.

Chapter

7

その他の泌尿器科
診療作法

　前章までに述べていない項目について，できるだけわかりやすく紹介する．

7-A 泌尿器科の標準診察方法

本来，冒頭の章に紹介すべきことではあるが，本書ではここで紹介する．

泌尿器科診療においても身体所見の重要性は高く，疾患によっては重要な所見が得られる場合もあるので，可能な限り行っておく必要がある．

泌尿器科医にとっては疾患の診断のみならず，状態や経過，あるいは手術の参考にしたりするなど身体所見による情報の必要性は多岐にわたるが，プライマリの現場で主に診断を考えた場合には診察方法も的を絞って考えていけばよいので特にポイントのみを述べることにする．

❶ 腹部（背部）理学的所見

（1）腎　臓

腎臓は腫瘍の有無や疼痛などに注意を払って診察を行うことになる．日常診療の腎臓触診で腫瘍などを触れる可能性はきわめて低い．筆者の場合，初診時の身体所見で腎細胞癌を触診で疑ったことはほとんど記憶にないので，腫瘍に関する限り身体所見の有用性はあまり高くない．

臨床の現場で最も頻度が高く有用なのは，炎症時の所見で，特に腎盂腎炎診断の判断には重宝している．膀胱に炎症があって，体が少しだるい感じがすると訴える際などには，できれば肋骨脊柱角への叩打痛を確認する．このときに腎臓へ炎症が波及していれば叩打痛の左右差を訴えることが多い（図 7-A-1）．

（2）下腹部・膀胱理学的所見

膀胱も触診ではなかなか触りづらいが，尿閉の際の下腹部膨満時には尿がたまっているのを確認できる．肥満などにより診断に自信がないことも多いが，意思の疎通ができる人の場合だと下腹部を軽く押さえて圧をかけると容易に尿意が誘発されるので尿閉診断の参考になる．

❷ 外性器理学的所見

外性器や肛門，直腸診の場合には，問診から疑われる疾患について説明し，それらの診察の必要性を説明したうえで診察に臨む必要がある．

（1）陰　茎

小児の場合には保護者が同席していることが前提だが，包皮炎の有無，包茎の有無や包皮翻転の可否，包皮と亀頭の癒着などに注意を払う．確認できれば外尿道口の位置を確認して尿道下裂を否定する．

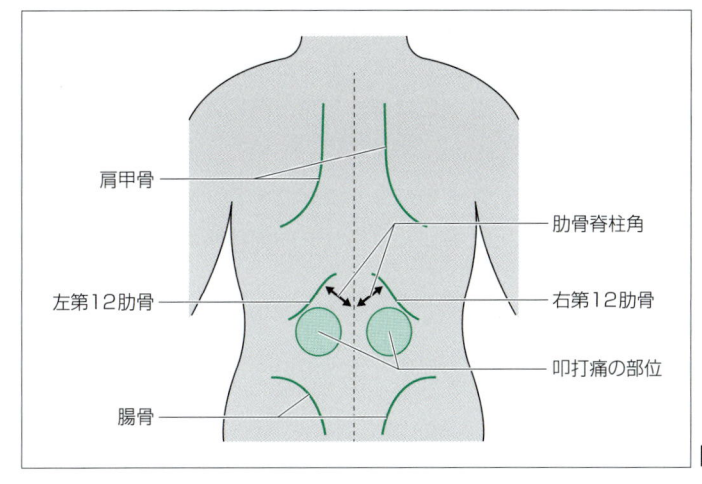

図 7-A-1　腎臓叩打痛

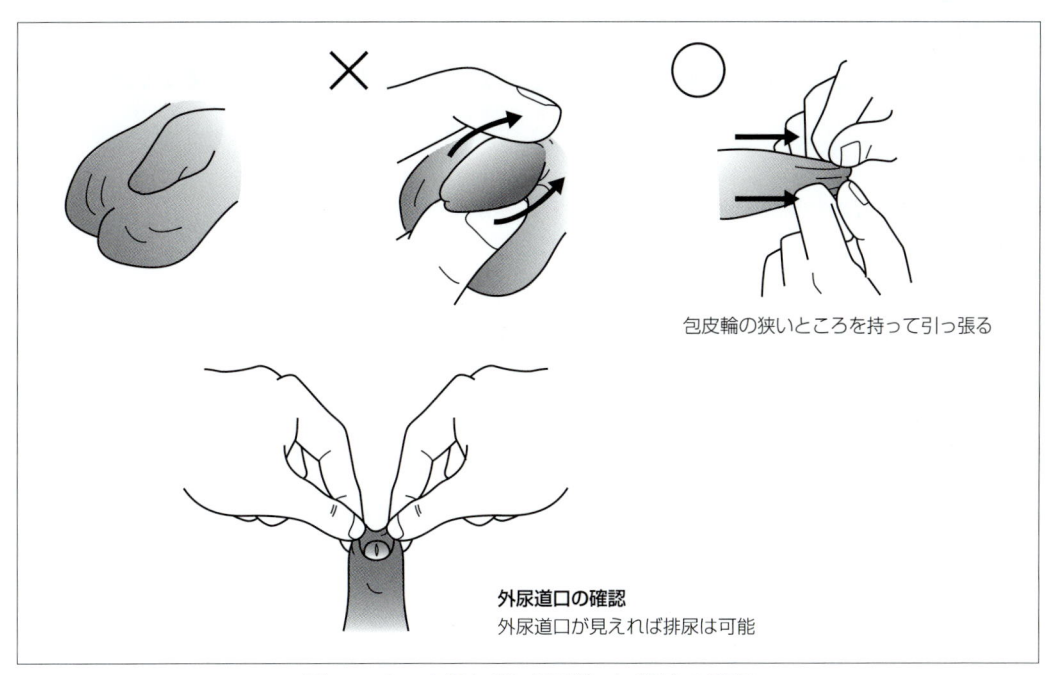

図 7-A-2　小児包茎（真性）包茎輪の確認

　真性包茎の際には排尿時に包皮のバルーニングがあるかどうかの判断が必要で，排尿時に診察することが必要となるが，実際にはなかなか困難である．この場合，逆に，包皮を引っ張って包皮輪の外から尿道のほうを覗き込み，包皮の奥に外尿道口がわずかでも見えるようなら尿の通過自体は大丈夫と考える（図 7-A-2）．

　成人の場合，各性感染症の所見に注意を払いながら診察する．包皮が翻転可能な場合にはできる限り翻転させて診察する．

　陰茎包皮，亀頭や尿道に腫瘍や炎症がないかを，見える範囲で確認する．

　尿道口からの排膿があれば尿道炎と考えるが，膿の性状で淋菌性か Chlamydia 性かある程度の推察は可能である．包皮に軽度の発赤があれば包皮炎として対応することになるが，再発性器

ヘルペスや尖圭コンジローマなどのウイルス感染症の際にも軽度発赤を認めることがある．性器カンジダ症の場合には白苔が特徴的とされるが，実際にはいわゆる亀頭包皮炎の際にも垢がたくさん出ることは多い．筆者は性器カンジダ症の診断には湿疹三角の際にみられる滲出性丘疹などの所見も重要視している．

フォアダイス状態と真珠様丘疹は心配ないのでそのつもりで確認する．陰茎に何らかの皮疹がみられるような場合，痛みの程度を確認するとともに，鼠径リンパ節腫脹の有無や疼痛の程度を確認しておく．

形成性陰茎硬化症の有無は本来勃起時に確認することになるが，平常時の場合には海綿体を軽くつまみながら，本人が硬さを訴える部位をほかの部位と比べていく．海綿体の一部が硬いようであれば疑うことになる．

(2) 陰　囊

●陰囊皮膚
しばしば炎症を起こして瘙痒感を訴えるので，ほかの疾患の有無との鑑別を考えながら皮膚の性状を視診する．

●陰囊内容
疼痛か陰囊内容の腫脹を自覚して相談に来ることが多い．

・精　巣
精巣の腫脹があるかどうかは，左右差を確認することで判断することができる．腫大がある場合には腫大した陰囊内容の裏側からペンライトで照らして透光性を確認する（図7-A-3）．陰囊がぼわっと赤く透ければ水腫の可能性が高く，全く光が通ってこなければ精巣癌の可能性が高い．精巣癌は精巣の硬結で相談に来ることも多い．前述のように精巣上体に近い部分では精液瘤などとの鑑別が困難となる．

精巣が陰囊内に触知されない場合には，停留精巣を疑って鼠径部まで入念に診察する．小児の場合には移動精巣も多いので，さらに立位で精巣の位置を確認する．

・精巣上体
やはり，疼痛と腫脹を中心に確認する．精巣上体の疾患は精巣上体炎か精液瘤であることがほとんどである．精巣上体炎による腫脹は，急性炎症の際にみられ，通常，疼痛を伴う．痛みのない場合は精液瘤の可能性が高く，液体貯留が確認されれば，穿刺して（図7-A-4）内容液中に精

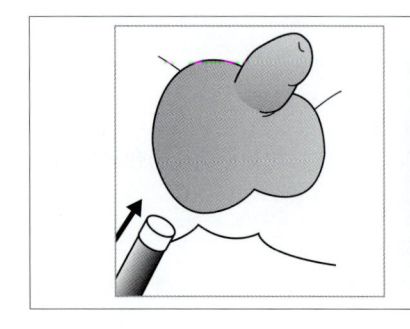

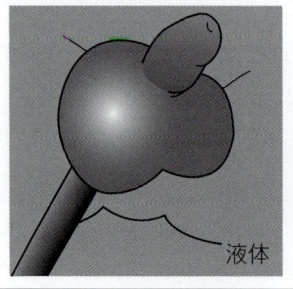

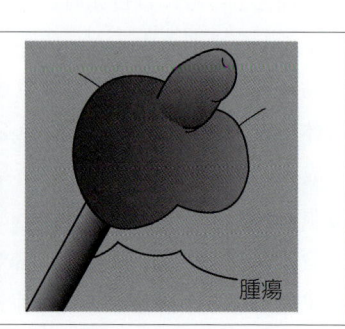

図 7-A-3　透光試験

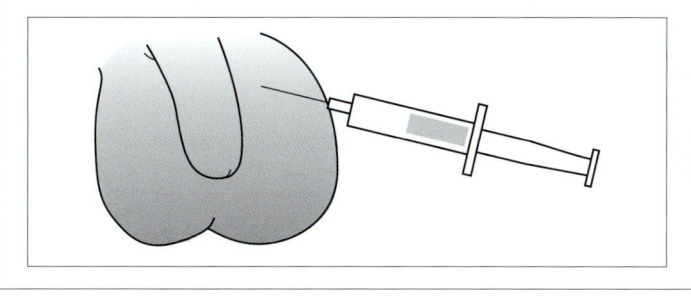

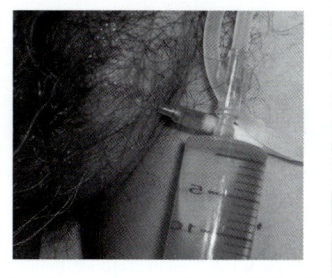

図 7-A-4　精巣上体穿刺

子の有無を確認して精液瘤の診断ができる．
- **精索静脈**

　精索静脈瘤は左側に多いが，腹圧とともに怒張してくる様子を確認する．超音波で確認すれば程度の軽いものでも診断できるが，触診でもしばしば触知することができる．診察は立位で行うと感度が上昇する．

③ 鼠径部，陰茎周囲

　鼠径リンパ節は陰茎・尿道疾患などの際に腫脹してくることがあるので，特に外性器疾患の際には必ず確認する．リンパ節の大きさ，圧痛の有無や可動性の有無に注意する．

　性器ヘルペスなどのウイルス感染症や陰茎・尿道への細菌感染症では，腫脹，特にヘルペス感染症の場合に著明な痛みを伴った腫脹をみることがある．一方で，梅毒の際にはかなり大きな鼠径リンパ節腫脹を認めても痛みを伴わないことが多い．

　陰茎癌の際にも所属リンパ節の腫脹を確認する．

　陰嚢内容腫大の原因に鼠径ヘルニアによるものもあるので，ヘルニアの有無も確認しておく．

　また，陰部の瘙痒感を訴える患者は，接触性皮膚炎など皮膚の炎症によるものが多いが，陰部の瘙痒感のある患者ではケジラミの有無も必ず確認する．すでに，自分でほとんど取り除いている場合や，シラミの数が少ないために成虫の存在がはっきりしないことも多いが，卵はたいていの場合で確認することができるので探す必要がある（P.79，図 4-B-9）．卵は陰毛の付け根付近に陰毛よりやや太い小さな粒として発見される．強固に毛と接着しているので，陰毛ごと切除して顕微鏡で確認する．

④ 直腸診

　前立腺の大きさや硬さ，圧痛の有無について確認するが，特に排尿障害の際には前立腺の形態に加えて肛門緊張の程度など神経学的所見などから診療の糸口が探れる場合も多く，重宝して重要視している．

（1）肛門緊張

　この所見は重要で重宝する．肛門に指を挿入すると軽く締まってくることが正常である．肛門緊張が低下している場合には，陰部神経の障害などがあるか，痔瘻などの手術後で括約筋が傷害されているような状態の場合が多い．はっきりしないときには軽く動かしてみると肛門が反応するので程度が判断できる．

　緩んでいる場合には陰部神経の障害，亢進している場合には上部神経ニューロンの障害が疑われる．

（2）局所の反射

　直腸診において，局所での反射が亢進していると膀胱機能障害の存在が疑われる．

●挙睾筋反射（図7-A-5）

　L1-2の障害を評価できる．大腿部上側の皮膚を上から下へゆっくりと中程度の力でこすると同側の陰嚢と精巣が挙上する．膀胱機能障害の判定に役立つことはまれだが，左右差を確認することで診療判断の補助になる．精巣上体炎と精索捻転症の鑑別に役立つとの報告もある．

●球-海綿体反射（図7-A-6）

　S2-4の障害を評価できる．この所見もうまく利用すればかなり有用で，筆者はしばしば助かっている．直腸診をしている際に男性では亀頭を女性では陰核をきゅっとつまんでみる．この操作で肛門がキュッと締まれば正常の反射である．中程度の洗濯バサミで指をつままれた感じだろうか．反射が消失している際には，仙髄や末梢神経障害の存在が疑われる．一方，亢進している場合には上部ニューロン障害の存在が疑われる．

　神経学的所見は，患者の主観や診察医の判断も相対的な部分があるかと思うので，慣れるまでなかなか難しい側面もあるが，特に肛門緊張や球-海綿体反射はしばしば診断の参考になる．明らかに気がつくような所見のときだけでもよいので参考にしてもらえれば幸いである．

（3）前立腺

　前立腺の大きさと硬さ，圧痛の有無などを確認する．

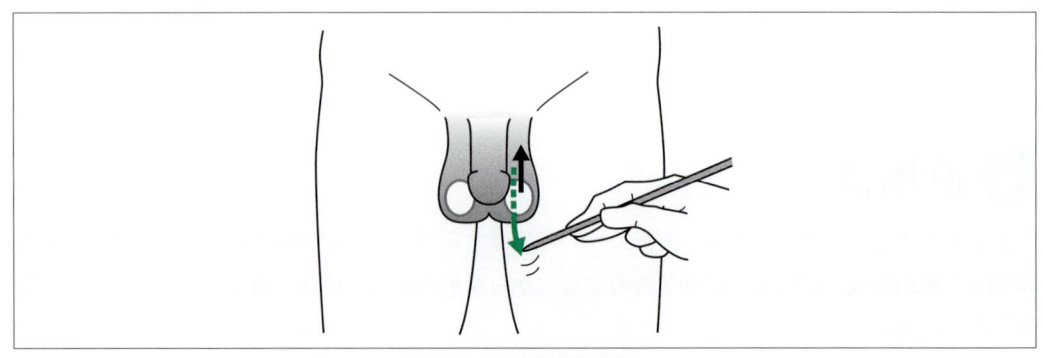

図7-A-5　挙睾筋反射

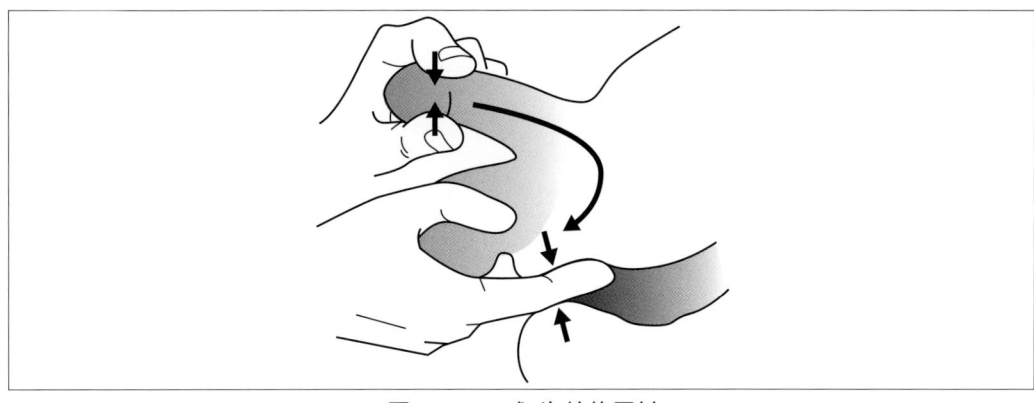

図 7-A-6　球–海綿体反射

●慢性前立腺炎
　硬度はやや上昇し，圧痛を認める．炎症の確認のために前立腺液を圧出して炎症細胞の有無を確認できればなおよい．やや腫大していることも多い．
●前立腺肥大症
　硬度はやや上昇，特に圧痛は認めない．正常ではくるみ大，大きくなると異常となる．
●前立腺癌
　石様硬と表現される結節を前立腺に触れるといわれるが，実際に触診で触れる場合は半数以下で，触知する場合は局所進展癌の場合も多い．

7-B 泌尿器科領域悪性腫瘍の終末期ケア

　近年は少しずつ在宅で悪性腫瘍ほかの終末期を過ごす患者も増えており，泌尿器科悪性腫瘍も例外ではない．泌尿器科悪性腫瘍もほかの部位と同じように考えて接すればよいと思われるが，ほかの領域と異なった問題や症状が患者や家族の負担になることもある．

　特に，血尿と排尿障害，尿路通過障害による両側水腎症による腎後性腎不全に対する対応が尿路・男性性器悪性腫瘍の患者に特徴的と思われるので説明する．

　血尿や腎不全などの諸問題は，患者にまだ対応の余力が残っている場合と，狭い意味での終末期では対応方法が異なってくると思われる．

1 血　尿

　腎細胞癌，尿路上皮（腎盂，尿管，膀胱）癌，および前立腺癌の進行により血尿をみることがある．血尿の問題点は，貧血の進行，血塊による尿路閉塞による症状の2点である．

　処置は後述するが，いずれも効果は限定的で成功率も芳しくはないこと，易再発性であることを十分理解しておく必要がある．現実的には何も打つ手がないという場合もしばしばみられる．

　基本的には病棟でも困難な尿路悪性腫瘍の終末期にみられる血尿は，悪性腫瘍の終末期であるという前提で可能な範囲での対応となるので，問題を取り除くことよりも本人の苦痛をできるだけ取るという視点での対応となる．本人や家族にもあらかじめそのように説明しておいたほうがよいかもしれない．

●まだ患者に対応の余力がある場合

　根本的に血尿を止めることは困難な場合が多いが，一般的な止血薬は試してみる必要がある．

　血尿を止める処置として，
- 膀胱癌は脊椎麻酔下に内視鏡的凝固術
- 前立腺癌も姑息的な内視鏡的凝固術

が技術的には可能である．

●すでに何らかの対応も困難なほど状態が悪い場合

　カテーテルを留置して血尿による膀胱タンポナーデを少しでも回避するが，実際にはカテーテルもすぐに血塊で閉塞してしまうことが多い．

　病院においても対応に苦慮することが多く，在宅での対応はいっそう困難となる．一応の方法として3wayカテーテル留置による生理食塩水の持続的灌流がしばしば試みられるが，十分な効果が得られないことも多い．詰まった場合，尿量の減少やカテーテル周囲からの尿溢流をみるので，このような場合には生理食塩水を用いて膀胱洗浄を行う．洗浄を行っても再発は容易で，また在宅での看護師による洗浄は実際の運用に制限もあると思われる．そのような場合，せめて10mLほどの生理食塩水を用いてカテーテル内の血塊を膀胱内へ押し戻す程度のことは行ってよいかと考える．

痛みに対しては通常の鎮痛薬のほか，ブスコパン®などで弛緩を促すこともある．筆者は，芍薬甘草湯を使用することもある．

❷ 排尿障害

前立腺癌の末期に排尿障害が出ることがある．
● まだ患者に対応の余力がある場合

患者の状態が許せば，姑息的な経尿道的前立腺腫瘍切除術の適応となることがある．うまくいけばしばらくの間排尿状態は改善する可能性がある．
● すでに何らかの対応も困難なほど状態が悪い場合

間欠導尿か留置カテーテル（尿道）の挿入で対応することになるが，腫瘍は易出血性のことも多く，たびたびの導尿が出血を引き起こすこともある．留置カテーテルの存在が出血の原因になることもあるので，この場合にはやはり臨機応変な選択が必要となる．筆者は留置カテーテルを選択することが多い．

❸ 腎後性腎不全

● まだ患者に対応の余力がある場合

前立腺癌の場合（水腎症がない場合）では下部尿路の通過障害によると考えて姑息的な内視鏡切除も選択肢になってくる．この場合には脊椎麻酔を行って1時間程度の姑息的な内視鏡的前立腺切除が可能である必要がある（泌尿器科紹介となる）．

膀胱癌や前立腺癌が膀胱三角部を中心に浸潤してくると両側水腎症が起こり，上部尿路のレベルで腎後性腎不全が発生する．この場合には前立腺だけの手術では原因が解除できないので，通常は尿管ステントを留置する（内視鏡的に逆行性留置）．浸潤が激しくステントが通らないような場合には腎瘻留置にて腎不全を解除することになる（泌尿器科紹介となる）．
● すでに何らかの対応も困難なほど状態が悪い場合

前立腺癌による下部尿路通過障害の場合には間欠導尿か尿道カテーテル留置で排尿障害に対応することになる．

終末期なのでカテーテル留置が長期に及ぶことがあまりないこと，度重なる導尿は腫瘍からの出血をみることが多いなどの理由から，筆者は尿道カテーテル留置を選択している例が多い．

両側水腎症が確認されるが前述の処置が行えない状態であれば，残念ながら腎不全を解除する方法はない．数時間〜数日というように急激に詰まることは少なく，通常は週単位で腎機能が悪化してくる．水分出納と腎機能に注意しながら，患者や家族に厳しい状態であることを説明しておく必要がある．

❹ 悪性腫瘍に伴う尿路感染症

癌の終末期では，まだ患者に対応の余力がある場合，すでに何らかの対応も困難なほど状態が

悪い場合，いずれの場合にも根治が困難なので，症状が出たときだけ対応する．尿培養を行っておき，発熱や出血が顕著な場合に抗菌薬の投与を開始する．

❺ 転移による疼痛

　前立腺癌の場合には骨盤や腰椎，胸骨や肋骨などの扁平骨にしばしば転移をみるため疼痛が起こってくる．通常どおりのオピオイドの使用を中心に対応すれば，うまく管理できることが多い．

　前立腺癌はあまり骨折の危険性が高くないという話もあるが，確かに激しく腰椎に多発性転移をみる場合でも溶骨性転移の腫瘍とは異なり骨折の経験は数えるほどである．

　腎細胞癌の腰椎転移は，急激な進行に伴い疼痛や神経症状の出現をみることがある．この場合は簡単に骨折してしまう可能性があるので注意が必要となる．

　いずれの場合でも神経症状やコントロールの困難な疼痛が出現した場合には放射線照射が有効な場合があるので，状態が許すようであれば一度考慮することになる．

7-C 介護施設（在宅介護）における泌尿器科的問題と対応

最近では要介護状態の高齢者に関する介護施設での対応相談も多い．

介護施設での泌尿器科的問題の特徴として，尿失禁などの排尿障害管理と尿路感染症対応が主となる．このほか，

- 自覚症状を訴えてくれない場合が多い，
- 高齢や基礎疾患のため治療の選択に限界がある，
- 施設の介護者による対応には制限がある，

などがあげられる．これらの状況を踏まえて，医学的にベストの状態をめざして現状に合わせて取りうる対応をしていくことになる．

❶ 排尿障害

前立腺肥大症や過活動膀胱による頻尿に加えて，尿失禁が問題になることが多い．自立度が低い入所者の多い施設では，尿失禁のある患者はかなりの割合に上ることが多い．

尿失禁の種類としては施設の種類や規模にもよるが，機能性尿失禁が多い．要介護の原因となった基礎疾患や認知症，脳血管障害などの後遺症により直接的な膀胱機能障害も発症するが，それよりも膀胱以外の部分の精神・身体機能低下が著しく，排尿自立を阻害している場合が多い．

筆者は実際の施設での排尿管理をする際に，排尿チェック票（図7-C-1），というものを使用している．介護者などが簡単に尿失禁評価を行えるように考案されており，既往症や簡単な症状のチェックと排尿日誌の作成により現在の尿失禁の原因を推察するものである．これにより大まかな尿失禁の原因を探り，アプローチを開始する．

これに加えて，できれば残尿量には注意を払ったのちに対応を開始することになるが，実際には男性ではα遮断薬，女性では抗コリン薬の投与を試みることが多い．認知症に抗コリン薬を投与することが一部ためらわれるところではあるが，使用しても差し支えない薬剤もあるのでそういったものを使用する．

薬剤の使用で尿失禁や頻尿が改善されればよいが，実際には症状の改善はほとんどのケースで期待できない．繰り返しになるが，要介護者の尿失禁は機能性尿失禁の併発が必発なので，薬剤効果は限定的である．この場合には，薬剤の投与は継続，あるいは中止して介護力中心の尿失禁の対応となる．施設であれば，この一連の対応のなかで，できれば導尿か超音波検査で残尿量は確認しておいたほうがよい．

介護者による対応の具体的な方法を次に示す．

- 排尿管理マニュアルで尿失禁のタイプを予測する．
- 排尿日誌を作成し，排尿パターンを分析する．
- 尿失禁の起こる前に排尿誘導や定時排尿を促す．

排尿チェック票

排尿状態を観察して○か×をつけて下さい．○をつけた項目の右側の点数に○をつけ，合計得点をつけて下さい．5点以上が診断です．

No	項目	○／×	腹圧性	切迫性	溢流性	機能性	排出障害
			尿失禁のタイプ				
1	尿意を訴えない（尿意がわからない）				1	2	1
2	咳・くしゃみ・笑うなど腹圧時に尿がもれる		3	1			
3	尿がだらだらと常にもれている		1		2		2
4	パンツをおろすあるいはトイレに行くまでにがまんできずに尿がもれる			3			
5	排尿の回数が多い（昼間8回以上，夜間3回以上）		1	2	1		2
6	冷たい水で手を洗うと急に尿意がある，あるいはもれる			2			
7	いつもおなかに力を入れて排尿している				3		2
8	尿意がないのに尿がもれる（知らないうちにもれる）		2	1			
9	排尿の勢いはよい		2	2			
10	排尿後残尿感（尿が残っている感じ）がある				1		2
11	排尿の途中で尿線がとぎれる				1		2
12	トイレを探せないでもらしてしまう					2	
13	トイレがわからず，あるいはトイレと間違えて，トイレ以外の場所で排尿をする					2	
14	排泄用具またはトイレの使い方がわからない					2	
15	トイレまで歩くことができずもらしてしまう					2	
16	準備に時間がかかったり尿器をうまく使えずもらす					2	
17	尿失禁に関心がない，あるいは気づいていない					2	
18	脳梗塞や脳出血の既往がある			3			
19	直腸癌，子宮癌の根治的手術を受けている				1		2
20	糖尿病の治療（内服薬やインスリン注射）を受けている				2		2
21	前立腺癌や前立腺肥大症の手術を受けている		2				
22	経腟的出産経験がある		1				
	合計得点						

図7-C-1 排尿チェック票
（大島伸一：高齢者排尿管理マニュアル．愛知県健康福祉部高齢福祉課，2001 より）

❷ 尿路感染症

　介護施設では，肺炎などの呼吸器感染症と並んで尿路感染症による発熱には注意が必要となる．特に，夏場に尿量が減ってきたときには発症しやすい．要介護の高齢者に起こった腎盂腎炎は生命にかかわる可能性が高いので，在宅や施設で対応するか，病院へ搬送するか，悩ましい問題も多い．

　尿路感染症に対する基本的な考え方は変わらないが，要介護状態の場合には複雑性尿路感染症がほとんどであると考えてよい．もともと免疫力も低下していることから，発熱性の尿路感染症は容易に重症・難治化しやすく，生命にかかわる状態であることを認識すべきである．

　単純性尿路感染症の場合はやはり治療によく反応し，抗菌薬の投与を行うことで速やかに改善する場合が多い．原因の一つとして水分摂取不良などによる尿量減少があることが多いので，可能な限り飲水を促して，場合によっては補液を行って利尿をつけることも必要となる．

　複雑性尿路感染症の場合，特に有熱性の複雑性尿路感染症には注意が必要で，発熱を伴う尿路感染症を要介護状態の患者にみた場合には腹部超音波検査で誘因となる疾患の有無を確認しておいたほうが無難と思われる．もちろん，原因がはっきりした場合には状況に応じて専門医への紹介を検討することになる．

　ここで問題となるのは，尿路感染の誘因を取り除くことができるか，ということだが，実際にはなかなか困難なことも多い．

　要介護者における複雑性尿路感染症の原因解決はいろいろと制限があるため困難な場合も多く，病院へ紹介しても手を出せないこともしばしばあるので，私の場合はやみくもに医療機関へ紹介することはない．このあたりの判断は難しいところではあるが，もし施設での対応となった場合には，このような尿路感染症は生命にかかわるという前提があるということをしっかりと関係者に説明しておくことは必須である．

　施設で治療を行う場合には補液と点滴による抗菌薬投与が原則となる．筆者は年齢や背景なども考慮し，施設側の体制が整っていれば，家族に現状を説明し，施設での治療を望んだ場合には対応している．この際に，家族などにも重症であるので治療の甲斐なく亡くなる可能性があることはきちんと伝え，十分理解してもらう必要がある．

7-D 脊髄損傷患者の排尿ケア

❶ 脊髄損傷患者の排尿障害

　脊髄損傷患者は高度の神経因性膀胱となり，排尿筋と尿道括約筋の協調不全が起こっている．
　正常の排尿は，尿意を感じると括約筋弛緩が起こると同時に排尿筋圧が上がることによって尿の体外への排出が行われる．
　脊髄損傷患者の膀胱では，膀胱の過活動のために少量の蓄尿量でも強い排尿筋圧の上昇が起こるが，一方で括約筋は排尿を止めようと（漏らすまいと）強く収縮する．これらの力はかなり強く，行き場を失った尿は上部尿路へと逆流してしまうことになる．これにより高度の水腎症と腎不全を発症するので，脊髄損傷の患者に尿路管理を行わなかった場合には生命にかかわる状態となる．

❷ 排尿ケアの実際

　膀胱内圧の上昇を防いで上部尿路への影響を抑える必要があるので，間欠導尿か膀胱瘻の導入が必要となる．

（1）間欠導尿

　麻痺の状態によって，自己導尿が可能であればまずは清浄間欠自己導尿を考慮する．麻痺が上肢にも及ぶときなど，自己導尿が困難な場合には家族などの協力で間欠導尿を行う．

（2）膀胱瘻

　種々の理由で家族の協力が困難な場合には，尿路カテーテルの留置を行う．このとき，留置が長期にわたることが前提であるので必ず膀胱瘻の導入を検討することになる．
　膀胱瘻のカテーテル交換は困難な印象があるかもしれないが，通常は専門的な経験がなくても可能である．胃瘻の交換と同様のイメージだが，筆者は膀胱瘻の作成から数カ月を経ていれば交換はベッドサイドでブラインドで行っている．
　ブラインド交換の際にもたもたしているとうまくいかないことが多い．刺入口周囲にしっかりとゼリーを塗っておいて，カテーテルを抜去すると同時にすかさず新しいカテーテルに入れ替えて蒸留水で固定する．このとき，きちんと入ったかどうか確認するには50mLほどの生理食塩水をカテーテルから膀胱内に注入したのちにきちんと返ってくるかどうか確認する．食塩水が返ってきた場合は膀胱内に留置されており，引けなかった場合には膀胱外にカテーテルの先が出ている可能性がある．比較的早いうちだと，残っている孔を利用してカテーテル再留置が可能なことも多いので，交換がうまくいかなかった場合にはその場ですぐに専門医へ紹介とする．

7-E 泌尿器科と漢方薬診療

泌尿器科疾患には漢方薬による対応が奏効する場合も多い．

泌尿器科診療に際して用いることのできる西洋薬はまだまだ限られており，また主訴がはっきりしなかったり，原因が複数あると考えられる患者もしばしば診療に訪れる．こういった場合には漢方薬が奏効することもしばしば経験する．泌尿器科診療には欠かせない武器である．

泌尿器科領域で有効と考えられる漢方薬はかなり多岐にわたり，筆者はそのすべてを使いこなしているわけではないが，本節では日常診療に筆者が使用しているものを中心に簡潔に紹介する．また，本来は泌尿器科疾患の和漢診療における弁証についても論じる必要があるが，これも割愛する．筆者は一般的な虚実と寒熱に関する情報を参考に治療している程度である（図 7-E-1）．

漢方薬を使用する頻度が最も高いのはいわゆる尿路不定愁訴で，西洋薬の効果がみられないときに試してみることにしている．再発性の膀胱炎，慢性前立腺炎，間質性膀胱炎，前立腺肥大症や過活動膀胱による排尿症状，夜間頻尿などの症状がしばしば対象となる．泌尿器科の患者は高齢者が多いのでいわゆる虚証にあたる患者が多く，強壮強精作用をもつ薬剤を使用することが多くなっている．

❶ 尿路症状

（1）排尿困難や残尿感など原因のはっきりしない不定愁訴

虚証の患者には牛車腎気丸や八味地黄丸を使用するが，私は漢方の診療にたけているわけでは

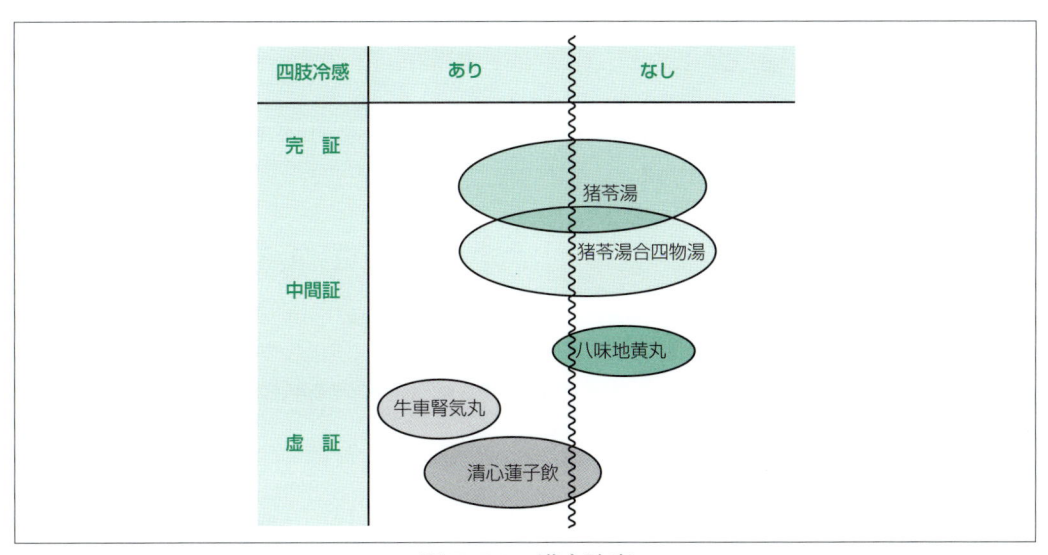

図 7-E-1　漢方診療

ないので中間証から虚証気味の場合に用いるとよいとされる猪苓湯合四物湯を第一選択にする場合が多い．この薬剤は，寒熱に関しても手足の冷感のいかんにかかわらず効果を期待できると思っている．猪苓湯も幅広く使用できる薬であるが，猪苓湯合四物湯のほうがやや虚証気味の患者にはよい印象がある．

これで効果がなかった場合，より虚証気味の患者には牛車腎気丸や八味地黄丸などを用いることがある．

(2) 慢性前立腺炎

私は，前述の薬剤に加えて清心蓮子飲をしばしば使用する．これは虚証の際に用いる薬剤で，手足の冷感を感じる際に使用するとよいとされる．症状のコントロール困難な慢性前立腺炎の患者はまさにこういった状態の人が多く，患者の大半に使用できる印象がある．

清心蓮子飲や牛車腎気丸は体を温める作用があるということで，尿路不定愁訴の患者は体を温める方向で治療をイメージしたほうがよいということだと考えている．

また，不定愁訴の患者のなかに"痛み"を強く訴える患者がいる．私はこれらの患者に芍薬甘草湯を用いる場合がある．これについては成書で触れられているのをあまり見ないので，あくまで経験的にということではあるが，なかに奏効する患者がいることはしばしば経験する．もともと腹痛に効果があるということで処方される漢方薬であるので，尿路系の痛みにも効果を期待して使用することがあるが，どうしても痛みの取れなかった患者の痛み，特に鈍く続く痛みより短期間に起こる比較的強い痛みに効果がある印象がある．

❷ 男性更年期障害

女性の更年期障害に準じてさまざまな内服薬を試すことになる．

❸ その他

効果に関する根拠は薄いが，尿路結石やひどい過活動膀胱 overactive bladder (OAB) 症状などの際に芍薬甘草湯が奏効ことがある．

文献

1) 服部孝道：神経疾患による排尿障害ハンドブック．三輪書店，1998
2) 大山建司：症候からみた小児の診断学．骨盤部・鼠径部の症候．小児科診療，70，472-474，2007．
3) 日本緩和医療学会，緩和医療ガイドライン作成委員会編：癌疼痛の薬物療法に関するガイドライン．金原出版，2010．

Chapter 8

コンサルテーションの秘訣

専門医に紹介すべきタイミング，見きわめのポイントを改めて一覧表にまとめた．

8 コンサルテーションの秘訣

①腹部超音波検査	**腫瘍関連**
	・膀胱内の腫瘤陰影を認めるとき：膀胱癌を疑うため
	・腎臓に実質性の腫瘤を認めるとき：腎細胞癌を疑うため
	・無症候性の水腎症を認めるとき：
	・尿管・腎盂癌の可能性があるため
	・腎盂尿管移行部狭窄症や腎後性腎不全の可能性があるため
	・陰嚢内容に充実性の腫瘍を認めるとき：精巣癌を疑うため
	排尿障害関連
	・100mL 以上の残尿を認めるとき
	・排尿障害の状態が悪いため
	・腎不全の可能性も考慮する必要があるため
	尿路結石関連
	・症状から結石を疑うが，水腎症がみられないとき
	・尿管結石ではない可能性があるため
②尿路・男性性器感染症	**一般尿路感染症**
	・1週間以上治癒しない尿路感染症：複雑性尿路感染症の可能性があるため
	・易再発性の尿路感染症（決まりはないが，3回以上の繰り返す感染症）：複雑性尿路感染症の可能性があるため
	・有熱性の尿路感染症で，食欲低下，水分摂取量が維持できない場合：全身状態が悪化する可能性が高いため
	・複雑性尿路感染症と判断した場合：それぞれの，基礎疾患の治療を行う必要があるため
③尿路結石症	・感染症を伴っている尿路結石症患者：複雑性尿路感染症，状態悪化の可能性があるため
	・1cm 以上の大きさの尿路結石症患者：自然排石が困難なため
	・膀胱結石症患者：通常，膀胱機能障害なども伴い自然排石が困難なため
④前立腺肥大症	・内服治療で自覚症状の管理ができない場合：手術適応の相談などの必要があるため
	・手術の適応があると思われる患者
	・PSA 値が高値を示す場合：前立腺癌の合併判断ができない場合は紹介
⑤尿路・男性性器悪性腫瘍	・血清 PSA 値が高値を示す場合：前立腺癌の合併判断ができない場合は紹介
	・腹部超音波検査で腫瘍性病変を認める場合：尿路・男性生殖器の腫瘤性病変は悪性腫瘍の可能性が高いため

⑥頻尿・尿失禁	・頻尿の診断治療を行い3カ月ほどしても症状がコントロールできない場合：基礎疾患の有無の考慮や，処置による対応が必要となるため ・各尿失禁に関して，3カ月ほど治療しても症状が軽快しない場合：基礎疾患の有無の考慮や，処置による対応が必要となるため
⑦勃起障害	・20歳代の患者：根本的な何らかの処置が必要となる場合があるため ・しばらく内服治療を行っても，反応しない場合：ほかの治療方法を考慮する必要があるため
⑧小児泌尿器科	・包茎は保存的治療に反応しない場合，学童期を基準に ・学童期になっても，切迫性尿失禁が続く場合：下部尿路通過障害や神経因性膀胱の合併が考慮されるため ・夜尿症の子どもで学童期になっても，切迫性尿失禁が続く場合：下部尿路通過障害や神経因性膀胱の合併が考慮されるため

PSA：prostate specific antigen 前立腺特異抗原

文献

1) 大島伸一：高齢者排尿管理マニュアル．愛知県健康福祉部高齢福祉課，2001．

略語一覧

A

ACE阻害薬	angiotensin converting enzyme inhibitor	アンジオテンシン変換酵素阻害薬
ADL	activity of daily living	日常生活動作
AGN	acute nephritic syndrome	急性腎炎症候群
ARB	angiotensin II receptor blocker	アンジオテンシンII受容体拮抗薬
AS	acoustic shadow	音響陰影

B

BOO	bladder outlet obstruction	膀胱下尿道閉塞
BPH	benign prostatic hyperplasia	前立腺肥大症

C

CA-UTI	catheter associate urinaty tract infection	カテーテル留置尿路感染症
CGN	chronic nephritic syndrome	慢性腎炎症候群
CIS	carcinoma *in situ*	上皮内癌
CISC	clean intermittent self-catheterization	清浄間欠自己導尿
CP	chronic prostatitis	慢性前立腺炎
CTRX	ceftriaxone	セフトリアキソン
CVA	costovertebral angle	肋骨脊椎角

D

DI	diabetes insipidus	尿崩症
DIC	disseminated intravascular coagulation	播種性血管内凝固

E

ED	erectile dysfunction	勃起障害
EPS	expressed prostatic secretion	前立腺液
ESWL	extracorporeal shock wave lithotripsy	体外衝撃波砕石術

F

FGSI	Fournier's gangrene severity index	
FTA-ABS試験	fluorescent treponemal antibody absorption test	梅毒トレポネーマ蛍光抗体吸収試験

H

HoLAP	holmium laser ablation of the prostate	ホルミウム・ヤグレーザー前立腺蒸散術
HoLEP	holmium laser enucleation of the prostate	ホルミウム・ヤグレーザー前立腺核出術
HPF	high power field	強視野

HPV	*Human papillomavirus*	ヒトパピローマウイルス

I

IC	interstitial cystitis	間質性膀胱炎
ICI	intracavernous injection	海綿体注射
ICS	International Continence Society	国際尿禁制学会
IIEF	International Index of Erectile Function	国際勃起機能スコア
IPSS	international prostate symptom score	国際前立腺症状スコア

K

KUB	kidney, ureter, bladder	腎・尿管・膀胱単純X線撮影

L

LDH	lactate dehydrogenase	乳酸脱水素酵素
LOH	late-onset hypogonadism	加齢男性性腺機能低下
LPF	low power field	弱視野
LUTS	lower urinary tract symptoms	下部尿路症状

N

NB	neurogenic bladder	神経因性膀胱
NIH	National Institute of Health	米国国立衛生研究所
NS	nephrotic syndrome	ネフローゼ症候群

O

OAB	overactive bladder	過活動膀胱

P

PCR	polymerase chain reaction	ポリメラーゼ連鎖反応
PIN	prostatic intraepithelial neoplasm	前立腺上皮内腫瘍
PSA	prostate specific antigen	前立腺特異抗原
PUJ	pyeloureteral junction	腎盂尿管移行部

R

RPGN	rapidly progressive glomerulonephritis syndrome	急速進行性腎炎症候群
RPR	rapid plasma reagin	迅速プラズマレアギン

S

SSRI	selective serotonin reuptake inhibitors	選択的セロトニン再取込み阻害薬
STD	sexual transmitted diseases	性感染症

T

TPHA	*Treponema pallidum* hemagglutination	梅毒トレポレーマ赤血球疑集反応
TUR-P	transurethral resection of the prostate	経尿道的前立腺切除術

U

UFGSI	Uludag Fournier's gangrene severity index

索 引

数字

5α還元酵素阻害薬　94, 95

A

α遮断薬　94, 95
acute cystitis　27
acute epididymitis　36

B

benign prostatic hyperplasia　91
bladder outlet obstruction　91
BOO　91
BPH　91

C

Candida albicans　77
catheter associated-urinary tract infection　177
CA-UTI　69, 177
Chlamydia trachomatis　73
chronic prostatitis　29, 41, 86
CP　29, 41, 86
cystitis　30

D

DI　13
diabetes insipidus　13
dysuria　24

E

ED　38, 128
erectile dysfunction　38, 128
ESWL　81
extracarporeal shock wave lithotripsy　81

G

genitourinary infections　66
Gleason grade　102
gross hematuria　30

H

hematospermia　29, 34
hematuria　30, 44, 153
HIV　71, 78
HPV　75
Human papillomavirus　75
hydronephrosis　32

I

IC　28
IIEF5　129, 131
interstitial cystitis　28
IPSS　93

L

late-onset hypogonadism 症候群　39, 133
Lichen sclerosis　147
LOH 症候群　39, 133
lower urinary tract obstruction　18

M

microhematuria　30

N

nephritis　30

NIH分類　　88
nocturia　　18

― O ―

OAB　　17, 112
overactive bladder　　17, 112
overflow incontinence　　26, 117

― P ―

PCR検査　　71
PDE5阻害薬　　132
Phthirus pubis　　79
PIN　　102
polymerase chain reaction　　71
priapism　　165
prostate specific antigen　　61, 91, 100
prostatic intraepithelial neoplasm　　102
PSA　　61, 91, 101
PUJ狭窄症　　139

― S ―

sexually transmitted disease　　79
STD　　79, 80
stress incontinence　　26, 117

― T ―

transurethral resection of the prostate　　97
TUP-P　　97

― U ―

urethral stricture　　23
urge incontinence　　26, 117
urinary incontinence　　25

urinary retention　　150
urinary stone　　30
urosepsis　　161

― あ ―

悪性腫瘍　　52
アラーム療法　　137

― い ―

異型細胞　　47
溢流性残尿　　117
溢流性尿失禁　　25, 26, 117, 123
移動性精巣　　143
イミキモドクリーム　　76
陰茎　　180
陰茎癌　　110
陰茎持続勃起症　　165
陰茎周囲　　183
陰茎折症　　170
陰茎切断　　170
陰嚢　　182
陰嚢水腫　　37, 55, 57
陰嚢内疾患　　51
陰嚢内容腫大　　36, 142
陰嚢内容痛　　142

― う ―

ウロゼプシス　　161

― え ―

会陰部痛　　41

索引

― か ―

介護施設　189
外性器理学的所見　180
過活動膀胱　16, 17, 112
カテーテルトラブル　177
カテーテル留置尿路感染症　69, 177
下腹部・膀胱理学的所見　180
下部尿路通過障害　23
加齢男性性腺機能低下症候群　39, 133
間質性膀胱炎　16, 28
干渉低周波刺激　122
感染性慢性前立腺炎　88
嵌頓包茎　164
漢方薬診療　193

― き ―

亀頭包皮炎　49, 139, 146
機能性尿失禁　25, 26, 117, 126
球-海綿体反射　184
急性陰嚢症　155
急性腎盂腎炎　68
急性精巣炎　68, 158
急性精巣上体炎　36, 57, 68, 158
急性前立腺炎　68
急性尿道炎　71
急性膀胱炎　16, 27
虚血性陰茎持続勃起症　165
挙睾筋反射　184

― け ―

形成性陰茎硬化症　145
経尿道的前立腺切除術　97
ケジラミ（毛虱）症　71, 79
血精液症　29, 34
血尿　9, 30, 44, 153

――の原因　31
顕微鏡的血尿　30, 45

― こ ―

抗アンドロゲン薬　94, 95
叩打痛　180
肛門緊張　184
国際前立腺症状スコア　93
骨盤底筋体操　120
混合性尿失禁　25, 123

― さ ―

細菌尿　48
在宅介護　189
再発抑制　84
残尿量　55, 175

― し ―

終末期ケア　186
終末排尿時痛　27
手術療法　96
小児昼間遺尿（頻尿）症　138
上皮円柱　47
上部尿路癌　105
初期排尿時痛　28
腎盂癌　54
腎盂腎炎　49
腎盂尿管移行部　139
腎炎　30, 47
腎外傷　167
神経因性膀胱　114
腎血管脂肪腫　106
腎後性腎不全　187
腎細胞癌　54, 103
真珠様小丘疹　76

腎臓　180
腎臓結石　81, 82

す

水腎症　32

せ

精液瘤　58
性感染症　79, 80
性器カンジダ症　71, 77
性器ヘルペス　71, 74
生検　101
精索静脈瘤　37
精索水腫　37
精索捻転症　37, 156
清浄間欠自己導尿　124, 192
精巣外傷　155, 171
精巣癌　37, 55, 58, 59, 108
精巣梗塞　156
精巣上体炎　37, 49
精巣上体垂捻転症　156
精巣垂捻転症　156
脊髄稽留症候群　141
脊髄損傷患者　192
赤血球　9, 45
赤血球円柱　47
切迫性尿失禁　25, 26, 117, 118
尖圭コンジローマ　71, 75
仙痛発作　159
全排尿時痛　28
前立腺　184
前立腺炎　49
　──の分類　88
前立腺癌　61, 100
前立腺上皮内腫瘍　102
前立腺特異抗原　61, 91, 100

前立腺肥大症　16, 56, 91
　──の手術適応　96

そ

鼠径ヘルニア　59, 155
鼠径リンパ節　183

た

多飲　13
多飲多尿　16
多尿　13
単純性尿路感染症　66
男性更年期障害　133

ち

蓄尿時痛　28
蓄尿障害　24
中間尿　10
超音波検査　51
腸腰筋膿瘍　166
直腸診　101, 183

て

停留精巣　142

と

透光試験　182
導尿　174
ドプラ検査　57

に

肉眼的血尿　30

索 引

二分脊椎　142
尿管癌　54
尿管結石　81, 83
尿細胞診　62, 108
尿失禁　25, 117, 138
　——の分類　25
尿性敗血症　161
尿道炎　49, 71
尿道カテーテル挿入　174
尿道下裂　140
尿道狭窄症　23
尿道憩室炎　49
尿道結石　81
尿道損傷　169
尿道断裂　169
尿道リング状狭窄症　138
尿閉　150
尿崩症　13
尿路感染症　31, 191
尿路結石　31, 51, 52, 81, 159
　——の圧痛点　83
尿路腫瘍　51

の

膿腎症　161
膿尿　9, 48

は

梅毒　71, 76
排尿ケア　192
排尿後痛　28
排尿後尿滴下　23, 26, 117, 127
排尿困難　22
排尿時痛　27
排尿障害　189
　——をきたす薬　7

排尿チェック票　189
排尿日誌　12, 17
白血球　9
白血球円柱　47
発熱　66

ひ

ヒトパピローマウイルス　75
泌尿器科心身症　144
表在性プローベ　57
頻尿　15

ふ

腹圧性尿失禁　25, 26, 117, 120
複雑性尿路感染症　66
腹部（背部）理学的所見　180
フルニエ壊疽　161

へ

ペイロニー病　145

ほ

包茎　39, 138
　——軟膏療法　140
膀胱炎　49
膀胱下尿道閉塞　91
膀胱癌　54, 106
膀胱憩室　56
膀胱結石　81, 84
膀胱タンポナーデ　153
膀胱尿管逆流症　140
膀胱破裂　167
膀胱壁肥厚　56
膀胱瘻　192

乏尿　12
勃起障害　38, 128
ポリメラーゼ連鎖反応　71

ま

慢性前立腺炎　16, 20, 29, 41, 86

む

無症候性尿路感染症　49

も

問診のコツ　6

や

夜間多尿　14
夜間尿量増加　19
夜間頻尿　18
薬剤性多尿　19
夜尿症　137

り

留置カテーテル　176
淋菌　73
淋菌性尿道炎　73
リン酸アンモニウムマグネシウム結晶　47

うろなび
泌尿器疾患診療ナビ　　　　　　　　　©2013

定価（本体 3,500 円＋税）

2013 年 8 月 1 日　1 版 1 刷

著　者　松　木　孝　和
発行者　株式会社　南　山　堂
　　　　代表者　鈴　木　肇

〒113-0034　東京都文京区湯島 4 丁目 1 − 11
TEL 編集(03)5689-7850・営業(03)5689-7855
振替口座　00110-5-6338

ISBN 978-4-525-35541-8　　　　　　　Printed in Japan

本書を無断で複写複製することは，著作者および出版社の権利の侵害となります．
JCOPY ＜(社)出版者著作権管理機構 委託出版物＞
本書の無断複写は著作権法上での例外を除き禁じられています．複写される場合は，
そのつど事前に，(社)出版者著作権管理機構（電話 03-3513-6969，FAX 03-3513-6979，
e-mail: info@jcopy.or.jp）の許諾を得てください．

スキャン，デジタルデータ化などの複製行為を無断で行うことは，著作権法上での
限られた例外（私的使用のための複製など）を除き禁じられています．業務目的での
複製行為は使用範囲が内部的であっても違法となり，また私的使用のためであっても
代行業者等の第三者に依頼して複製行為を行うことは違法となります．